醫道傳承叢書

干祖望 名譽總主編
王心遠 總主編

第二輯 醫道準繩

神農本草經輯校

尚志鈞 輯校
尚元勝 尚元藕 趙懷舟 邱浩 整理

學苑出版社

圖書在版編目(CIP)數據

神農本草經輯校/尚志鈞輯校;尚元勝等整理. —北京:學苑出版社, 2013.12(2022.6 重印)
(醫道傳承/王心遠主編. 醫道準繩)
ISBN 978-7-5077-4460-6

Ⅰ.①神… Ⅱ.①尚…②尚… Ⅲ.①《神農本草經》 Ⅳ.①R281.2

中國版本圖書館 CIP 數據核字(2013)第 310328 號

責任編輯:付國英
出版發行:學苑出版社
社　　址:北京市豐臺區南方莊 2 號院 1 號樓
郵政編碼:100079
網　　址:www.book001.com
電子信箱:xueyuanpress@163.com
電　　話:010-67603091(總編室)、67601101(銷售部)
印 刷 廠:廊坊市都印印刷有限公司
開本尺寸:787×1092　1/16
印　　張:21.5
字　　數:214 千字
版　　次:2014 年 3 月第 1 版
印　　次:2022 年 6 月第 7 次印刷
定　　價:59.00 圓

醫道傳承叢書

總目錄

《醫道傳承叢書》序

醫之道奚起乎？造物以正氣生人，而不能無夭劄疫癘之患，故復假諸物性之相輔相制者，以爲補救；而寄權於醫，夭可使壽，弱可使強，病可使痊，困可使起，醫實代天生人，參其功而平其憾者也。

夫醫教者，源自伏羲，流於神農，注於黃帝，行於萬世，合於無窮，本乎大道，法乎自然之理。孔安國序《書》曰：伏羲、神農、黃帝之書，謂之三墳，言大道也。前聖有作，後必有繼而述之者，則其教乃得著於世矣。惟張仲景先師，上承農、軒之理，又廣《湯液》爲《傷寒卒病論》十數卷，然後醫方大備，率皆倡明正學，以垂醫統。茲先聖後聖，若合符節。仲師，醫中之聖人也。理不本於《內經》，法未熟乎仲景，縱有偶中，亦非不易矩矱。儒者不能捨至聖之書而求道，醫者豈能外仲師之書以治療。間色亂正，靡音忘倦。醫書充棟汗牛，可以博覽之，以廣見識，知其所長，擇而從之。

醫，大道也！農皇肇起，軒岐繼作，醫聖垂範，薪火不絕。懷志悲憫，不揣鄙陋，集爲是編，百衲成文，聖賢遺訓，吾志在焉！凡人知見，終不能免，途窮思返，斬絶意識，直截皈禪，通身汗下，險矣！險矣！尚敢言哉？

《醫道傳承叢書》編委會

《醫道傳承叢書》前言

《醫道傳承叢書》是學習中醫的教程。中醫學有自身的醫學道統、醫宗心要，數千年授受不絕，有一定的學習方法和次第。初學者若無良師指點，則如盲人摸象，學海無舟。編者遵師所教，總結數代老師心傳，根據前輩提煉出的必讀書目，請教中醫文獻老前輩，選擇最佳版本，聘請專人精心校讎，依學習步驟，次第成輯。叢書以學習傳統中醫的啟蒙讀本爲開端，繼之以必學經典、各家臨證要籍，最終歸於《易經》，引導讀者進入『醫易大道』的高深境界。

叢書編校過程中，得到中醫界老前輩的全面指導。長期以來，編者通過各種方式求教於他們，師徒授受、臨證帶教、授課講座、耳提面命、電話指導。他們對本叢書的編輯、刊印給予了悉心指導，提出了寶貴的修改意見。三十餘位老先生一致認同：『成爲真正的、確有資格的中醫，一定要學好中國傳統文化！首先做人，再言學醫。應以啟蒙讀本如脈訣、藥性、湯頭爲開端，基本功要紮實；經典是根基，繼之以必學的中醫四大經典；各家臨證要籍、醫案等開拓眼界，充實、完善自己師承的醫學理論體系。趁著年輕，基礎醫書、經典醫書背熟了，終生受益！』『始終不可脫離臨床，早臨證、多臨證、勤臨證、反復臨證，不斷總結。中醫的生命力在臨床。』幾位老中醫強調：行有餘力，可深入研讀《易經》、《道德經》等。

百歲高齡的國醫大師干祖望老師談到：要成爲合格的中醫接班人，需具備『三萬』：『讀萬卷書，行萬里路，肉萬人骨。』並且諄諄告誡中醫學子：『首先必讀陳修園的《醫學三字經》。這本一定要讀！一定讀，非讀不可！對！熟記這一本，基礎紮實了，再讀《內經》、《本草》、《傷寒》，可以重點做讀書筆記。經典讀熟了，要讀「溫病」的書，我臨床上使用「溫病」的方子療效更好。』作爲《醫道傳承叢書》名譽總主編，他的理念思路代表了老一代的傳統學醫路徑。

國醫大師鄧鐵濤老先生強調了中醫的繼承就是對中華優秀傳統文化的繼承，中醫學是根植于中華文化、不同於西方現代醫學，臨床上確有療效，獨立自成體系的醫學。仁心仁術，溫故知新，繼承不離本，創新不離宗。

老先生們指出：『夫生者，天地之大德也；醫者，贊天地之生者也。』（《類經圖翼·序》）中醫生生之道的本質就是循生生之理，用生生之術，助生生之氣，達生生之境。還指出：中醫學術博大精深，是爲民造福的寶庫。學好中醫一要有悟性，二要有仁心，三要具備傳統文化的功底。只有深入中醫經典，用中醫自身理論指導臨床，才會有好的中醫療效。只有牢固立足中醫傳統，按照中醫學術自身規律發展，中醫才會有蓬勃的生命力。否則，就會名存實亡。

在此，叢書編委會全體成員向諸位老前輩表示誠摯的謝意。

本叢書在編輯、聘請顧問過程中得到北京中醫藥大學圖書館古籍室邱浩老師鼎力支持、大力協助，在此特致鳴謝！感謝書法家羅衛國先生爲本叢書題簽（先生系國學大師羅振玉曾孫，愛新覺羅·溥儀外孫，大連市文化促進會副會長，大連墨緣堂文化藝術中心負責人）。

古人廣藏書、精校書是爲了苦讀書、得真道。讀醫書的最終目的，在於領悟古人醫學神韻，將之施用於臨床，提高療效，造福蒼生。人命關天，醫書尤其要求文字準確。本套叢書選擇善本精校，豎版、繁體字排印，力求獻給讀者原典範本，圍繞臨證實踐，展示傳統中醫學教程的原貌，以求次第引導學習者迅速趣入中醫學正途。學習中醫者手此一編，必能登堂入室，一探玄奥；已通醫術的朋友，亦可置諸案頭，溫故知新，自然終生受益。限於條件，内容有待逐漸豐富，疏漏之処，歡迎大家批評指正。

學習方法和各輯簡介

良師益友，多方請益。勤求古訓，博采衆方。慎思明辨，取法乎上。學而時習，學以致用。大慈惻隱，濟世救人。（道生堂學規）。

古人學醫的基本形式爲半日侍診，半日讀書。行醫後還要堅持白天臨証，晚間讀書，終生學習。《朱子讀書法》説：『於中撮其樞要，厘爲六條：曰循序漸進，曰熟讀精思，曰虚心涵泳，曰切已體察，曰著緊用力，曰居敬持志。……大抵觀書，先須熟讀，使其言皆若出於吾之口。繼以精思，使其意皆若出於吾之心。然後可以有得爾。』讀書先要誦讀，最好大聲地念，抑揚頓挫地念，能夠吟誦更好。做到眼到、口到、心到，和古人進入心息相通的境界，方可謂讀書入門。叢書大部分採用白文本，不帶註釋，更有利於初學者誦讀原文；特别是四大經典，初學者不宜先看註釋，以防先入爲主。書讀百遍，其義自見。在成誦甚至背熟後，文意不明，才可參看各家註釋，或請教師長。

在讀書教程方面，一般分三個學習階段，即基礎課程、經典課程、臨證各家。

第一輯：醫道門徑

本輯對應基礎課程，初學者若不從基礎入手，則難明古經奥旨。

《醫學三字經》是清代以來公認的醫學正統入門書，其内容深入淺出，純正精粹。《瀕湖脈學》是傳統脈訣代表，脈學心法完備、扼要。《藥性賦·藥性歌括》，其中《藥性賦》是傳統本草概説，兼取《藥性歌括》，更適於臨證應用。《醫方集解》之外，又補充了《長沙方歌括》、《金匱方歌括》、《時方歌括》，歌訣便於背誦記憶。經方法度森嚴，劑量及煎服法都很重要！包含了經方劑量、煎服法的歌括，初學者要注意掌握。

第二輯：醫道準繩

本輯對應經典課程。《黄帝内經》（包括《素問》、《靈樞》）、《神農本草經》、《傷寒論》、《金匱要略》、《難經》，爲中醫必學經典，乃醫道之根本、萬古不易之準繩。

醫道淵深，玄遠難明，故本輯特編附翼：《太素》《甲乙經》《難經集注》《脈經》等，詳爲校注，供進一步研習中醫四大經典之用。

第三輯：醫道圓機

本輯首選清代葉、薛、吳、王溫病四大家著作，以爲圓機活法之代表，尤切當今實用。歷代各家著作，日後將擇期陸續刊印。明末清初大醫尊經崇原，遂有清代溫病學説興起。各家學説、臨證各科均爲經典的靈活運用，在學習了經典之後，才能融會貫通，悟出圓機活法。

第四輯：醫道溯源

本輯對應醫道根源、醫家修身課程。

《易經》乃中華文化之淵藪，『醫易相通，理無二致，可以醫而不知易乎？』（《類經附翼》）

《黃帝內經》夙尚『恬淡虛無，真氣從之；精神內守，病安從來』之旨；《道德經》一本『道法自然』、『清靜爲天下正』之宗，宗旨一貫，爲學醫者修身之書。

《漢書·五行志》：『《易》曰：「天垂象，見吉凶，聖人象之；河出圖，雒出書，聖人則之。」劉歆以爲虙羲氏繼天而王，受《河圖》，則而畫之，八卦是也；禹治洪水，賜《雒書》，法而陳之，《洪範》是也。』《尚書·洪範》爲『五行』理論之源頭。

隋代蕭吉《五行大義》集隋以前『五行』理論之大成，是研究『五行』理論必讀之書。

繁體字的意義

傳承醫道的中醫原典，採用繁體字則接近古貌，故更爲準確。以《黃帝內經·靈樞·九針十二原》爲例：

繁體字版：『知機之道者，不可掛以髮；不知機道，叩之不發。』

簡體字版：『知机之道者，不可挂以发；不知机道，叩之不发。』

《靈樞經》在這裏談到用針守機之重要。邪正之氣各有盛衰之時，其來不可迎，其往不可及。宜補宜瀉，須靜守空中之微，待其良機。當刺之時，如發弩機之速，不可差之毫髮，於邪正往來之際而補瀉之；稍差毫髮則其機頓失。粗工不知機道，敲經按穴，發針失時，補瀉失宜，則血氣盡傷而邪氣不除。簡體字把『髮』、『發』統寫爲『发』字，給理解經文造成了障礙。

繁體字版：『方刺之時，必在懸陽，及與兩衛，神屬勿去，知病存亾。』

簡體字版：『方刺之时，必在悬阳，及与两卫，神属勿去，知病存亡。』

『衛』，《甲乙經・卷五第四》《太素・卷二十一》均作『衡』。『陽』『衡』『亾』皆在段玉裁《六書音韻表》古韻第十部陽韻；作『衛』則於韻不協。『衡』作『眉毛』解，《靈樞・论勇第五十》曰：『勇士者，目深以固，長衡直揚。』『兩衡』即『兩眉』，經文的意思是：『准備針刺之時，一定要仔細觀察患者的鼻子與眉毛附近的神彩；全神貫注不離開，由此可以知道疾病的傳變、愈否。』於醫理爲通；『衡』又作『眉上』解，《戰國策・中山策》鮑彪注：『衡，眉上。』『兩衡』指『兩眉之上』，於醫理亦通。作『兩衛』則於上下文句醫理難明。故『衛』乃『衡』形近鈔誤之字，若刊印爲簡化字『卫』，則難以知曉其當初爲『衡』形近致誤。

《醫道傳承叢書》編委會　壬辰正月

輯校說明

一、《神農本草經》輯校依據

《神農本草經》簡稱《本經》，是漢代本草官託名之作，當時有多種本子，後因戰亂喪失。僅存四卷本（見陶隱居序），經魏晉名醫增訂，又產生多種本子，陶隱居序稱之爲『諸經』。陶弘景作《本草經集注》（以下簡稱《集注》）時，將『諸經』中《本經》文糅合爲一體，收入《集注》中。以《集注》爲分界點，對《集注》以前的多種《本草經》，稱之爲陶弘景以前《本草經》；收載在《集注》中的《本草經》，稱之爲陶弘景整理的《本草經》。陶弘景整理的《本草經》保存於歷代主流本草中。陶弘景以前的《本草經》散見於宋以前類書和文、史、哲古書的注文中。本書輯校的《本草經》文，按其出處，分爲兩大部分：

其一是歷代主流本草所存陶弘景整理的《本草經》文；

其二是歷代類書及文、史、哲古書注文所引的《本草經》文。

現行各家輯本《神農本草經》（以下簡稱《本草經》）文，皆出於《證類本草》白字，此白字即源於《本草經集注》朱字，該朱字則是陶弘景將當時流行多種《本草經》文字糅合而成。此結論來自以下的考察：

（一）陶弘景《本草經集注·序錄》：『文籍焚靡，千不遺一。今之所存，有此四卷，是其本經。

魏、晉以來，吳普、李當之更復損益，或五百九十五，或四百四十一，或三百一十九；或三品混糅，冷熱舛錯，草石不分，蟲獸無辨；且所主治，互有得失。今輒苞綜諸經……』。陶氏苞綜時，對收錄藥物數量、分類次序、三品位置、藥性、主治、條文順序等，全部加以整理，收入《集注》中，用朱書爲《本經》文，墨書爲名醫所益文。

（二）陶氏注文中引用的兩個生薑資料：《新修本草》卷十八韭條引陶云：『生薑……言可常啖，但勿過多爾』。但《證類本草》卷二十八韭條中，無陶氏此注，而併入卷八生薑條下，兩者内容不完全相同。正好提示了陶弘景是參閱了多種本草的。

（三）《證類本草》白字序文云：上藥一百二十種，中藥一百二十種，下藥一百二十五種，三品合三百六十五種，法三百六十五度，一度應一日，以成一歲。查《稽康養生論》、《抱朴子》、《博物志》、《藝文類聚》、《太平御覽》等書所引《神農本草經》有關資料，僅言上、中、下三品，並無上、中品各一百二十種、下品一百二十五種的數字，更無三百六十五種法一年三百六十五度之語。這些話亦不見於陶氏以前的書中，僅見於陶氏《本草經集注》中。而這些説法與道家思想有密切關係。據史書記載，陶弘景爲道教中人，這些思想當會滲入本草中。

（四）藥物分類次序：古人文獻如《漢書·藝文志》、《太平御覽》等書所論藥物，皆以『草石』名之，而『草』爲首，『石』次之，鄭康成注《周禮》謂五藥：『草、木、蟲、石、穀也。』則古代本草藥物分類，以草類爲首。但《證類本草》白字各個藥物排列順序，是以玉石爲首的，這顯然與『草石』的次序是不相合的；從敦煌發現的《本草經集注》中七情畏惡藥物排列次序，亦是以玉石爲首的。這種以玉石爲首的藥物分類方法，可能是陶弘景看到當時各種《神農本草經》藥物分類的混亂，即

『草石不分，蟲獸無辨』才提出來的。

（五）從其他文獻所引《本草經》資料，亦可知古代有很多種《本草經》的内容没有被陶弘景收入書中。如晉代郭璞注《山海經》『門冬』云：『一名滿冬。』《抱朴子・内篇》卷十一云：『术，一名山精，故《神農藥經》曰：「必欲長生，常服山精。」』《博物志》引曰：『藥有大毒，不可入口、鼻、耳、目，入者即殺人，……二曰鴟，三曰陰命，四曰内童，五曰九鴆。』《藝文類聚》卷八十八引曰：『桑根旁行出土上者名伏蛇，治心痛。』（《太平御覽》卷九百五十五引文同）卷八十一引『芍藥』、卷九十五引『熊脂』，《太平御覽》卷九百九十二引曰：『地膚，一名地華，一名地脈；又綸布，一名昆布，味酸無毒；敗醬，似桔梗，其臭如敗醬。』又引郭璞注《爾雅》云：『《本草經》曰：「蕘盧，一名諸蘭。」』同書卷九百八十一引曰：『丹雞，一名載丹。』同書卷九百九十六引曰：『萱草，一名忘憂，一名宜男，一名妓女。』以上諸書所引《本草經》資料，皆不見於《證類本草》白字。

（六）陶弘景總結的《本草經》條文内容、書寫體例與以前的《本草經》不同。陶弘景總結的《本草經》，有產地，没有藥物性狀、形態、生態，没有七情畏惡等内容；其書寫體例爲：正名→性味→主治功用→一名→生境。陶弘景以前的《本草經》，在内容上，有產地，有藥物性狀、形態、生態，七情畏惡等内容；其書寫體例是：正名→一名→性味→產地→形態→主治功用。

現存的《證類本草》白字，向上推溯，是由陶弘景綜合當時流行多種《本草經》的本子而成的。而明清時期國内外學者，又從《證類本草》白字輯成各種單行本《本草經》，這些單行本《本草經》文字，實際上是陶弘景整理的文字，並不是原始古本《本草經》的文字。

二、《神農本草經》輯校内容

本書輯校分爲兩部分：一是陶弘景整理的《本草經》文字；二是陶弘景以前的《本草經》文字。

陶弘景以前的《本草經》和陶弘景整理的《本草經》均亡佚。前者通過歷代類書與古書注文引文，主要保存在《太平御覽》中；後者通過《本草經集注》、《唐本草》、《開寶本草》、《嘉祐本草》，保存在《證類本草》白字中。所以自《本草經集注》以下，歷代本草中所言的《本經》文字，均來源於陶弘景整理的《本經》文字。歷代本草所引《本經》文字，由於傳抄、翻刻次數過多，使《本經》文字因版本不同，出現互異現象。本書爲求得比較精確的《本經》文字，將歷代善本本草中所含《本經》文，進行收集互勘，凡同一條文中出現諸多異文時，本書擇其善者而從之。並將其互異文注於該藥條文之下。

但在輯校時，仍以陶弘景《本草經集注》爲界限。凡《本草經集注》以前諸本草中所含《本經》文字，劃爲陶弘景以前的《本經》文字；凡《本草經集注》以後歷代本草中所含《本經》文字，均劃爲陶弘景整理的《本經》文字。按《隋書·經籍志》記載藥物書有六十多種。其中題爲《神農本草經》書名有五種，題爲《本草經》書名有九種。這些《神農本草經》早已失傳。但它們的部分文字，通過歷代類書，保存在《太平御覽》中。《太平御覽》所存的《本經》條文，在内容和書寫體例上，不同於陶弘景整理的《本經》文字。我們稱它爲陶弘景以前的《本經》文字。

需要指出的是關於陶弘景整理的《本經》藥物總數，《證類本草》白字序文言明是三百六十五種，但統計《證類本草》白字本經藥物總數是三百六十七種。《唐本草》注亦説《唐本草》載《本經》藥三百六十七種。這個三百六十七種是怎麽來的呢？各家説法不一。筆者在輯校《唐本草》和《本草經集注》時，發現《唐本草》把陶弘景所並條的薤、文蛤、赤小豆、錫銅鏡鼻四味藥分出，使《本經》藥物總數由三百六十五變成三百六十九種；同時《唐本草》又把麻子併入麻蕡中，定升麻爲《别録》藥，使三百六十九種又減少二種，於是《唐本草》載《本經》藥，就變成三百六十七種。《證類本草》沿襲《唐本草》舊例，所以《證類本草》白字《本經》藥物總數亦是三百六十七種。本書經過多方考證，確定薤、文蛤、赤小豆、錫銅鏡鼻等，原非獨立成條，應分别併入葱實、海蛤、大豆黄卷、粉錫等條内；並將麻子從麻蕡條中析出，又定升麻爲《本經》藥。這樣就能使《證類本草》白字《本經》藥物總數由三百六十七變成三百六十五種。

三、陶弘景整理的《神農本草經》輯校方法

此處主要介紹輯校陶弘景整理的《神農本草經》（以下簡稱《本經》）的方法，古書引用《本草經》的校注在本書後面章節介紹，此處不贅。陶弘景整理的《本經》藥物條文，除散存於《證類本草》白字外，《唐本草》中也有陶弘景整理的《本草經》文。但是現存卷子本《唐本草》，除敦煌出土的卷十殘卷中《本草經》有朱書標記外，日本傳抄的卷子本《唐本草》中《本草經》文，全無標記，這就需要靠《證類本草》白字作指示標記，把《唐本草》中的《本草經》文確定出來。所以本書選擇古代《本草經》文，就是用這種辨法確定的。書中藥物條文，盡量以早出的本子爲底本，以後出的本子爲旁校本。例如鷰屎、天鼠屎，以吐魯番出土的《本草經集注》殘簡爲底本；對玉石、木、果、菜、米等類藥物，以卷子本《新修本草》爲底本；對草類、蟲魚類藥物，以《證類本草》爲底本。併用現存的各

種本草（包括明、清以來，國內、外諸家所輯的《神農本草經》）爲旁校本。

陶弘景整理的《本草經》經文的內容，從現存《證類本草》白字『本草經文』看，對産地作黑字標記，無藥物性狀、形態、生態，沒有採收時月，沒有劑型，沒有七情畏惡等內容，並且不含有名醫增補的內容。其書寫體例爲：

正名→性味→主治功用→一名→生境（自《唐本草》以後删）→産地（自《唐本草》以後删）。

陶弘景整理的『本草經文』存於歷代主流本草中。由於主流本草版本不同，所存『本草經文』互有出入，本書輯注，以善本爲主，併用同類版本校，具體做法如下：

（一）本書所輯資料，以最早所存《本經》佚文爲底本，以後出本爲校本。

第一，對《本經》序錄，以敦煌出土《集注》爲底本，以《大觀》、《政和》爲校本。

第二，對《本經》上、中、下三品藥物條文，以卷子本《新修》爲底本，以《大觀》、《政和》爲校本。如果卷子本《新修》缺，即以《大觀》爲底本，以《政和》爲校本。

（二）《本經》文和《別錄》文區分

第一，敦煌出土《集注·序錄》，卷子本《新修》及《千金翼》等書，俱無《本經》、《別錄》標記，必須借助於各種版本《大觀》、《政和》中白字標記來區分《本經》文和其他文。

第二，《大觀》、《政和》白字標記，因版本不同而各異。如成化《政和》、商務《政和》中菖蒲、龍膽、白英、麝香、鹿茸、姑活等條文，均無白字標記。人衛《政和》曾青條，亦無白字標記。不僅這幾味藥白字標記缺落，而且很多藥物條文，白字、黑字標記亦互有出入。因此必須根據他種版本《大觀》、《政和》互校之，才能確定。有時還須參考明清諸家輯本旁證之。

（三）關於《本經》藥物產地

《證類》白字《本經序》明言『藥物土地所出』。但《證類》白字《本經》藥物產地全作黑字《別錄》文。陶弘景注『鉛與錫』，謂《本經》云生桂陽。聯係吐魯番出土《集注》『鷰屎』、『天鼠屎』產地俱作朱書《本經》文，説明陶氏時《本經》藥原有產地。但敦煌出土《唐本草》是朱墨雜書，唯獨藥物產地墨書，《證類》白字《本經》產地亦作黑字《別錄》文。此乃《唐本草》編修時删掉產地，《證類》沿襲《唐本草》例，故藥物產地全作黑字《別錄》文。

按唐初陸德明《爾雅音義》云：『荼，《本草經》云：苦菜，一名選，生益州山谷；《別錄》云：一名游冬，出山陵道傍，凌冬不死。』文中劃曲線文字，在《大觀》、《政和》俱作黑字《別錄》文。而陸德明將『生益州山谷』注爲《本經》文；將『山谷』以後產地『山陵道傍』注爲《別錄》文，則陸氏所見《本經》當是《集注》而不是《唐本草》。因《唐本草》產地全作黑字《別錄》文，分不出《本經》產地文。祇有《集注》對《本經》藥產地保留朱書，才能辨出《本經》產地。基於此，本書仿吐魯番出土陶氏《集注》及陸氏注《爾雅》荼例，將《證類》黑字產地『生某某山谷』訂爲《本經》文；山谷以後的產地訂爲《別錄》文。

（四）在校勘時，如遇校本《本經》文和底本不同，又不能確定底本有誤，仍以底本爲正。

（五）在校勘時，如遇校本《本經》文和底本不同，但能確定底本有誤，即依校本訂正之。

（六）關於避諱字改正

《本經》藥物條文中所用『治』或『主治』，《新修》編纂時，因避唐高宗李治諱，將『治』字或删，或改爲『療』。後世《本草》沿襲《新修》舊例，具將『治』改爲『療』，『主治』改爲『主』，省去『治』字。吐魯番出土《集注》殘簡燕屎、天鼠屎等條文中朱字《本經》文，仍作『主治』；然《大觀》、《政和》作『主』，無『治』字。《大觀》、《政和》不僅『燕屎』、『天鼠屎』條如此，其餘各藥物條文亦同此。本書輯校時，仿《集注》體例，將各藥物條文『病名』前的『主』字，改用『主治』，但『功效』名前『主』字不改。

（七）關於《本經》三百六十五種具體藥物及其三品分類，各書不一。本書收録藥物三百六十五條，每條標以自然數序碼，按上、中、下三品分類之。一～一百二十號爲上品，一百二十一～二百四十號爲中品，二百四十一～三百六十五號爲下品。

各個藥物三品位置的確立，是根據下列三點定的：

第一，根據《本草經集注》七情畏惡藥物三品的位置。

第二，根據《唐本草》藥物三品的位置。

第三，根據藥物條文的内容，對照《本草經》序文上、中、下三品定義來確定。

對於藥物排列次序，是以敦煌出土《本草經集注》七情畏惡藥物次序，參考《唐本草》目録編排的。個别的藥物，又按陶弘景注文和蘇敬注文確定的。其確定的理由，詳見本書下文『陶弘景整理《本草經》藥物目録考訂』。

（八）關於《本經》分卷，據陶隱居序『今之所存，有此四卷，是其本經』定爲四卷。卷一爲序録，卷二、三、四爲上、中、下三品藥物。

尚志鈞

二〇〇七年五月於蕪湖皖南醫學院弋磯山醫院

目錄

神農本草經　卷第三

神農本草經　卷第四

神農本草經　卷第一

序錄①

上藥②一百二十種爲君，主養命③以應天，無毒，多服④久服不傷人。欲輕身益氣，不老延年者，本上經⑤。

中藥一百二十種爲臣，主養性⑥以應人，無毒有毒，斟⑦酌其宜。欲遏病補虛羸者，本中經。

下藥一百二十五種爲佐、使，主治病以應地，多毒，不可久服。欲除寒熱邪氣⑧，破積

---

① 此題據敦煌出土陶弘景《本草經集注》末所題『本草集注第一序錄』新加。陶弘景作《本草經集注》，將此篇發展成卷首一卷，題爲『序錄』。按此篇是《本經》總論部分，後世歷代本草總論，均從此篇發展而成。《唐本草》發展成兩卷，題爲『卷一序、卷二例』。宋代以後本草，統以『序例』爲題。《本草綱目》除題『序例』外，又將其中《本經序錄》單獨立爲子目，題爲『神農本經名例』。

② 上藥：嵇康《養生論》引《神農》、《博物志》引《神農經》、《抱樸子·對俗》、《抱樸子·至理》作『上藥』。即上品藥的簡稱。

③ 養命：《博物志》引《神農經》云：『上藥養命，爲五石之練形，六芝之延年也。』《抱樸子·內篇》引《神農四經》云：『上藥令人身安命延。』即此義也。

④ 多服：森本《考異》云：『惟宗時俊醫家千字文引《新修本草》無「多服」二字。』

⑤ 本上經：按陶弘景序云：『今之所存，有此四卷，是其本經。』即陶氏所見《本經》卷一爲序錄，卷二、三、四分別爲上、中、下三品藥物。此言本上經，即本於《本經》上品藥。

⑥ 養性：《博物志》引《神農經》云：『中藥養性，合歡蠲忿，萱草忘憂。』

⑦ 斟：敦煌本《集注·序錄》作『斟』。

⑧ 寒熱邪氣：『邪』，敦煌本《集注》原作『耶』，據《大觀》、《政和》改。按：唐代抄本，『邪』多俗写作『耶』，下文不再出注。

聚①，愈疾者，本下經。

三品合三百六十五種，法三百六十五度，一度應一日，以成一歲②。

（敦煌本《集注》頁5，劉《大觀》卷一頁11，柯《大觀》卷一頁11）

藥有君臣佐使，以相宣攝。合和者③宜用④一君、二臣、三佐⑤、五使⑥，又可一君、三臣、九佐使也⑦。

（敦煌本《集注》頁8，劉《大觀》卷一頁12，柯《大觀》卷一頁12）

藥有陰陽配合，子母兄弟，根葉⑧華實⑨，草石⑩骨肉。有單行者，有相須者，有相使者，有相畏者，有相惡者，有相反者，有相殺者。凡此七情⑪，合和當視之⑫，相須、相使者良，

---

① 積聚：《集注》脱「聚」，據《大觀》、《政和》補。

② 三品……以成一歲：《證類》作白字《本草經》文，但宋代掌禹錫注云：「此一節《别録》之文也，當作墨書矣，蓋傳寫浸久，硃墨錯亂之所致耳。」森本《考異》云：「一節文字，掌禹錫以爲黑字之文，今據刪正。」

③ 合和者：「者」《大觀》、《政和》無。

④ 用：《綱目》無「用」字。

⑤ 三佐：森本作「五佐」。敦煌《本草經集注》、《證類》、《綱目》、孫本、顧本作「三佐」。

⑥ 五使：森本無此二字。敦煌《本草經集注》、《證類》、《綱目》、孫本、顧本皆有「五使」二字。

⑦ 使也：森本無此二字。敦煌《本草經集注》、《證類》、《綱目》、孫本、顧本有「使也」二字。森本《考異》云：「『使也』二字，今據真本《千金》及釋性全《頓醫鈔》正。」筆者認爲森氏未見敦煌《本草經集注》，所據《千金》、《頓醫鈔》刪正，反而變成錯誤了。

⑧ 葉：《證類》、《綱目》、孫本、顧本、森本作「莖」。敦煌《本草經集注》、《頓醫鈔》作「葉」。從敦煌《本草經集注》爲正。

⑨ 華實：《證類》、《綱目》、顧本作「花實」。敦煌《本草經集注》、孫本、森本作「華實」。從敦煌《本草經集注》爲正。

⑩ 草石：《綱目》作「苗皮」。

⑪ 凡此七情：「此」，敦煌本《集注》脱，據《千金要方》、《大觀》、《政和》補。

⑫ 合和當視之：《政和》、《醫心方》、《綱目》、森本、顧本作「合和視之，當用」。森本《考異》曰：「『和』下《大全》有「時」字。」《千金》作「合和之時，用意視之」。敦煌《本草經集注》作「合和當視之」。從敦煌《本草經集注》爲正。

勿用相惡相反者。若有毒宜制①，可用相畏相殺②；不爾，勿合用也③。

（敦煌本《集注》頁9，劉《大觀》卷一頁12，柯《大觀》卷一頁12）

藥有酸、鹹、甘、苦、辛五味，又有④寒、熱、溫、涼四氣，及有毒、無毒。陰幹、暴幹，采治⑤時月生熟⑥，土地所出，真僞陳新，並各有法。

（敦煌本《集注》頁11，劉《大觀》卷一頁13，柯《大觀》卷一頁13）

藥⑦有宜丸者，宜散者，宜水煮⑧者，宜酒漬者，宜膏煎者，亦有一物兼宜者，亦有不可入湯酒者⑨，並隨藥性，不得違越。

（敦煌本《集注》頁13，劉《大觀》卷一頁14，柯《大觀》卷一頁14）

---

① 有毒宜制：敦煌《本草經集注》作「有宜毒制」。
② 殺：其後，《證類》、《綱目》、孫本、森本、顧本有「者」字。敦煌《本草經集注》無「者」字。
③ 用也：敦煌《本草經集注》缺「用也」二字。《證類》、《綱目》、孫本、顧本有「用也」二字。
④ 有：敦煌本《集注》原脱，據《大觀》、《政和》補。
⑤ 治：《證類》、《綱目》、孫本、顧本作「造」。此乃唐代人避唐高宗李治的諱，改「治」爲「造」。敦煌《本草經集注》作「治」。從敦煌《本草經集注》爲正。
⑥ 時月生熟：「生」，敦煌本《集注》原作「至」，據《大觀》、《政和》改。
⑦ 藥：其後，《證類》、《綱目》、孫本、顧本有「性」字。敦煌《本草經集注》、《醫心方》、森本無「性」字。從敦煌《本草經集注》爲正。
⑧ 水煮：森本《考異》引《真本千金》無「水」字。
⑨ 可：《醫心方》無「可」字。

凡欲治病①，先察其源，先候病機②。五臟未虚，六腑未竭，血脈未亂，精神未散，食藥必活③。若病已成，可得半愈。病勢已過，命將難全。

（敦煌本《集注》頁13，劉《大觀》卷一頁14，柯《大觀》卷一頁14）

若毒藥治病④，先起如黍粟⑤，病去即止，不去倍之，不去十之⑥，取去爲度。

（敦煌本《集注》頁17，劉《大觀》卷一頁15，柯《大觀》卷一頁15）

治寒以熱藥⑦，治熱以寒藥，飲食不⑧消以吐下藥，鬼疰⑨蠱毒以毒藥，癰腫瘡瘤以瘡藥，風濕以風濕藥⑩，各隨其所宜。

（敦煌本《集注》頁18，劉《大觀》卷一頁15，柯《大觀》卷一頁15）

---

① 凡欲治病：《證類》、《綱目》、孫本、顧本作「欲療病」。森本作「欲治病」。敦煌《本草經集注》、《千金》作「凡欲治病」。從敦煌《本草經集注》爲正。

② 先候病機：「先候」，《千金》、森本作「候其」。

③ 食：《大觀》、《政和》作「服」。

④ 若毒藥治病：《證類》、《綱目》、孫本、森本、顧本作「若用毒藥療病」。

⑤ 先起如黍粟：「如」，敦煌本《集注》原脱，據《大觀》、《政和》補。

⑥ 不去倍之，不去十之：「十」，敦煌本《集注》原作「什」，爲同音通假，義同十。

⑦ 治寒以熱藥：「治」，《大觀》、《政和》作「療」。

⑧ 不：其後，敦煌本《集注》原衍「以」字，據《大觀》、《政和》删。

⑨ 鬼疰：一作「鬼注」。注、疰同音通假。

⑩ 風濕藥：敦煌本《集注》原作「風藥」，據《大觀》、《政和》改。

病在胸膈以上者①，先食後服藥；病在心腹以下者，先服藥後食②。病在四肢血脈者，宜空腹而在旦；病在骨髓者，宜飽滿而在夜。

（敦煌本《集注》頁19，劉《大觀》卷一頁15，柯《大觀》卷一頁15）

夫大病之主③，有中風、傷寒、寒熱、溫瘧、中惡、霍亂、大腹、水腫、腸澼④、下痢⑤、大小便不通、賁豘、上氣、欬逆、嘔吐、黄疸、消渴、留飲、癖食⑥、堅積、癥瘕、驚邪、癲癇、鬼疰、喉痹、齒痛、耳聾、目盲、金創⑦、踒折、癰腫、惡瘡、痔瘻、癭瘤；男子五勞七傷、虚乏羸瘦，女子帶下、崩中、血閉、陰蝕；蟲蛇蠱毒所傷。此皆⑧大略宗兆，其間變動枝葉，各依端緒以取之⑨。

（敦煌本《集注》頁20，劉《大觀》卷一頁16，柯《大觀》卷一頁16）

---

① 胸膈以上者：『者』，《醫心方》無。

② 先服藥後食：『藥』，其後《證類》、《綱目》、孫本、森本、顧本有『而』字。敦煌《本草經集注》、森本《考異》引《真本千金》及《頓醫鈔》無『而』字。

③ 夫大病之主：《千金》作『夫百病之本』。

④ 腸澼：『腸』，敦煌本《集注》原作『腹』，據《大觀》、《政和》改。

⑤ 下利：『利』，《千金》、《大觀》、《政和》、《綱目》作『痢』，敦煌本《集注》作『利』。

⑥ 癖食：《千金方》、森本《考異》引《真本千金》作『宿癖』。

⑦ 金創：『創』，《大觀》、《政和》、《綱目》、顧本作『瘡』。創、瘡爲通假字。

⑧ 皆：《證類》、《綱目》、孫本、顧本無『皆』字。敦煌《本草經集注》、《千金》有『皆』字。

⑨ 各依端緒以取之：『各』，其後《證類》、《綱目》、孫本、森本、顧本有『宜』字，敦煌《本草經集注》無『宜』字。

三品藥目①

上品藥一百二十種

一　玉泉
二　丹沙
三　水銀
四　空青
五　曾青
六　白青
七　扁青
八　石膽
九　雲母
一〇　朴消
一一　消石
一二　礬石
一三　滑石
一四　紫石英
一五　白石英
一六　五色石脂
一七　太一禹餘糧
一八　禹餘糧
一九　青芝
二〇　赤芝
二一　黃芝
二二　白芝
二三　黑芝
二四　紫芝
二五　合歡
二六　赤箭
二七　龍眼
二八　豬苓
二九　茯苓
三〇　松脂
三一　柏子
三二　天門冬
三三　麥門冬
三四　朮
三五　女萎
三六　乾地黃
三七　菖蒲
三八　遠志
三九　澤瀉
四〇　薯蕷
四一　菊花
四二　甘草
四三　人參
四四　石斛
四五　石龍芮
四六　石龍蒭
四七　落石
四八　水蘇
四九　龍膽
五〇　牛膝
五一　卷柏
五二　箘桂
五三　牡桂
五四　杜仲
五五　乾漆

① 三品藥目：此標題及以下列出三品藥物三百六十五種名稱，爲整理者參考正文及尚志鈞先生《神農本草經校點》（皖南醫學院科研處一九八一年九月于蕪湖鉛印）所加。另：正文藥名前序號爲尚志鈞先生爲便於查閱添加。

五六 細辛
五七 獨活
五八 茈胡
五九 房葵
六〇 酸棗
六一 槐實
六二 蓍實
六三 枸杞
六四 菴蕳子
六五 薏苡人
六六 車前子
六七 蛇床子
六八 菟絲子
六九 菥蓂子
七〇 茺蔚子
七一 地膚子
七二 青蘘
七三 蒺梨子
七四 茜根
七五 白英
七六 白蒿
七七 茵陳蒿
七八 漏盧
七九 旋花
八〇 藍實
八一 天名精
八二 王不留行
八三 蒲黃
八四 香蒲
八五 蘭草
八六 肉蓯蓉
八七 雲實
八八 徐長卿
八九 姑活
九〇 屈草
九一 蘒根
九二 秦椒
九三 蔓荊實
九四 女貞實
九五 桑上寄生
九六 蕤核
九七 辛夷
九八 榆皮
九九 龍骨
一〇〇 熊脂
一〇一 石蜜
一〇二 蜜蠟
一〇三 蜂子
一〇四 白膠
一〇五 阿膠
一〇六 鴈肪
一〇七 牡蠣
一〇八 鯉魚膽
一〇九 葡萄
一一〇 蓬虆
一一一 大棗
一一二 藕實莖
一一三 雞頭實
一一四 白瓜子
一一五 冬葵子
一一六 莧實
一一七 苦菜
一一八 胡麻
一一九 麻蕡
一二〇 麻子

中品藥 一百二十種

一二一 雄黃
一二二 雌黃
一二三 石鐘乳
一二四 殷孽
一二五 孔公孽
一二六 石硫黃
一二七 磁石
一二八 凝水石
一二九 石膏
一三〇 陽起石
一三一 理石
一三二 長石
一三三 鐵
一三四 鐵精
一三五 鐵落

一三六　鉛丹
一三七　防風
一三八　秦艽
一三九　黃耆
一四〇　巴戟天
一四一　吳茱萸
一四二　黃連
一四三　五味子
一四四　決明子
一四五　芍藥
一四六　桔梗
一四七　芎藭
一四八　藁本
一四九　景天
一五〇　葛根
一五一　知母
一五二　貝母
一五三　栝樓
一五四　丹參
一五五　厚朴
一五六　竹葉
一五七　玄參
一五八　沙參
一五九　苦參
一六〇　續斷
一六一　枳實
一六二　山茱萸
一六三　桑根白皮
一六四　松蘿
一六五　白棘
一六六　狗脊
一六七　萆薢
一六八　石韋
一六九　通草
一七〇　瞿麥
一七一　莨菪子
一七二　秦皮
一七三　蜀椒
一七四　白芷
一七五　杜若
一七六　黃蘗
一七七　淮木
一七八　白薇
一七九　升麻
一八〇　葈耳實
一八一　茅根
一八二　百合
一八三　酸漿
一八四　淫羊藿
一八五　蠡實
一八六　枝子
一八七　衛茅
一八八　紫葳
一八九　蕪荑
一九〇　紫草
一九一　紫菀
一九二　白鮮
一九三　白兔藿
一九四　營實
一九五　薇銜
一九六　爵床
一九七　王孫
一九八　王瓜
一九九　五加
二〇〇　蘼蕪
二〇一　藥實根
二〇二　飛廉
二〇三　水萍
二〇四　水靳
二〇五　乾薑
二〇六　木香
二〇七　髮髲
二〇八　麝香
二〇九　零羊角
二一〇　羖羊角
二一一　犀角
二一二　牛角鰓
二一三　牛黃
二一四　白馬莖
二一五　牡狗陰莖
二一六　鹿茸
二一七　丹雄雞
二一八　伏翼
二一九　蝟皮
二二〇　石龍子
二二一　露蜂房
二二二　樗雞
二二三　蚱蟬
二二四　白僵蠶
二二五　桑螵蛸

二二六　䗪蟲
二二七　蠐螬
二二八　蛞蝓
二二九　海蛤
二三〇　蠡魚
二三一　鼉甲
二三二　鱉甲
二三三　鮀魚甲
二三四　烏賊魚骨
二三五　蟹
二三六　橘柚
二三七　梅實
二三八　蓼實
二三九　蔥實
二四〇　大豆黃卷

下品藥 一百二十五種

二四一　青琅玕
二四二　膚青
二四三　礜石
二四四　代赭
二四五　鹵鹹
二四六　大鹽
二四七　戎鹽
二四八　白堊
二四九　粉錫
二五〇　石灰
二五一　冬灰
二五二　大黃
二五三　當歸
二五四　蔓椒
二五五　莽草
二五六　鼠李
二五七　巴豆
二五八　甘遂
二五九　葶藶
二六〇　大戟
二六一　澤漆
二六二　芫華
二六三　蕘華
二六四　旋復華
二六五　鉤吻
二六六　蚤休
二六七　石長生
二六八　狼毒
二六九　鬼臼
二七〇　萹蓄
二七一　商陸
二七二　女青
二七三　天雄
二七四　烏頭
二七五　附子
二七六　羊躑躅
二七七　茵芋
二七八　射干
二七九　鳶尾
二八〇　假蘇
二八一　積雪草
二八二　皂莢
二八三　麻黃
二八四　楝實
二八五　柳華
二八六　桐葉
二八七　梓白皮
二八八　蜀漆
二八九　半夏
二九〇　款冬
二九一　牡丹
二九二　防己
二九三　黃環
二九四　黃芩
二九五　石楠草
二九六　女菀
二九七　地榆
二九八　蜀羊泉
二九九　澤蘭
三〇〇　紫參
三〇一　蛇含
三〇二　草蒿
三〇三　雚菌
三〇四　雷丸
三〇五　貫眾

神農本草經　卷第二

上品藥

一　玉泉①

味甘，平。主治五臟②百病，柔筋③強骨，安魂魄④，長肌肉，益氣⑤。久服耐寒暑⑥，不飢渴，不老神仙⑦。人臨死服五斤，死三年⑧色不變。一名玉札⑨。生藍田山谷⑩。

（《新修》頁6，劉《大觀》卷三頁12，柯《大觀》卷三頁9）

---

① 玉泉：《開寶本草》作『玉漿』，《吳普本草》作『玉屑』。
② 五臟：《御覽》無『五』字。
③ 柔筋：『柔』，森本《考異》引《頓醫鈔》作『和』。
④ 安魂魄：『魄』，《御覽》無。
⑤ 益氣：《御覽》無此二字。『益』字後，《綱目》、《食貨典》有『利血脈』三字，並注爲《本經》文。《大觀》、《政和》對此三字作墨字《別錄》文。
⑥ 耐寒暑：『耐』，《御覽》作『能忍』。按《御覽》引『耐』多作『能』。『能』、『耐』古本草通用。
⑦ 久服……神仙：劉《大觀》、柯《大觀》、《大全》皆誤刻爲黑字《別錄》文。
⑧ 死三年：《綱目》、《頓醫鈔》脫『死』字。『年』，問本、黃本作『秊』，《正字通》：『秊，年之本字，俗作年』。下文同，不再出注。
⑨ 札：《御覽》卷九百八十八作『澧』，卷八百零五作『醴』，《頓醫鈔》作『禮』，《初學記》作桃，孫本、顧本、問本、周本作『朼』，《新修》、《綱目》、森本作『札』，應從《新修》爲是。
⑩ 生藍田山谷：按吐魯番出土《集注》殘片中天鼠屎條『生合蒲山谷』作朱書本經文；陶弘景注滑石『生赭陽山谷』爲本經文；唐·陸德明《爾雅音義》注苦菜條『生益州山谷』爲本經文。據此本書將《大觀》本經的黑字生某某山谷，亦錄爲《本經》文。本條『生藍田山谷』亦據此輯錄。全書仿此，不再出注。

二　丹沙①

味甘，微寒②。主治身體五臟百病③，養精神，安魂魄④，益氣，明目，殺精魅⑤、邪惡鬼⑥。久服通神明，不老。能化爲汞。生符陵山谷。

（《新修》頁4，劉《大觀》卷三頁3，柯《大觀》卷三頁1）

三　水銀⑦

味辛，寒⑧。主治疥瘙⑨，痂瘍白禿，殺皮膚中蟲虱⑩，墮胎，除熱。殺金、銀、銅、錫毒，鎔化還復爲丹。久服神仙不死。生符陵平土。

（《新修》頁40，劉《大觀》卷四頁16，柯《大觀》卷四頁14）

---

① 丹沙：《說文》、《五十二病方》作「丹」，《淮南子·地形訓》作「赤丹」，《山海經》作「丹粟」。「沙」，劉《大觀》、柯《大觀》、《政和》作「砂」。「丹砂」，爲天然的長砂礦石，主要成分是硫化汞。因其呈朱紅色，後人又稱爲硃砂。
② 味甘微寒：《本草經解》作「氣微寒，味甘，無毒」。《吳普本草》引《神農》作「甘」。
③ 五臟百病：見一玉泉注②。
④ 安魂魄：見一玉泉注⑤。
⑤ 精魅：森本《考異》云：「《頓醫鈔》無「精魅」二字。」
⑥ 鬼：森本作「氣」。
⑦ 水銀：《說文》作「澒」，《淮南子·地形訓》作「赤澒」，《廣雅》作「汞」。「水銀」，《本草經集注》七情畏惡藥。森本列在上品，其他各本列在中品。
⑧ 味辛寒：《綱目》作「辛寒有毒」。《御覽》作「無毒」。
⑨ 疥瘙：紹興本、玄《大觀》、人衛《政和》、《大全》、《圖經衍義》、《本草經疏》、孫本、問本、周本、狩本作「疥瘻」，成化《政和》、萬曆《政和》、商務《政和》、《品彙》、合肥版《綱目》、黃本、姜本作「疹瘻」。傅本、羅本《新修》、森本作「疥瘙」。應從《新修》等爲是。
⑩ 蟲虱：《證類》、《圖經衍義》、《綱目》、《本草經疏》脫「蟲」字。《新修》、森本作「蟲虱」。

四　空青①

味甘②，寒。主治青盲③，耳聾，明目，利九竅，通血脈，養精神④。久服輕身，延年，不老。能化銅、鐵、鉛、錫作金⑤。生益州山谷。

（《新修》頁6，劉《大觀》卷三頁29，柯《大觀》卷三頁25）

五　曾青⑥

味酸，小寒⑦。主治目痛，止淚出，風痹，利關節，通九竅，破癥堅積聚。久服輕身，不老。能化金銅⑧。生蜀中山谷⑨。

（《新修》頁8，劉《大觀》卷三頁30，柯《大觀》卷三頁26）

---

① 空青：《山海經》作「青」，《司馬相如賦》作「丹青」。
② 甘：其後，《綱目》有「酸」字。按：《大觀》、《政和》「酸」作《別錄》文。《吳普本草》引《神農》作「甘」。
③ 青盲：孫本改作「眚盲」。
④ 神：其後，《綱目》有「益肝氣」三字，並注爲《本經》文。按《大觀》、《政和》注此三字爲《別錄》文。
⑤ 能化銅、鐵、鉛、錫作金：《綱目》注此文爲《別錄》，其他各本注爲《本經》。
⑥ 曾青：人衛《政和》曾青條全文作黑字《別錄》文。
⑦ 味酸小寒：《綱目》作「味酸，小寒，無毒」。《五行大義》作「味酸」。《大觀》、《政和》對「無毒」二字作黑字《別錄》文。
⑧ 能化金銅：《綱目》注爲《別錄》文。其他各本注爲《本經》文。
⑨ 生山谷：狩本、顧本無此三字。《御覽》作「生蜀郡名山，其山有銅者，曾青出其陽，青者銅之精」。

六　白青

味甘，平①。主明目，利九竅，耳聾。治心下邪氣，令人吐，殺諸毒、三蟲。久服通神明，輕身，延年不老②。生豫章山谷。

（《新修》頁9，劉《大觀》卷三頁40，柯《大觀》卷三頁33）

七　扁青

味甘，平③。主目痛，明目，折跌④癰腫，金創不瘳⑤，破積聚，解毒氣⑥，利精神。久服輕身，不老。生朱崖山谷。

（《新修》頁10，劉《大觀》卷三頁44，柯《大觀》卷三頁37）

---

① 味甘平：《綱目》作「甘，酸，咸平，無毒」。《吳普本草》引《神農》作「甘，平」。
② 延年不老：《綱目》脱此四字。《御覽》無「不老」二字。
③ 味甘，平：《吳普本草》引《神農》作「小寒，無毒」。
④ 折跌：「趺」，成化《政和》、商務《政和》、萬曆《政和》作「跌」。
⑤ 金創不瘳：「創」，《千金翼》、《證類》、《綱目》、顧本、狩本、徐本作「瘡」，《新修》、孫本、問本、黄本、周本作「創」。按：「瘡」、「創」古本草通用。孫本、問本、黄本、周本等多作「創」，下文不再列舉。
⑥ 解毒氣：《御覽》卷九百八十八作「辟毒」。

八　石膽

味酸，寒①。主明目，目痛，金創②，諸癇痓，女子陰蝕痛，石淋寒熱，崩中，下血，諸邪毒氣，令人有子。煉餌服之，不老③，久服增壽，神仙④。能化鐵爲銅，成金銀⑤。一名畢石⑥。生羌道山谷。

（《新修》頁11，劉《大觀》卷三頁27，柯《大觀》卷三頁23）

九　雲母

味甘，平。主治身皮死肌⑦，中風寒熱，如在車船上⑧，除邪氣，安五臟，益子精，明目。久服輕身，延年。一名雲珠，一名雲華，一名雲英，一名雲液，一名雲砂，一名磷石。生太山山谷。

（《新修》頁13，劉《大觀》卷三頁6，柯《大觀》卷三頁4）

---

① 味酸寒：《綱目》、姜本作「味酸辛寒無毒」。《吳普本草》引《神農》作「酸，小寒」。
② 金創：見7扁青注⑤。「創」，各本皆作「瘡」。《新修》、森本、孫本、問本作「創」。
③ 煉餌服之不老：《御覽》在「成金銀」之後。「服」，《御覽》作「食」。
④ 久服增壽神仙：玄《大觀》、柯《大觀》、《大全》刻爲黑字《別錄》文。人衛《政和》、商務《政和》、成化《政和》、萬曆《政和》、《綱目》、森本、顧本、孫本……皆注爲《本經》文。
⑤ 能化鐵爲銅，成金銀：《綱目》注爲《別錄》文。「成」字前，《御覽》、《綱目》有「合」字。
⑥ 畢石：其前，《綱目》有「黑石」，並注爲《本經》文，《大觀》、《政和》作《別錄》文。
⑦ 身皮死肌：「皮」，合肥版《綱目》作「痹」。
⑧ 車船上：《本經疏證》作「舟車上」。

一〇　朴消①

味苦，寒②。主治百病，除寒熱邪氣，逐六腑③積聚、結固、留癖④。能化七十二種石⑤。煉餌服之，輕身，神仙。生益州山谷。

（《新修》頁16，劉《大觀》卷三頁21，柯《大觀》卷三頁18）

一一　消石

味苦⑥寒。主治五臟積熱，胃脹閉⑦，滌去蓄結飲食，推陳致新，除邪氣⑧。煉之如膏，久服輕身。一名芒消⑨。生益州山谷。

（《新修》頁18，劉《大觀》卷三頁18，柯《大觀》卷三頁15）

①朴消：《吳普本草》、《御覽》作「朴硝石」。
②味苦寒：《綱目》作「苦寒無毒」。《吳普本草》引《神農》作「無毒」。
③六腑：江西版《綱目》作「六臟」。
④結固留癖：《御覽》作「結癖」。
⑤治百病……能化七十二種石：《本經逢源》移此文入消石條内，並注云：「諸家本草，皆錯簡在朴消條内，詳化七十二種石，豈朴消能之。」關於這個問題，早在梁代陶弘景已有察覺。陶弘景注云：「《仙經》惟云消石能化他石，今此亦云能化石，疑必相似，可試之。」
⑥味苦：「苦」字前，《御覽》有「酸」字。《吳普本草》引《神農》作「苦」。
⑦脹閉：「脹」，孫本、問本、周本、黄本作「張」，下文不再列舉。
⑧五臟積熱……除邪氣：《本經逢源》移在朴消條内，並注云：「向錯簡在消石條内，今正之。詳治五臟等證，皆熱邪固積，並非消石所能。」所言極是。
⑨一名芒消：人衛《政和》、商務《政和》、《大全》、《綱目》注爲《別錄》文。孫本、顧本不取此四字爲《本經》文。柯《大觀》、玄《大觀》、森本注爲《本經》文。按《證類》消石條唐本注云：「《本經》一名芒消。」同書芒硝條陶注云：「《神農本經》……消石名芒硝。」據此「一名芒消」應爲《本經》文。

一二 礬石①

味酸②，寒。主治③寒熱，泄利，白沃，陰蝕，惡瘡，目痛，堅骨齒④。煉餌服之⑤，輕身，不老增年。一名羽碮⑥。生河西山谷。

（《新修》頁22，劉《大觀》卷三頁15，柯《大觀》卷三頁12）

一三 滑石

味甘，寒⑦。主治身熱，泄澼，女子乳難，癃閉，利小便，蕩胃中積聚寒熱，益精氣。久服輕身，耐飢，長年。生赭陽山谷。

（《新修》頁23，劉《大觀》卷三頁26，柯《大觀》卷三頁22）

---

① 礬石：《御覽》、《證類》、《綱目》作『礬石』。《新修》、《本草和名》、《醫心方》、森本作『樊石』。孫本據郭璞注《山海經》引作『涅石』，並以『涅石』爲本條正名。

② 酸：其上，《御覽》有『鹹』字。

③ 治：《唐本草》編修時，因避唐高宗李治諱，省去『治』字，宋代本草沿襲《唐本草》舊例，凡『主治』，皆省去『治』，作『主』。今補之。下同。

④ 堅骨齒：《御覽》作『堅骨』，孫本作『堅筋骨齒』。

⑤ 服之：《御覽》作『久服』。

⑥ 羽碮：原是秦地方用名。《山海經·西山經》：『女床之山，其陰多碮石。』晉郭璞注：『即礬石也。楚人名碮石，秦名爲羽碮也。《本草經》亦名曰碮石也。』蓋《本草經》有多種本子。晉郭璞所見的《本草經》有碮石異名。陶弘景所見的《本草經》，可能無碮石異名。所以陶弘景整理的《本草經》亦無碮石異名。郝懿行《山海經箋疏》謂今《本草經》礬石條脱漏碮石之名。因《御覽》引《本經》礬石亦無碮石之名。

⑦ 味甘，寒：『甘』，《御覽》作『苦』。又此條，《本草經解》作『氣寒，味甘，無毒。』

一四　紫石英①

味甘，溫②。主治心腹欬逆③、邪氣，補不足，女子風寒在子宮，絕孕十年無子。久服溫中，輕身，延年。生太山山谷。

（《新修》頁25，劉《大觀》卷三頁36，柯《大觀》卷三頁30）

一五　白石英

味甘，微溫。主治消渴，陰痿不足，欬逆④，胸膈間久寒⑤，益氣，除風濕痹⑥。久服輕身，長年。生華陰山谷。

（《新修》頁26，劉《大觀》卷三頁34，柯《大觀》卷三頁28）

一六　青石、赤石、黃石、白石、黑石脂等⑦

味甘，平。主治黃疸，泄利，腸澼膿血，陰蝕，下血赤白，邪氣，癰腫，疽，痔，惡瘡，

---

① 紫石英：森本《考異》引《真本千金》無「英」字。
② 味甘，溫：《本草經解》修改爲「氣溫味甘」。
③ 心腹欬逆：「欬逆」，《御覽》作「嘔逆」。
④ 欬逆：《御覽》作「嘔逆」。
⑤ 胸膈間久寒：《御覽》缺「胸」字，並移此文置「除風濕痹」之後。「間」，孫本、問本、周本、黃本作「閑」。
⑥ 除風濕痹：《御覽》無「風」字。玄《大觀》誤作「除二山痹」。
⑦ 青石、赤石、黃石、白石、黑石脂等：此五名合稱五石脂。陶弘景注云：「此五石脂如《本經》，療體亦相似，《別錄》各條。」《大觀》、《政和》另有五條石脂文字，俱作黑字《別錄》文。《御覽》對青、赤、黃、白、黑等五條文字（《證類》作黑字《別錄》），皆冠以「本草經曰」。與此相鄰的石脾、石肺條文（《證類》作有名無用藥），《御覽》亦冠以「本草經曰」。陶弘景認爲這些條文，是名醫在《本草經》中附經爲說的文字，是《別錄》文，非《本經》文。同樣石脾、石肺雖冠有「本草經曰」，也是名醫附經爲說《別錄》文，非《本經》文。

頭瘍，疥瘙。久服補髓，益氣，肥健，不飢，輕身，延年。五石脂各隨五色補五臟。生南山之陽山谷中。

（《新修》頁28，劉《大觀》卷三頁36，柯《大觀》卷三頁30）

一七　太一禹餘糧①

味甘，平。主治欬逆上氣，癥瘕，血閉，漏下，除邪氣②。久服耐③寒暑，不飢，輕身，飛行千里，神仙。一名石腦。生太山山谷。

（《新修》頁33，劉《大觀》卷三頁32，柯《大觀》卷三頁27）

一八　禹餘糧

味甘，寒。主治欬逆，寒熱，煩滿，下利赤白④，血閉，癥瘕，大⑤熱。煉餌服之。不飢輕身延年⑥。生東海池澤⑦。

（《新修》頁34，劉《大觀》卷三頁32，柯《大觀》卷三頁26）

---

① 太一禹餘糧：「太」，《醫心方》、森本作「大」。「禹」，《新修》、《證類》、《綱目》、孫本皆脫。敦煌《本草經集注》、《醫心方》、森本皆有「禹」字。應從敦煌《本草經集注》等爲是。

② 除邪氣：《御覽》無「氣」字。《大全》注「邪氣」二字爲《別錄》文。「氣」字後《綱目》有「肢節不利」四字，並注爲《本經》文。其他各本注爲《別錄》文。

③ 耐：《御覽》作「能忍」。

④ 下利赤白：「下利」，《大觀》原脫，據《御覽》補。森本、黄本同。

⑤ 大：《千金翼》作「太」。

⑥ 煉餌服之，不飢輕身延年：《御覽》作「久服輕身」。

⑦ 生東海池澤：「澤」後，森本有「及山島中」四字。

一九　青芝①

味酸，平。主明目②，補肝氣，安精魂，仁恕。久食輕身③，不老延年④，神仙⑤。一名龍芝⑥。生泰山。

二〇　赤芝

味苦，平。主治胸中結⑦，益心氣，補中，增智慧⑧，不忘。久食⑨輕身，不老延年⑩，神仙⑪。一名丹芝。生霍山。

---

① 青芝：與下條赤芝、黄芝、白芝、黑芝、紫芝合稱六芝。古代方士視爲仙藥。陶弘景注：『此六芝皆仙草之類。』各條皆有『久服輕身不老延年神仙』内容。
② 目：萬曆《政和》誤作『日』。
③ 久食輕身：《御覽》作『食之輕身』。
④ 延年：《御覽》無此二字。
⑤ 仙：其後，《圖經衍義》有『不忘強志』四字。
⑥ 一名龍芝：《綱目》注爲《别錄》文。其他各本皆注爲《本經》文。
⑦ 胸中結：《千金翼》作『胸腹結』。
⑧ 智慧：成化《政和》、萬曆《政和》、商務《政和》、《品彙》、《圖考》、孫本、黄本、顧本作『慧智』。柯《大觀》、玄《大觀》、《大全》、人衛《政和》、《綱目》、森本、狩本作『智慧』。應從《大觀》等爲是。又，『慧』，《千金翼》作『惠』。
⑨ 久食：《御覽》作『食之』。《文選》注同。
⑩ 輕身，不老延年：《御覽》無此文。
⑪ 神仙：《御覽》作『爲神仙』。

二一 黄芝

味甘，平。主治心腹五邪，益脾氣，安神，忠信①，和樂。久食②輕身，不老延年，神仙③。一名金芝。生嵩山。

二二 白芝

味辛，平。主治欬逆上氣，益肺氣，通利口鼻，強志意，勇悍，安魄。久食輕身，不老延年，神仙。一名玉芝。生華山。

二三 黑芝

味咸，平。主治癃，利水道，益腎氣，通九竅，聰察。久食④輕身，不老延年，神仙。一名玄芝。生常山。

二四 紫芝

味甘，溫。主治耳聾，利關節，保神，益精氣⑤，堅筋骨，好顏色。久服輕身，不老延年⑥，

---

① 信：顧本作『和』。
② 久食：《御覽》作『食之』。
③ 不老延年，神仙：《御覽》無此文。
④ 食：合肥版《綱目》作『服』。
⑤ 氣：顧本無。
⑥ 不老延年：《御覽》無此四字。

神仙①。一名木芝。生高夏山谷。

（劉《大觀》卷六頁90～91，柯《大觀》卷六頁86，人衛《政和》卷六頁168）

二五　合歡②

味甘③，平。主安五臟，和心志④，令人歡樂無憂。久服輕身，明目⑤，得所欲⑥。生益州川谷⑦。

（《新修》頁134，劉《大觀》卷十三頁52，柯《大觀》卷十三頁44）

二六　赤箭⑧

味辛，溫。主殺鬼精物，蠱毒⑨，惡氣。久服益氣力，長陰肥健，輕身，增年⑩。一名離母，一名鬼督郵。生陳倉山谷。

（劉《大觀》卷六頁86，柯《大觀》卷六頁81，人衛《政和》頁166）

---

① 神仙：《證類》原脫，據《御覽》增。《綱目》、孫本、顧本無「神仙」二字。森本有「神仙」二字。
② 合歡：《新修》、《證類》、《綱目》、孫本、森本列在中品。本書根據《博物志》及本條文中有久服輕身等語，移在上品。
③ 甘：《御覽》作「甜」。
④ 和心志：《證類》、《品彙》、《本草經疏》、顧本、孫本作「利心志」。「志」，《御覽》作「氣」。傅本、羅本《新修》、《藝文類聚》、《綱目》、姜本、《圖考長編》、森本作「和心志」。森本《考異》云：「《弘決外典鈔》作患，誤」。
⑤ 目：玄《大觀》誤刻爲「日」。
⑥ 得所欲：《御覽》、《藝文類聚》無此文。
⑦ 生川谷：《證類》、《圖考長編》、孫本作「生山谷」。《新修》、《御覽》、《藝文類聚》、森本作「生川谷」。從《新修》爲正。
⑧ 赤箭：《御覽》作「鬼督郵」。
⑨ 蠱毒：森本作「治蠱毒」。《御覽》作「治蠱」。森本《考異》引《香藥鈔》、《藥種鈔》作「蠱毒」。
⑩ 輕身增年：《綱目》注爲《別錄》文。《御覽》無「增年」二字，並移「輕身」在「久服」之後。

二七 龍眼①

味甘，平。主治五臟邪氣，安志厭食②。久服強魂魄③，聰察④，輕身，不老⑤，通神明。一名益智。生南海山谷。

（《新修》頁124，劉《大觀》卷十三頁47，柯《大觀》卷十三頁38）

二八 豬苓⑥

味甘⑦，平。主治痎瘧，解毒，辟蠱疰不祥⑧，利水道。久服輕身，耐老⑨。一名猳豬矢⑩。生衡山川谷。

（《新修》頁126，劉《大觀》卷十三頁40，柯《大觀》卷三頁33）

---

① 龍眼：《綱目》、《草木典》對龍眼條全文，注爲《別錄》文。

② 安志厭食：「食」字後，《綱目》、《本草經解》有「除蠱毒，去三蟲」六字。按此六字原出於《蜀本草》非《本經》文。

③ 魄：《大觀》、《綱目》、《本草經疏》、孫本、顧本無「魄」字。《新修》有「魄」字。

④ 察：《大觀》、《綱目》、《本草經疏》、孫本、顧本作「明」。《新修》、森本作「察」。從《新修》爲正。

⑤ 老：傅本、羅本《新修》原脫，據《大觀》補。

⑥ 豬苓：《御覽》作「賭零」。古「零」、「苓」通用。

⑦ 甘：其後，人衛《政和》、《本經疏證》有「苦」字，作《本草經》文。

⑧ 辟蠱疰不祥：《證類》、《綱目》、《品彙》、《本草經疏》、《本經疏證》無「辟」字。「疰不祥」，《新修》原作「不注祥」。據《千金翼》、《證類》改。

⑨ 耐老：《新修》原作「能老」，據《千金翼》、《證類》改。

⑩ 矢：《證類》、《綱目》、孫本、顧本作「屎」。《新修》、《本草和名》、《御覽》、森本作「矢」。

二九　茯苓

味甘，平。主胸脅逆氣①，憂恚，驚邪，恐悸②，心下結痛③，寒熱，煩滿④，欬逆。止⑤口焦舌幹，利小便。久服安魂魄⑥養神，不飢，延年。一名伏菟⑦。生太山山谷。

（《新修》頁86，劉《大觀》卷十二頁20，柯《大觀》卷十二頁17）

三〇　松脂

味苦，溫⑧。主治癰疽⑨，惡瘡，頭瘍，白禿，疥瘙⑩，風氣，安五臟⑪，除熱。久服輕身，不老⑫延年。一名松膏，一名松肪。生太山山谷。

（《新修》頁90，劉《大觀》卷十二頁9，柯《大觀》卷十二頁6）

---

① 胸脅逆氣：狩本脫「胸脅」二字。「逆氣」，《御覽》作「疝氣」。
② 憂恚，驚邪恐悸：《御覽》作「憂患驚恐」。
③ 心下結痛：《御覽》作「下結痛」。此處心下，指胃部。
④ 煩滿：《諸病源候論·煩滿候》：「煩滿者，心煩，胸間氣滿急也。」
⑤ 止：《證類》、《綱目》、《本草經疏》、《本經疏證》、《品彙》、《圖考長編》、孫本、顧本無「止」字。《新修》、森本有「止」字。
⑥ 魂魄：「魄」，《證類》、《綱目》、《品彙》、《本草經疏》、孫本、顧本、《圖考長編》無「魄」字。《新修》、森本有「魄」字。
⑦ 一名伏菟：《大觀》、《大全》注爲《別錄》文。人衛《政和》作白字《本經》，從《政和》。
⑧ 味苦，溫：《藝文類聚》無性味，僅言「渴」。《御覽》作「溫」，衍「中」字。
⑨ 癰疽：《大觀》、《政和》、《本草經疏》、孫本、黃本作「疽」，無「癰」字。《新修》、森本作「癰疽」。
⑩ 疥瘙：《新修》原作「疼瘙」，據《大觀》改。「瘙」，孫本、問本、周本、黃本作「搔」，下文不再列舉。
⑪ 安五臟：《新修》原脫「五」，據《大觀》補。
⑫ 不老：《初學記》、《藝文類聚》無「不老」二字。

三一　柏子①

味甘，平。主治驚悸，安五臟②，益氣，除風濕痹③。久服令人潤④澤美色，耳目聰明，不飢，不老，輕身，延年。生太山山谷。

（《新修》頁92，劉《大觀》卷十二頁18，柯《大觀》卷十二頁14）

三二　天門冬⑤

味苦，平⑥。主治諸暴風濕偏痹，強骨髓，殺三蟲，去伏尸。久服輕身，益氣延年⑦。一名顛勒⑧。生奉高山谷。

（劉《大觀》卷六頁23，柯《大觀》卷六頁20，人衛《政和》頁147）

---

① 柏子：《新修》、《證類》、《綱目》、孫本、森本、顧本作『柏實』。敦煌本《本草經集注序》、《醫心方》、《千金》作『柏子』。從《集注序》爲正。

② 安五臟：《綱目》在『除風濕』之後。

③ 風濕痹：孫本脫『風』字。《綱目》、《本經疏證》、《本草經解》、姜本均無『痹』字。『痹』字後，成化《政和》、萬曆《政和》、商務《政和》有『療恍惚虛』四字作白字《本經》文。人衛《政和》、《大觀》對此四字作墨字《別錄》文。

④ 潤：孫本、問本、黄本、周本作『悅』。

⑤ 天門冬：敦煌本《集注・序錄》：『《本經》有直云茱萸、門冬者，無以辨山、吳、天、麥之異，咸宜各題其條。』從陶序可知，陶弘景所見《本經》，並無『天門冬』藥名。這個『天門冬』藥名，是陶弘景作《集注》時苞綜諸經整理而成。由此可見，陶弘景整理《本草經》文，與陶氏所見諸經文不同。

⑥ 味苦，平：《本草經解》作『氣平，味苦，無毒』。

⑦ 年：其後，《綱目》、《本草經解》有『不飢』二字，注爲《本經》文。《大觀》作黑字《別錄》文。

⑧ 一名顛勒：此乃《本經》異名。郭璞注《爾雅》：『《本草》，門冬，一名滿冬。』據此，《本經》應有『滿冬』異名。《說文系傳通釋・蘠》亦云：『今《本草》有天門冬、麥門冬，並無滿冬之名。』

三三　麥門冬①

味甘，平②。主治心腹結氣，傷中③，傷飽，胃絡脈絕④，羸瘦⑤，短氣⑥。久服輕身，不老，不飢⑦。生函谷川谷⑧。

（劉《大觀》卷六頁52，柯《大觀》卷六頁48，人衛《政和》頁156）

按語：本條原有『秦名羊韭，齊名愛韭，楚名馬韭，越名羊蓍』先秦用名，《大觀》、《政和》作黑字。黑字向上推溯，原出《集注》墨書文，爲名醫所益。按：先秦藥名應爲《本經》文，不應作黑字，疑後世傳抄標記舛誤。不論此等先秦藥名是否原爲《本經》文，抑名醫所益，但在條文中，都列爲異名，由此可見本條以漢代通行名麥冬爲正名，將先秦名降爲異名，說明寫作《本經》應在漢代。

---

① 麥門冬：敦煌出土陶弘景《集注·序錄》：『《本經》有直云茱萸、門冬者，無以辨山、吳、天、麥之異，咸宜各題其條。』
② 味甘，平：《本草經解》作『氣平，味甘，無毒』。
③ 傷中：『傷』，人衛《政和》、江西版《綱目》作『腸』，森本《考異》引《頓醫鈔》亦作『腸』。成化《政和》、萬曆《政和》、商務《政和》、《大觀》、合肥版《綱目》、孫本、森本、顧本皆作『傷』。
④ 胃絡脈絕：『絡』，《御覽》無『絡』字。『脈』，《本經疏證》作『血』字。
⑤ 羸瘦：《御覽》無此文。
⑥ 短氣：御覽》無此文。
⑦ 久服輕身，不老，不飢：《本經疏證》注爲《別錄》文。『不老，不飢』，《御覽》作『不飢，不老』。
⑧ 生函谷川谷：『谷』，其後孫本有『及堤阪』三字。

三四　术①

味苦，溫②。主治風寒濕痹，死肌，痙，疸③，止汗，除熱，消食。作煎餌，久服輕身，延年，不飢④。一名山薊⑤，生鄭山山谷。

（劉《大觀》卷六頁31，柯《大觀》卷六頁31，人衛《政和》頁151）

按語：本條正名用术，異名用山薊。术是漢代通行藥名。《武威醫簡》、《傷寒》、《金匱》方中皆用术，未用山薊藥名。山薊出先秦書《爾雅》。作《本經》者，以通行名『术』爲正名，將先秦書用名降爲異名。據此可知，《本經》寫作時間，當在漢代。事物用名與時代有關。後代人寫書要取前代用名。但前代人寫書，不會有後代用名。

三五　女萎⑥

味甘，平⑦。主治中風暴熱，不能動搖，跌筋結肉，諸不足。久服⑧去面黑䵟⑨，好顏色，

---

① 术：《爾雅》：『术，山薊。』《抱樸子·仙藥》：『术，一名山精。故《神藥經》曰：必欲長生，長服山精。』
② 味苦，溫：《本草經解》作『氣溫，味甘，無毒』。
③ 疸：《千金翼》、《本經疏證》作『疽』。
④ 不飢：《藝文類聚》在『久服』之後。
⑤ 薊：《本草和名》作『荊』。《藝文類聚》作『葪』。森本《考異》云：『《香藥鈔》背記作葪，《香要鈔》作茢。』
⑥ 女萎：女萎有同名異物，一是《本經》『女萎』，一是《唐本草》新增的藥『女萎』。女萎又有同物異名，如陶弘景注云：『按《本經》有女萎，無萎蕤。《別錄》無女萎，有萎蕤，而爲用正同，疑女萎即萎蕤也，惟名異爾。』今日以玉竹名之。
⑦ 味甘，平：《御覽》作『辛』。
⑧ 久服：《御覽》森本在『潤澤』之後。
⑨ 䵟：《千金翼》作『酐』，孫本、問本、黄本作『奸』，均異寫。

潤澤，輕身，不老①。生太山川谷②。

（劉《大觀》卷六頁44，柯《大觀》卷六頁41，人衛《政和》頁154）

三六　乾地黃③

味甘，寒④。主治折跌，絕筋⑤，傷中，逐血痹，填骨髓，長肌肉。作湯除寒熱積聚，除痹。生者尤良⑥。久服輕身，不老。一名地髓⑦。生咸陽川澤。

（劉《大觀》卷六頁29，柯《大觀》卷六頁26，人衛《政和》頁149）

三七　菖蒲⑧

味辛，溫⑨。主治風寒濕痹，欬逆上氣，開心孔，補五臟，通九竅，明耳目⑩，出音聲⑪。

---

① 不老：《御覽》作「能老」。
② 生太山川谷：「川谷」，《大觀》、孫本作「山谷」。《御覽》、森本作「川谷」。從《御覽》爲正。
③ 乾地黃：《御覽》、《綱目》作地黃。
④ 味甘，寒：《本草經解》作「氣寒，味甘，無毒」。
⑤ 折跌絕筋：《綱目》移此文在「除痹」之後。
⑥ 生者尤良：《綱目》在「不老」之後。「尤」，《本草經疏》作「猶」。
⑦ 地髓：此名是晉郭璞用以釋地黃，所以地髓名稱出現較晚。疑是名醫所益，應作黑字《別錄》文。《大觀》、《政和》作白字《本經》文，可能標記有誤。
⑧ 菖蒲：成化《政和》、萬曆《政和》、商務《政和》、《大全》等，無《本經》、《別錄》標記。
⑨ 味辛，溫：《本草經解》作「氣溫，味辛，無毒」。
⑩ 明耳目：《御覽》在「久服輕身」之後。
⑪ 出音聲：孫本作「出聲音」。「聲」字後，《綱目》、《本草經解》有「主耳聾癰瘡，溫腸胃，止小便利」注爲《本經》文。《大觀》、人衛《政和》對此十二字作黑字《別錄》文。

久服輕身，不忘，不迷惑①，延年②。一名昌陽③。生上洛池澤。

（劉《大觀》卷六頁11，柯《大觀》卷六頁8，人衛《政和》頁143）

按語：菖蒲，先秦簡稱昌。《周禮・醢人》云：『昌本。』鄭玄注：『昌本，昌蒲根。』《春秋左傳》云：『饗以昌歜。』漢・杜預注。『昌歜，昌蒲俎。』《呂氏春秋》云：『冬至後五旬七日昌始生。』由此可見，先秦稱昌，漢代稱昌蒲。《本經》以昌蒲爲正名，則《本經》寫作，當在漢代。

三八　遠志④

味苦，溫⑤。主治欬逆，傷中，補不足，除邪氣，利九竅，益智慧⑥，耳目聰明，不忘，強志，倍力。久服輕身，不老⑦。葉名小草⑧，一名棘菀，一名葽繞，一名細草。生太山川谷。

（劉《大觀》卷六頁72，柯《大觀》卷六頁69，人衛《政和》頁163）

按語：事物得名，有時代性。寫作者，多以當時通行名爲正名，將前代用名，多降爲異名。聯繫本條，作《本經》者將漢代通行名遠志作正名，將先秦用名棘菀、葽繞，降爲別名。這就提示《本經》寫作時間，當在漢代。

---

① 惑：孫本、問本、黃本作『或』。
② 年：其後，《綱目》、《本草經解》有『益心智，高志不老』，注爲《本經》文。《大觀》、人衛《政和》對此七字作黑字《別錄》文。
③ 昌陽：《淮南子・說山訓》作『昌羊』。
④ 遠志：《爾雅》云：『葽繞，棘菀。』郭璞注：『今遠志也。』
⑤ 味苦，溫：《本草經解》作『氣溫，味苦，無毒』。
⑥ 智慧：森本《考異》云：『《香藥鈔》、《藥種鈔》、《長生療養方》並作「慧智」』。『慧』，《千金翼》作『惠』。
⑦ 不老：《御覽》作『不忘』。
⑧ 葉名小草：『葉』，《綱目》、姜本作『苗』。『小』，森本《考異》云：『《頓醫鈔》作「少」』。

三九　澤瀉①

味甘，寒②。主治風寒濕痹，乳難，消水③，養五臟，益氣力，肥健。久服耳目聰明，不飢，延年，輕身，面生光，能行水上④。一名水瀉⑤，一名芒芋，一名鵠瀉。生汝南池澤。

（劉《大觀》卷六頁68，柯《大觀》卷六頁66，人衛《政和》頁162）

四〇　薯蕷

味甘，溫⑥。主治傷中，補虛羸⑦，除寒熱邪氣⑧，補中，益氣力，長肌肉⑨。久服耳目聰明，輕身，不飢，延年。一名山芋⑩。生嵩高山谷。

（劉《大觀》卷六頁65，柯《大觀》卷六頁62，人衛《政和》頁160）

按語：本條《大觀》、《政和》原有黑字『秦、楚名玉延，鄭越名土藷』先秦用名。黑字原出《集注》墨書文，爲名醫所益。按：先秦藥名應爲《本經》文，不應作黑字，疑後世傳抄，標記舛誤。不論此等先秦名是

---

① 澤瀉：劉向《九嘆》『筐澤瀉』，王逸注：『澤瀉，惡草也。』劉向、王逸皆漢代人，漢代人寫作用澤瀉名，則澤瀉爲漢代通用名。
② 味甘，寒：《本草經解》作『氣寒，味甘，無毒』。
③ 消水：《綱目》、《本草經解》移『消水』在『肥健』之後。
④ 能行水上：森本《考異》引《香字鈔》作『步行水上』。
⑤ 水瀉：《毛詩》云『言采其藚』。《傳》云：『藚，水瀉也。』陸機注：『水瀉，今澤瀉也。』
⑥ 味甘，溫：《本草經解》作『氣溫，味甘，無毒』。
⑦ 補虛羸：《御覽》無『補』字。
⑧ 除寒熱邪氣：《御覽》作『除邪氣寒熱』，在『長肌肉』之後。
⑨ 長肌肉：『肉』字後，《綱目》、《本草經解》有『強陰』二字，注爲《本經》文。《證類》對此二字作黑字《別錄》文。又『肉』字後，《藝文類聚》有『除邪氣』三字。
⑩ 山芋：《綱目》注『山芋』二字爲《吳普》文。

否原爲《本經》文，抑名醫所益，但在條文中，都列爲異名。由此可見本條以漢代通行名著蘋爲正名，將先秦名降爲異名，説明《本經》寫作時間是在漢代。

四一　菊花①

味苦，平②。主治風頭眩③腫痛，目欲脫，淚出，皮膚死肌，惡風濕痹。久服利血氣，輕身，耐老延年。一名節華④。生雍州川澤。

（劉《大觀》卷六頁14，柯《大觀》卷六頁11，人衛《政和》頁144）

四二　甘草⑤

味甘，平⑥。主治五臟六腑寒熱邪氣，堅筋骨，長肌肉，倍力⑦，金瘡，尰⑧，解毒⑨。久服輕身，延年。生河西川谷。

（劉《大觀》卷六頁25，柯《大觀》卷六頁23，人衛《政和》頁148）

---

① 菊花：《爾雅》云：『蘜，治蘠。』郭璞注：『今之秋華菊。』《初學記》、《御覽》引《本草經》皆作『菊』。又『花』，孫本作『華』。

② 味苦，平：《本草經解》作『氣平，味甘苦，無毒』。

③ 風頭眩：《綱目》、《本草經解》作『諸風頭眩』。《大全》、森本作『風頭，頭眩』。《諸病源候論·風頭眩候》：『風頭眩者，由血虛，風邪入腦，而引目系急成眩。』

④ 節華：萬曆《政和》、成化《政和》、商務《政和》、《大全》、柯《大觀》、《圖經衍義》、《本草經疏》作『節花』。

⑤ 甘草：《詩·邶風》：『隰有苓。』《毛傳》：『苓，大苦。』《爾雅》：『蘦（通苓），大苦。』郭璞注：『今甘草也。』

⑥ 味甘，平：《本草經解》作『氣平，味甘，無毒』。

⑦ 倍力：《綱目》作『倍氣力』。

⑧ 金瘡尰：『金』，莫本作『銷』。『尰』，《本經疏證》作『腫』。

⑨ 毒：其後，《圖考長編》有『溫中』二字，注爲《本經》文。《大觀》對此二字作黑字《別錄》文。

四三　人參①

味甘，微寒②。主補五臟，安精神，定魂魄③，止驚悸，除邪氣④，明目，開心益智。久服輕身延年。一名人銜⑤，一名鬼蓋⑥。生上黨山谷。

（劉《大觀》卷六頁18，柯《大觀》卷六頁15，人衛《政和》頁145）

四四　石斛⑦

味甘，平⑧。主治傷中，除痹⑨。下氣，補五臟虛勞羸瘦，強陰⑩。久服厚腸胃，輕身，延年⑪。一名林蘭。生六安山谷。

（劉《大觀》卷六頁80，柯《大觀》卷六頁76，人衛《政和》頁164）

---

① 人參：「參」，《說文》作「蓡」，或省作「蓡」。《說文系傳》：「作參字異者，人形也。」
② 微寒：《吳普本草》引神農作「小寒」。
③ 安精神定魂魄：《御覽》作「安定精神魂魄」。
④ 止驚悸，除邪氣：《御覽》作「除邪止驚」。
⑤ 人銜：《本草和名》作「人衘」，森本《考異》云：「《頓醫鈔》作術。」
⑥ 鬼蓋：《御覽》無。
⑦ 石斛：「斛」，《和名類聚鈔》引《本草》作「蔛」。
⑧ 味甘平：《吳普本草》引神農同；《本草經解》作「氣平，味甘，無毒」。
⑨ 除痹：《御覽》在「久服」之後。
⑩ 陰：其後，《綱目》、《本草經解》有「益精」二字，注爲《本經》文。《證類》對「益精」二字，作黑字《別錄》文。森本、孫本、顧本皆不取「益精」爲《本經》文。
⑪ 久服厚腸胃輕身，延年：《御覽》無「厚」、「輕身，延年」五字。又《綱目》、《草木典》注「輕身，延年」爲《別錄》文。

四五　石龍芮①

味苦，平②。主治風寒濕痹③，心腹邪氣，利關節，止煩滿。久服輕身，明目，不老。一名魯果能，一名地椹④。生太山川澤。

（劉《大觀》卷八頁52，柯《大觀》卷八頁45，人衛《政和》頁208）

四六　石龍蒭⑤

味苦，微寒⑥。主治心腹邪氣，小便不利，淋閉，風濕，鬼疰⑦，惡毒。久服補虚羸，輕身，耳目聰明，延年。一名龍鬚⑧，一名草續斷⑨，一名龍珠⑩。生梁州山谷。

（劉《大觀》卷六頁55，柯《大觀》卷六頁50，人衛《政和》頁190）

---

① 石龍芮：『芮』，《本草和名》、《醫心方》、《和名類聚鈔》作『芮』。本條，《御覽》分引兩處：卷九百九十二引作『石龍芮，一名水薑苔』，《御覽》卷九百九十三地椹條亦引。

② 味苦平：《吳普本草》引神農同。森本《考異》引《頓醫鈔》作『小辛苦』。

③ 主治風寒濕痹：《御覽》作『治風寒』。

④ 一名魯果能，一名地椹：《御覽》作『地椹，一名石龍芮，一名食果能』。魯果能：合肥版《綱目》注爲《別錄》文，《大觀》、《政和》及其他各本俱作《本經》文。

⑤ 石龍蒭：『蒭（chú）』，《本草和名》作『荳』，《永樂大典》卷二千四百零六石龍芻條、孫本、問本、黄本、姜本、莫本俱作『芻』。『石龍蒭』，《吳普本草》作『龍蒭』，見《御覽》續斷條引吳氏本草。

⑥ 味苦微寒：《吳普本草》引神農作『小寒』。

⑦ 鬼疰：『疰』，森本作『注』。

⑧ 龍鬚：《吳普本草》作『龍鬢』。《御覽》龍鬚條引《本草經》曰：『西超山多龍循，一名續斷。』

⑨ 草續斷：《吳普本草》、森本、《御覽》『龍鬚』條引《本草經》俱作『續斷』，無『草』字，《本草和名》同。

⑩ 一名龍珠：《大觀》、《大全》、《本經續疏》注爲《別錄》文。森本不取此四字爲《本經》文。人衛《政和》、成化《政和》、萬曆《政和》、商務《政和》、《綱目》、孫本、問本、周本、黄本、顧本、《圖考長編》皆注爲《本經》文。

四七 落石①

味苦，溫②。主治風熱，死肌，癰傷，口幹舌焦，癰腫不消，喉舌腫不通③，水漿不下。久服輕身，明目，潤澤，好顔色，不老延年④。一名石鯪⑤。生太山川谷。

（劉《大觀》卷七頁12，柯《大觀》卷七頁11，人衛《政和》頁176）

四八 水蘇⑥

味辛，微溫⑦。主下氣，殺穀，除飲食⑧，辟口臭，去毒⑨，辟惡氣⑩。久服通神明，輕身，

① 落石：《千金翼》、《大觀》、《政和》、《大全》、《綱目》、孫本、顧本、《圖考長編》作『絡石』。敦煌本《集注·序錄》『七情藥例』、《醫心方》『唐本草目錄』、《千金方》『七情藥例』、《吳普本草》、《本草和名》、《御覽》、森本等俱作『落石』。玄《大觀》脫『絡』字。從敦煌本《集注》爲正。

② 味苦溫：《吳普本草》引神農作『苦，小溫』。

③ 喉舌腫不通：《大觀》、《政和》對前三字刻爲白字《本經》文，後二字刻爲黑字《別錄》文。森本、孫本、顧本、《圖考長編》取前三字爲《本經》文。《品彙》注此五字爲《本經》文。《綱目》作『喉舌腫閉』，並注爲《本經》文。按『不通』二字，不能獨立成句，當從屬於『喉舌腫』，據此，錄『不通』爲《本經》文。

④ 久服輕身，明目，潤澤，好顔色，不老延年：《綱目》、《草木典》注爲《別錄》文。『好顔色』，《御覽》無『顔』字。

⑤ 石鯪：《吳普本草》、《御覽》、黄本作『鯪石』。《綱目》對『石鯪』二字缺《本經》標注。

⑥ 水蘇：諸本皆列在中品。但本條文中有『久服通神明，輕身，耐老』等語，應入上品。

⑦ 微溫：傅本、羅本《新修》作『溫』，無『微』字。劉《大觀》、柯《大觀》、《千金翼》、人衛《政和》、成化《政和》、商務《政和》俱作『微溫』，從《大觀》爲正。

⑧ 下氣，殺穀，除飲食：人衛《政和》、商務《政和》注爲《別錄》文。孫本、顧本、《圖考長編》取前二字『下氣』爲《本經》文。《大觀》、《綱目》、森本注爲《本經》文。從《大觀》爲正。

⑨ 去毒：《綱目》、姜本作『去邪毒』。

⑩ 辟惡氣：孫本無『氣』字。

耐老①。生九真池澤。

（劉《大觀》卷二十八頁16，柯《大觀》卷二十八頁13，《新修》頁277）

按語：本條以水蘇爲正名。《吴普本草》及《御覽》引《本經》皆以芥葅爲正名，以水蘇爲别名。《大觀》、《政和》以水蘇爲正名，芥葅降爲别名。則《集注》文亦當如此。這種差異疑爲陶弘景苞綜諸經所致。這就提示陶氏作《集注》所整理的《本經》文，與陶氏以前諸經中文字是不完全相同的。

四九　龍膽②

味苦，寒③。主治骨間④寒熱，驚癇⑤，邪氣，續絶傷，定五臟，殺蠱毒⑥。久服益智，不忘，輕身，耐老⑦。一名陵游⑧。生齊朐山谷。

（劉《大觀》卷六頁75，柯《大觀》卷六頁72，人衛《政和》頁163）

---

① 耐老：傅本、羅本《新修》作「能老」，《千金翼》、《大觀》、《政和》作「耐老」。
② 龍膽：成化《政和》、商務《政和》龍膽條全作墨字，缺《本經》、《别録》標記。
③ 寒：《大全》、成化《政和》、萬曆《政和》、《本草經疏》、《圖考長編》、顧本作「澀」。《千金翼》、《大觀》、人衛《政和》、《本經疏證》、森本、狩本作「寒」。《綱目》作「澀，大寒，無毒」。應從《千金翼》等爲是。
④ 間：孫本、問本、黄本、周本作「閑」。
⑤ 癇：《圖經衍義》誤作「燿」。
⑥ 殺蠱毒：盧本、王本作「殺蟲毒」。
⑦ 久服益智，不忘，輕身，耐老：《綱目》、《草木典》、姜本注爲《别録》文。其他各本皆作《本經》文。
⑧ 陵游：《本草和名》作「凌淤」。合肥版《綱目》缺《本經》標記。

五〇　牛膝①

味苦②。主治寒③濕痿痹，四肢拘攣，膝痛不可屈伸，逐血氣，傷熱，火爛，墮胎。久服輕身，耐老④。一名百倍。生河内川谷。

（劉《大觀》卷六頁40，柯《大觀》卷六頁37，人衛《政和》頁152）

五一　卷柏⑤

味辛，溫⑥。主治五臟邪氣，女子陰中寒熱痛，癥瘕，血閉，絕子。久服輕身，和顏色。一名萬歲⑦。生常山⑧山谷。

（劉《大觀》卷六頁92，柯《大觀》卷六頁88，人衛《政和》頁168）

---

① 牛膝：「膝」，《本草知名》、《醫心方》「新修目錄」、《真本千金》作「膝」，孫本、黄本作「厀」。《千金翼》、《大觀》、《政和》作「膝」。《綱目》作「膝」，蔡本作「蔀」。

② 味苦：《吳普本草》引神農作「甘」。《千金翼》卷二「味」上有「爲君」二字。《綱目》、《本草經解》作「味苦、酸，平，無毒」。成化《政和》、萬曆《政和》、商務《政和》、孫本、顧本作「味苦酸」。柯《大觀》、玄《大觀》、森本作「味苦，平」。《御覽》作「味苦辛」。人衛《政和》、劉《大觀》作「味苦」。本書從人衛《政和》、劉《大觀》爲正。

③ 寒：其上，《御覽》有「傷」字。

④ 耐老：《御覽》作「能老」。

⑤ 卷柏：《本草和名》作「卷柏」，《圖經衍義》誤作「眷柏」。

⑥ 辛溫：《吳普本草》引《神農》作「辛平」。姜本亦作「辛，平」。「溫」字後，孫本重出「生山谷」三字。

⑦ 萬歲：合肥版《綱目》注爲《別錄》文。《證類》作白字《本經》文。各種輯本《本經》皆取「萬歲」爲《本經》文。

⑧ 常山：《範子計然》：「卷柏出三輔。」孫本作「生山谷石間」。

五二　箘桂①

味辛，溫。主治百疾②，養精神，和顔色，爲諸藥先聘通使③。久服輕身，不老，面生光華媚好④，常如童子。生交趾、桂林山谷。

（《新修》頁93，劉《大觀》卷十二頁6，柯《大觀》卷十二頁5）

五三　牡桂

味辛，溫⑤。主治上氣欬逆，結氣，喉痹，吐吸⑥，利關節，補中益氣。久服通神，輕身，不老。生南海山谷。

（《新修》頁94，劉《大觀》卷十二頁7，柯《大觀》卷十二頁5）

---

① 箘桂：「箘」，《千金翼》、《證類》、《綱目》、孫本、顧本作「菌」。《新修》、武本《新修》、《本草和名》、《醫心方》、森本作「箘」。從《新修》爲正。

② 百疾：《證類》、萬曆《政和》、《綱目》、《本經疏證》、《圖考長編》、孫本、顧本作「百病」。《新修》、孫本、森本作「百疾」。從《新修》爲正。

③ 爲諸藥先聘通使：晉劉逵注《蜀都賦》引《神農本草經》作「爲衆藥通使」。聘：森本作「娉」。

④ 媚好：王本作「娟好」。

⑤ 牡桂味辛，溫：《本草經解》作「桂枝，氣溫，味辛，無毒」。

⑥ 吐吸：森本《考異》引《香藥鈔》作「嘔吐」。傅本《新修》、羅本《新修》、《大觀》、《政和》、盧本、孫本、問本、黄本、顧本、姜本、王本、森本、莫本、各種版本《綱目》俱作「嘔吸」。

五四　杜仲

味辛，平。主治腰脊痛①，補中②，益精氣③，堅筋骨，強志，除陰下癢濕④，小便餘瀝。久服輕身，耐老⑤。一名思仙⑥。生上虞山谷。

（《新修》頁98，劉《大觀》卷十二頁42，柯《大觀》卷十二頁36）

五五　乾漆⑦

味辛，溫，無毒⑧。主治絕傷，補中，續筋骨，填髓腦，安五臟，五緩六急，風寒濕痹⑨。生漆：去長蟲。久服輕身，耐老⑩。生漢中川谷。

（《新修》頁99，劉《大觀》卷十二頁33，柯《大觀》卷十二頁28）

---

① 腰脊痛：「腰」，孫本、黄本、問本作「要」。「脊」，《綱目》、《圖考長編》、《本草經解》、姜本作「膝」。
② 補中：王本作「補虚」。
③ 精氣：王本互倒。
④ 除陰下癢濕：「除」，《新修》原脱，據《證類》補。「癢濕」，盧本、黄本、莫本倒置。
⑤ 耐老：《新修》原作：「能老」。據《千金翼》、《證類》改。
⑥ 一名思仙：《吳普本草》作「一名思仲」。
⑦ 乾漆：敦煌本《集注·序錄》作「乾洓」。
⑧ 無毒：顧本、盧本、徐本脱「無毒」二字。按《證類》藥物條文中，「無毒」二字皆作黑字，唯「幹漆」條的「無毒」二字作白字。
⑨ 風寒濕痹：「濕」，《新修》原誤作「溫」，據《千金翼》、劉《大觀》、柯《大觀》、人衛《政和》改。
⑩ 耐老：《新修》原作「能老」，據《千金翼》、劉《大觀》、柯《大觀》、人衛《政和》改。

五六　細辛①

味辛，溫②。主治欬逆③，頭痛腦動④，百節拘攣，風濕痹痛，死肌。久服⑤明目，利九竅⑥，輕身，長年。一名小辛⑦。生華陰山谷。

（劉《大觀》卷六頁78，柯《大觀》卷六頁74，人衛《政和》頁164）

五七　獨活

味苦，平⑧。主治風寒所擊，金瘡⑨止痛，賁豚⑩，癇痓⑪，女子疝瘕。久服輕身，耐老。一名羌活，一名羌青，一名護羌使者。生雍州⑫川谷。

（劉《大觀》卷六頁55，柯《大觀》卷六頁52，人衛《政和》頁157）

---

① 細辛：「細」，王本作「絪」。

② 味辛溫：《吳普本草》引《神農》作「味辛，小溫」。《本草經解》作「氣溫，味辛，無毒」。

③ 欬逆：其後，《綱目》、《本草經解》、盧本、莫本、姜本有「上氣」二字。

④ 腦動：《御覽》引《本草經》無。

⑤ 久服：森本在「利九竅」之後，《御覽》同。

⑥ 利九竅：《御覽》作「通利九竅」。

⑦ 小辛：《御覽》作「少辛」，《吳普本草》同。《山海經·中山經·浮戲之山》：「上多少辛。」郭璞注：「細辛也。」

⑧ 味苦，平：《本草經解》作「氣平，味苦，甘，無毒」。《綱目》作「味苦、甘，平，無毒」。成化《政和》、萬曆《政和》、商務《政和》、《圖考長編》、《本經疏證》作「味苦、甘，平」。人衛《政和》、森本、孫本、顧本、盧本、《御覽》作「味苦、平」。《吳普本草》引《神農》作「苦，無毒」。王本、姜本作「味苦，甘，平」。

⑨ 金瘡：森本作「金創」。

⑩ 賁豚：《綱目》、《本草經解》作「奔豚」。

⑪ 癇痓：盧本、莫本、森本、《本草經解》作「癇痙」。

⑫ 雍州：《御覽》引《本草經》作「益州」。

五八　茈胡①

味苦，平②。主治心腹，去腸胃中結氣③，飲食積聚，寒熱邪氣，推陳致新。久服輕身，明目，益精。一名地薰④。生弘農川谷。

（劉《大觀》卷六頁49，柯《大觀》卷六頁46，人衛《政和》頁155）

五九　房葵⑤

味辛，寒⑥。主治疝瘕，腸泄，膀胱熱結，溺不下，欬逆，溫瘧⑦，癲癇，驚邪，狂走。久服堅骨髓，益氣，輕身。一名梨蓋⑧。生臨淄川谷。

（劉《大觀》卷六頁46，柯《大觀》卷六頁43，人衛《政和》頁155）

---

① 茈胡：《綱目》：「茈有柴、紫二者。茈薑、茈草之茈音紫。茈胡之茈音柴。茈胡苗名芸蒿，根名柴鬍。」古本《傷寒論》、敦煌本《集注·七情藥例》、真本《千金·七情藥例》、《本草和名》、《千金翼》、《醫心方》、《和名類聚鈔》、《雷公炮炙論》、《大觀》、《政和》、《吳普本草》、《御覽》引《本草經》、《綱目》俱作「茈胡」。《本草圖經》作「柴鬍」。

② 味苦平：其上，《千金翼》有「爲君」二字。《吳普本草》引《神農》作「苦，無毒」。

③ 去腸胃中結氣：「去」，《御覽》作「祛」，《綱目》、顧本、森本、狩本、《本草經解》省「去」字。《御覽》無「中」字。「結氣」，《本經疏證》作「積氣」。

④ 薰：《御覽》作「重」。

⑤ 房葵：《大觀》、《政和》、《綱目》、孫本、顧本、《圖考長編》作「防葵」。《本草和名》、《御覽》、《醫心方》、森本作「房葵」。

⑥ 味辛寒：《吳普本草》引《神農》作「苦，無毒」。

⑦ 溫瘧：《綱目》、姜本作「濕瘧」。

⑧ 梨蓋：《御覽》作「犁蓋」，莫本、顧本作「黎蓋」，盧本作「梨差」，《吳普本草》作「方蓋」。

六〇　酸棗①

味酸，平②。主治心腹寒熱，邪結氣③，四肢酸疼④，濕痹。久服安五⑤臟，輕身，延年。生河東川澤。

（《新修》頁115，劉《大觀》卷十二頁26，柯《大觀》卷十二頁22）

六一　槐實⑥

味苦，寒⑦。主治五内邪氣熱，止涎唾⑧，補絶傷⑨，治五痔⑩，火瘡⑪，婦人乳瘕，子臟急

---

①　酸棗：《本草和名》同。敦煌本《集注·七情藥例》、真本《千金·七情藥例》、傅本《新修》、羅本《新修》、《醫心方》作『酸枣』。其他各本作『酸棗』。《爾雅》：『樲，酸棗。』

②　平：《本草衍義》作『微熱』。

③　氣：其下，《證類》、《綱目》、《品彙》、《圖考長編》、《本草經疏》、《本經疏證》有『聚』字。《新修》、森本無『聚』字，從《新修》爲正。

④　疼：《綱目》、《本草經解》作『痛』，姜本同。因姜本據《綱目》輯，故其文同。

⑤　五：傅本《新修》、羅本《新修》原脱，據劉《大觀》、柯《大觀》補。

⑥　槐實：敦煌本《集注·七情藥例》、真本《千金·七情藥例》、陶弘景注、《藥性論》、《日華子本草》俱作『槐子』。傅本《新修》、羅本《新修》、《本草和名》、《醫心方》、劉《大觀》、柯《大觀》、人衛《政和》、《本草衍義》俱作『槐實』。《綱目》以『槐』爲正名，其下分槐實、槐膠、槐花。

⑦　寒：盧本、黄本、莫本、過本，作『平』。

⑧　唾：《長生療養方》卷二作『吐』。

⑨　補絶傷：《圖經衍義》作『補五傷』，《長生療養方》卷二作『補傷』。

⑩　治五痔：《綱目》、姜本注爲《别錄》文。

⑪　火瘡：『瘡』，孫本、問本、周本、王本、黄本作『創』。

痛①。久服明目，益氣，頭不白，延年②。生河南平澤。

（《新修》頁116，劉《大觀》卷十二頁11，柯《大觀》卷十二頁9）

六二　蓍實③

味苦④，平。主益氣⑤，充肌膚，明目⑥，聰慧，先知。久服不飢，不老，輕身。生少室山谷。

（劉《大觀》卷六頁90，柯《大觀》卷六頁85，人衛《政和》頁167）

---

① 子臟急痛：《品彙》注爲《別錄》文。劉《大觀》、柯《大觀》、人衛《政和》作白字《本經》文。

② 久服明目，益氣，頭不白，延年：《證類》、《綱目》注爲《別錄》文。孫本、顧本、森本皆不取爲《本經》文。但槐實條，諸本草皆列在上品。

③ 蓍實：森本、曹本作「著實」。《草木典》、《綱目》作「蓍」，其「實」、「葉」列爲分目。

④ 苦：其下，《御覽》引《本草經》、《吳普本草》、《綱目》、姜本有「酸」字。劉《大觀》、柯《大觀》、人衛《政和》注「酸」爲墨字《別錄》文。

⑤ 益氣：「益」字前，森本有「陰痿水腫」四字。按此四字原屬楮實條，森氏並蓍實、楮實爲一條，更名曰：「蓍實。」

⑥ 明目：森本《考異》云：「此二字，《長生療養方》在充肌之上。」

六三　枸杞①

味苦，寒。主治五内邪氣，熱中，消渴，周痹②。久服③堅筋骨，輕身，耐老④。一名杞根⑤，一名地骨，一名苟忌⑥，一名地輔⑦。生常山平澤。

（《新修》119頁，劉《大觀》卷十二頁14，柯《大觀》卷十二頁11）

六四　菴蕳子⑧

味苦，微寒⑨。主治五臟瘀血，腹中水氣，臚脹⑩，留熱，風寒濕痹，身體諸痛⑪。久服輕

---

① 枸杞：傅本《新修》、羅本《新修》、《醫心方》作「枸杞」。森本《考異》云：「枸，《長生療養方》作楉。與《本草和名》異。」《本草經解》作「枸杞子」。《爾雅》：「杞，枸檵。」郭璞注：「今枸杞也。」

② 周痹：萬曆《政和》、王本作「風痹」。「痹」字後，《綱目》、《本經續疏》、《本草經解》有「風濕」二字，注爲《本經》文。《大觀》、《政和》注「風濕」二字爲《別錄》文。

③ 久服：《御覽》作「服之」。

④ 耐老：《新修》原作「能老」。《御覽》、森本作「耐老」。《證類》、《綱目》、《品彙》、《圖考長編》、《本草經疏》、《本經續疏》、孫本、顧本作「不老」。「老」字後，《綱目》、《本草經解》、莫本有「耐寒暑」三字，並注爲《本草經》文。劉《大觀》、柯《大觀》、人衛《政和》注「耐寒暑」爲墨字《別錄》文。

⑤ 杞根：森本《考異》云：「杞，《香藥鈔》作枸。」《藥種鈔》作「抱根」。

⑥ 苟忌：《御覽》無此文。「苟」，《證類》、《綱目》、孫本、顧本作「枸」，《新修》、《本草和名》、森本作「苟」。

⑦ 地輔：《綱目》、姜本作「地節」。

⑧ 菴蕳子：《司馬相如賦》、《廣雅》、《吳普本草》、《御覽》作「奄閭」，《綱目》作「庵蕳」。孫本、黄本、問本、王本作「奄閭子」，《長生療養方》作「奄蕳子」，敦煌本《集注·七情藥例》、《本草和名》、《醫心方》作「菴蘆子」。

⑨ 味苦微寒：《吳普本草》引《神農》作「酸咸有毒」。

⑩ 臚脹：「臚」，萬曆《政和》誤作「腫」。

⑪ 諸痛：《圖考》作「俱痛」。

身，延年①不老。生雍州川谷。

（劉《大觀》卷六頁88，柯《大觀》卷六頁83，人衛《政和》頁167）

六五　薏苡人②

味甘，微寒③。主治筋急拘攣④，不可屈伸，風濕痹⑤，下氣。久服輕身益氣⑥。其根⑦：下三蟲。一名解蠡。生真定平澤。

（劉《大觀》卷六頁66，柯《大觀》卷六頁63，人衛《政和》頁161）

六六　車前子⑧

味甘，寒⑨。主治氣癃，止痛，利水道小便，除濕痹。久服輕身，耐老⑩。一名當道。生真

---

① 延年：《御覽》無此二字。

② 薏苡人：《千金翼》、柯《大觀》、盧本、孫本、顧本、蔡本作「薏苡仁」。《本草和名》、《醫心方》、森本作「薏苡子」，《一切經義》引《本草》作「薏苡實」，《綱目》作「薏苡」，《說文》作「蓄苢」，《廣雅》作「菩㠯」。

③ 微寒：《千金·食治·穀米第四》作「溫，無毒」。《續一切經音義·薏苡》引《本草》作「性平」。《本草經解》作「氣微寒」。

④ 筋急拘攣：《千金·食治》、《續一切經音義》引《本草》作「筋拘攣」。

⑤ 風濕痹：「風」字前，《千金·食治》、《綱目》、《圖考長編》、《本草經解》、《本經疏證》有「久」字。「痹」，玄《大觀》誤作「痺」。

⑥ 益氣：《千金·食治》作「益力」。

⑦ 其根：《千金·食治》作「其生根」。

⑧ 車前子：《詩經》、《爾雅》、《說文》作「芣苢」，《綱目》作「車前」，郭璞注《爾雅》作「車前草」。《御覽》引《本草經》作「車前實」。

⑨ 甘寒：《綱目》作「甘寒無毒」。《本草經解》作「氣寒，味甘」。商務《政和》注「無毒」二字爲白字《本經》文。

⑩ 輕身，耐老：《爾雅釋文》引《本草經》作「令人身輕不老」。

定平澤。

（劉《大觀》卷六頁59，柯《大觀》卷六頁56，人衛《政和》頁159）

六七　蛇床子①

味苦，平。主治婦人陰中腫痛②，男子陰痿、濕癢，除痹氣，利關節，治癲癇③，惡瘡④。久服輕身⑤。一名蛇粟⑥，一名蛇米。生臨淄川谷。

（劉《大觀》卷七頁40，柯《大觀》卷七頁42，人衛《政和》頁186）

---

① 蛇床子：「蛇」，敦煌本《集注·七情藥例》、真本《千金·七情藥例》、《廣雅》、《吳普本草》、《本草和名》、《醫心方》、《長生療養方》俱作「虵」。《廣韻》：「虵，蛇俗字。」「床」，孫本、問本、黄本、莫本、《吳普本草》作「牀」。《綱目》作「蛇床」，《爾雅》作「虺床」。

② 婦人陰中腫痛：《綱目》在「濕癢」之後。

③ 癲癇：「癲」，孫本、問本、黄本、周本作「瘨」。

④ 主治婦人陰中腫痛……癲癇，惡瘡：《大全》注爲《別錄》文。

⑤ 身：其後，合肥版《綱目》有「好顔色」三字，注爲《本經》文。

⑥ 一名蛇粟：《大觀》、《綱目》、森本、狩本注爲《本經》文。商務《政和》、人衛《政和》、《本經疏證》、《圖考長編》注爲《別錄》文。孫本、顧本不取此四字爲《本經》文。

六八　菟絲子①

味辛，平②。主續絕傷，補不足，益氣力，肥健③。汁④：去面䵟⑤。久服明目，輕身，延年⑥。一名菟蘆。生朝鮮⑦川澤。

（劉《大觀》卷六頁36，柯《大觀》卷六頁33，人衛《政和》頁151）

六九　菥蓂子⑧

味辛，微溫⑨。主明目，目痛，淚出，除痹，補五臟，益精光。久服輕身，不老。一名薎菥⑩，一名大蕺，一名馬辛⑪。生咸陽川澤⑫。

（劉《大觀》卷六頁89，柯《大觀》卷六頁84，人衛《政和》頁167）

---

① 菟絲子：《爾雅》：「唐蒙，女蘿；女蘿，兔絲。」《說文》：「蒙，玉女。」漢王逸注《楚辭》、高誘注《淮南子》、《吳普本草》作「兔絲」。《醫心方》作「菟糸子」。
② 辛平：《綱目》作「辛平無毒」。
③ 健：其下，《綱目》、《本草經解》、顧本、姜本有「人」字。
④ 汁：《綱目》作「研汁塗面」。
⑤ 去面䵟：「䵟」，孫本、問本、黃本作「皯」。《說文》：「皯，面黑氣也。」森本《考異》云：「䵟，《長生療養方》作點。」
⑥ 久服明目，輕身，延年：《綱目》、《草木典》注爲《別錄》文。
⑦ 川澤：《御覽》引吳氏本草、森本作「生山谷」。劉《大觀》、柯《大觀》、人衛《政和》、孫本作「生川澤」。
⑧ 菥蓂子：《爾雅》、《說文》、《廣雅》、《吳普本草》作「析蓂」，孫本、問本、黃本作「析蓂子」，《本草和名》、《醫心方》作「菥冥子」。敦煌本《集注·七情藥例》作「析冥」。《綱目》作「菥蓂」。
⑨ 辛微溫：《吳普本草》引《神農》作「辛」。
⑩ 薎菥：《本草和名》作「蔓菥」，孫本、問本、黃本、莫本作「蔑菥」。《綱目》無此名。
⑪ 一名馬辛：《綱目》缺《本經》標記。
⑫ 川澤：《圖考長編》作「山澤」。

七〇　茺蔚子①

味辛，微溫②。主明目，益精，除水氣。久服輕身。莖：主治癮疹癢③，可作浴湯。一名益母④，一名益明，一名大札⑤，生海濱池澤。

（劉《大觀》卷六頁41，柯《大觀》卷六頁38，人衛《政和》頁153）

七一　地膚子⑥

味苦，寒。主治膀胱熱，利小便，補中，益精氣。久服耳目聰明，輕身，耐老。一名地葵⑦。生荊州平澤。

（劉《大觀》卷七頁45，柯《大觀》卷七頁41，人衛《政和》頁187）

---

① 茺蔚子：《爾雅》、《說文》作「萑，蓷」。郭璞注《爾雅》：「今茺蔚也。」陸璣《毛詩疏》、邢昺《爾雅疏》、《和名類聚鈔》、《綱目》作「茺蔚」，俱無「子」字。孫本、問本、黄本、曹本作「充蔚子」。

② 辛微溫：《綱目》、姜本作「辛、甘，微溫」。

③ 癮疹癢：合肥版《綱目》、姜本脱「癢」字。

④ 益母：《廣雅》：「益母，茺蔚也」。

⑤ 大札：《綱目》作「火杴（xiān）」。

⑥ 地膚子：《本草和名》作「地膚」，無「子」字，《綱目》同。《醫心方》作「地虜子」。鄭樵云：「地膚曰落帚。《爾雅》云荓，馬帚。即此也。」又《爾雅》：「葥，王蔧。」郭璞注：「江東呼之曰落帚。」

⑦ 地葵：《御覽》作「地蔡」，其上有「一名地脈，一名地華」。按「地脈」，《大觀》、《政和》作「地麥」，並注爲《別錄》文。又「地華」，《大觀》、《政和》無。

七二　青蘘①

味甘，寒②。主治五臟邪氣，風寒濕痹，益氣，補腦髓，堅筋骨③。久服耳目聰明，不飢④，不老，增壽。巨勝苗也⑤。生中原川谷。

（《新修》頁289，劉《大觀》卷二十四頁3，柯《大觀》卷二十四頁3）

七三　蒺梨子⑥

味苦，溫⑦。主治惡血，破癥結⑧，積聚，喉痹，乳難。久服長肌肉，明目，輕身。一名旁通，一名屈人，一名止行，一名犲羽⑨，一名升推⑩。生馮翊平澤。

（劉《大觀》卷七頁14，柯《大觀》卷七頁13，人衛《政和》頁177）

---

① 青蘘：《唐本草》注：「青蘘，《本經》在草部上品中。既堪啖，今從胡麻條下。」今撥出還列入草類上品。《御覽》引吳普青蘘條有「一名蔓」，《證類》胡麻條引吳普青蘘有「一名夢神」。
② 味甘寒：《吳普本草》引《神農》、《本經續疏》作「苦」。
③ 堅筋骨：《新修》原脫「堅」字，據《證類》補。
④ 不飢：森本《考異》云：「《穀類鈔》無此二字。」
⑤ 巨勝苗也：《綱目》注爲《別錄》文。「巨」，《新修》誤作「臣」，據劉《大觀》、柯《大觀》、人衛《政和》改。
⑥ 蒺梨子：《爾雅》、《説文》、《御覽》、《和名類聚鈔》、森本、顧本、《品彙》、《圖考》、《本經續疏》作「蒺藜」。《本草和名》、《醫心方》、《千金翼方》、狩本作「蒺梨子」。孫本、問本、周本、黄本作「疾藜子」。《本草經解》作「白蒺藜」。敦煌本《集注·七情藥例》、莫本作「蒺梨子」。
⑦ 味苦溫：《本草經解》作「氣溫，味苦，無毒」。
⑧ 破癥結：江西版《綱目》、姜本無「結」字。合肥版《綱目》作「破癥瘕」。《圖考長編》作「破癥瘕結」。
⑨ 犲羽：合肥版《綱目》作「休羽」。《御覽》無犲羽之名。
⑩ 一名升推：《綱目》缺《本經》標注。「推」，《御覽》作「雅」，又有「一名水香」。

七四　茜根①

味苦，寒。主治寒濕風痹，黄疸，補中②。久服益精氣，輕身。生喬山川谷。

（劉《大觀》卷七頁36，柯《大觀》卷七頁33，人衛《政和》頁184）

按語：本條源於陶氏《集注》，則陶氏所見《本草經》以茜根爲正名，將先秦用名『茹藘、茅蒐』降爲異名。由此可見，陶氏所見《本草經》，當是漢代人所寫。

七五　白英③

味甘，寒④。主治寒熱，八疸⑤，消渴，補中，益氣。久服輕身，延年。一名穀菜⑥。生益州山谷。

（劉《大觀》卷六頁82，柯《大觀》卷六頁78，人衛《政和》頁165）

---

① 茜根：《爾雅》：『茹藘，茅蒐。』郭璞注：『今蒨也。』《廣雅》：『茹藘，蒨也。』陸璣疏《毛詩·茹藘》：『齊人謂之茜。』茜根：蔡本作『茜草根』。

② 補中：其後，劉《大觀》、柯《大觀》、人衛《政和》有『久服益精氣，輕身』。《證類》作黑字《別錄》文。

③ 白英：《本草和名》、《醫心方》、森本作『白莫』。按古本抄本『英』、『莫』字相似易舛錯。日本抄本多作『白莫』，中國本草文獻多作『白英』。又白英條全文，成化《政和》、萬曆《政和》、商務《政和》、《品彙》缺《本經》、《別錄》標記。又《唐本草》注：『此鬼目草也。』《爾雅》：『苻，鬼目。』郭璞注：『今江東有鬼目草。』《大觀》、《政和》、《新修》有名無用藥有鬼目條。則《唐本草》注視白英、鬼目爲一物。

④ 味甘寒：《綱目》謂白英根苗味甘寒，其子味酸平。

⑤ 八疸：『八』，江西版《綱目》作『入』，『疸』，人衛《政和》、孫本作『疽』。

⑥ 穀菜：《御覽》無此名。合肥版《綱目》注穀菜爲《別錄》文。

七六　白蒿①

味甘，平②。主治五臟邪氣③，風寒濕痹，補中益氣，長毛髮令黑，治心懸④，少食常饑。久服輕身，耳目聰明，不老。生中山川澤⑤。

（劉《大觀》卷六頁84，柯《大觀》卷六頁79，人衛《政和》頁166）

七七　茵陳蒿⑥

味苦，平⑦。主治風濕寒熱邪氣，熱結⑧黃疸。久服輕身，益氣，耐老⑨。生太山。

（劉《大觀》卷七頁49，柯《大觀》卷七頁45，人衛《政和》頁188）

---

① 白蒿：《毛詩》作『蘩』，《爾雅》：『蘩，皤蒿。』郭璞注：『白蒿也。』王逸注《楚辭》：『艾，白蒿。』陸璣《草木疏》：『凡艾白色者爲皤蒿。』

② 甘平：《食療本草》作『寒』。《千金食治》作『苦辛』。

③ 治五臟邪氣：《千金食治》作『養五臟』，無『邪氣』二字。

④ 心懸：孫本、問本、黄本、周本作『心縣』。

⑤ 生中山川澤：《千金翼》無此文，劉《大觀》、人衛《政和》作小字注文。柯《大觀》作大字正文。

⑥ 茵陳蒿：《吳普本草》、《廣雅》作『因塵』，孫本、問本、黄本作『因陳』。《本草拾遺》：『茵蔯經冬不死，因舊苗而生，故名茵蔯，後加蒿字。』《本草和名》、《醫心方》作『茵陳蒿』。

⑦ 味苦平：《吳普本草》引《神農》作『苦無毒』。《御覽》無『平』字。《本草經解》作『氣平，微寒，味苦，無毒』。

⑧ 熱結：《御覽》無『熱』字。

⑨ 耐老：《御覽》作『能老』。『老』字後，《綱目》有『面白悦長年，白兔食之仙』，注爲《本經》文。《本草經解》有『面白悦長年』，注爲《本經》文。《大觀》、《政和》、森本、孫本、顧本皆不取此等文爲《本經》文。又『老』字後，孫本有『生丘陵阪岸上』。

七八　漏盧①

味苦，寒②。主治皮膚熱③，惡瘡，疽，痔，濕痹，下乳汁。久服輕身，益氣，耳目聰明，不老延年。一名野蘭。生喬山山谷。

（劉《大觀》卷七頁29，柯《大觀》卷七頁27，人衛《政和》頁181）

七九　旋花④

味甘，溫⑤。主益氣⑥，去面皯⑦黑色，媚好⑧。其根：味辛⑨，主治腹中寒熱邪氣，利小便。久服不飢，輕身⑩。一名筋根花⑪，一名金沸⑫。生豫州平澤。

（劉《大觀》卷七頁41，柯《大觀》卷七頁38，人衛《政和》頁185）

---

① 漏蘆：《廣雅》：『飛廉，漏蘆也。』《御覽》引《本草經》作『漏蘆』，《綱目》同。

② 味苦，寒：《綱目》作『味鹹，寒，無毒』。《政和》、孫本、姜本、《圖考長編》作『味苦，鹹寒』。《大觀》、《本經續疏》、森本、顧本、狩本作『味苦，寒』。應從《大觀》爲正。

③ 皮膚熱：《綱目》作『皮膚熱毒』。

④ 花：《御覽》、孫本、問本、黃本、森本作『華』。

⑤ 味甘，溫：《綱目》作『花：甘。根：辛，溫，無毒』。

⑥ 益氣：《綱目》在『媚好』之後。

⑦ 去面皯：合肥版《綱目》脫『去』字。『皯』，森本作『䵟』。

⑧ 黑色媚好：《御覽》作『令人色悅澤』。

⑨ 其根味辛：《御覽》作『根』，無『其』、『味辛』三字。

⑩ 利小便，久服不飢，輕身：合肥版《綱目》、《草木典》注爲《別錄》文。

⑪ 筋根花：《御覽》作『葥根』，《本草和名》作『⿱艹觔根』，《綱目》作『筋根』，森本作『筋根華』。

⑫ 一名金沸：合肥版《綱目》旋花條，［正誤］引《別錄》曰：『花，一名金沸。』按《別錄》當爲《本經》之誤，因各本皆注『一名金沸』爲《本經》文。

八〇　藍實①

味苦，寒。主解諸毒，殺蠱蚑②、疰鬼③、螫毒。久服頭不白，輕身。生河内平澤。

（劉《大觀》卷七頁4，柯《大觀》卷七頁3，人衛《政和》頁173）

八一　天名精④

味甘，寒⑤。主治瘀血，血瘕欲死，下血，止血，利小便，除小蟲，去痹，除胸中結熱，止煩渴⑥。久服輕身，耐老。一名麥句薑，一名蝦蟆藍，一名豕首⑦。生平原川澤。

（劉《大觀》卷七頁31，柯《大觀》卷七頁29，人衛《政和》頁182）

按語：《爾雅》：『茢薽，豕首。』則茢薽、豕首爲天名精的先秦時用名。在本條中，天名精爲正名，先秦名豕首降爲異名，說明天名精條非先秦人所寫。郭璞注引《本草經》曰『彘盧』，但今『彘盧』作《別錄》文。本條天名精源於陶氏《集注》，陶氏認爲彘盧爲名醫所益，故墨書爲《別錄》文。可見郭璞所見《本草

---

① 藍實：《毛詩》、鄭注《周禮》、《說文》作『藍』。《爾雅》：『葴，馬藍。』郭璞注：『今大葉冬藍。』

② 殺蠱蚑：『蚑』，《政和》注云：『蚑音其，小兒鬼也。』《綱目》、孫本、問本、盧本、王本、姜本、莫本、《千金翼》作『蚑』。《說文》作『鬾』。蚑、蚑、鬾通假。

③ 疰鬼：孫本、問本、黄本作『注鬼』。

④ 天名精：《爾雅》：『茢薽，豕首。』郭璞注：『《本草經》曰：彘盧，一名蟾蠩，今江東呼稀首。』

⑤ 味甘寒：《吳普本草》引《神農》作『甘，辛，無毒』。《綱目》作『味甘寒無毒』。

⑥ 除小蟲，去痹，除胸中結熱，止煩渴：成化《政和》、萬曆《政和》、商務《政和》、《綱目》、《圖考長編》注爲《別錄》文。孫本、顧本不取此文爲《本經》文。《大觀》、人衛《政和》、《品彙》注爲《本經》文。森本取此文爲《本經》文。應從《大觀》等爲是。

⑦ 豕首：既是天名精別名，又是蠡實異名。《御覽》卷九百九十二豕首標題下，既引《本草經》蠡實，又引吳普天名精。此由同名異物豕首舛誤所致。『渴』，人衛《政和》誤刻爲黑字《別錄》文。

經》曾經陶氏整理。

八二　王不留行①

味苦②。主治金創，止血，逐痛，出刺，除風痹內寒③。久服輕身，耐老④，增壽⑤。生太山山谷。

（劉《大觀》卷七頁59，柯《大觀》卷七頁54，人衛《政和》頁191）

八三　蒲黃⑥

味甘，平⑦。主治心腹膀胱寒熱，利小便，止血，消瘀血。久服輕身，益氣力，延年，神仙。生河東池澤。

（劉《大觀》卷七頁23，柯《大觀》卷七頁21，人衛《政和》頁180）

---

① 王不留行：合肥版《綱目》、《草木典》全文注爲《別錄》文。《御覽》引《吳氏本草經》作『王不流行』。

② 味苦：《御覽》引《吳氏本草經》及《本草經》、孫本、問本、黃本作『味苦平』。

③ 風痹內寒：劉孝標注《世說新語》引《本草》作『風』，無『痹』字。內寒：莫本注：『內寒當爲內塞。』此言極是，王不留行味苦，焉能治內寒。王不留行性走而不住，治內塞很合拍。

④ 耐老：『耐』，《御覽》作『能』。

⑤ 增壽：《御覽》無此二字。

⑥ 蒲黃：『蒲』，《醫心方》、《長生療養方》作『蒱』。

⑦ 味甘平：《綱目》作『味甘，平，無毒』。

八四　香蒲①

味甘，平②。主治五臟心下邪氣、口中爛臭，堅齒，明目，聰耳。久服輕身，耐老③。一名睢④。生南海池澤⑤。（劉《大觀》卷七頁24，柯《大觀》卷七頁22，人衛《政和》頁180）

按語：《大觀》、《政和》『香蒲』有『一名醮』作《別録》文。而《御覽》卷九百九十三引《吴氏本草》，以醮爲正名，以香蒲爲異名。到陶氏作《集注》，以香蒲爲正名，降『醮』爲《别録》文，陶氏認爲『醮』是吴普名醫所益故也。

八五　蘭草⑥

味辛，平⑦。主利水道⑧，殺蠱毒，辟不祥。久服益氣，輕身，不老，通神明。一名水香⑨。生大吴池澤。（劉《大觀》卷七頁42，柯《大觀》卷七頁38，人衛《政和》頁186）

---

①　香蒲：《説文》、《玉篇》作『蒚』。《醫心方》作『香蒱』。《本草圖經》：『香蒲，蒲黄苗也。』《吴普本草》作『醮』。
②　味甘平：《吴普本草》引《神農》作『甘』，《綱目》作『甘平無毒』。
③　耐老：《御覽》、《香藥鈔》作『能老』。
④　一名睢：《御覽》作『一名睢蒲』。《圖考長編》香蒲條，在《本經》欄下録此三字，在《別録》欄下亦録此三字。《綱目》脱漏『一名睢』。
⑤　池澤：《吴普本草》作『池澤中』。
⑥　蘭草：《説文》、《夏小正》作『蘭』，《毛詩》、《廣雅》、陸璣《草木疏》作『蕑』，《香藥鈔》作『蘭香』，《御覽》作『草蘭』。
⑦　味辛平：王冰注《素問・奇病論》『治之以蘭』，引《神農》作『味辛熱平』。
⑧　主利水道：『利』，森本、王冰注《素問》引《神農》元。
⑨　水香：《綱目》作『蕑（音閑）水香』。

八六　肉蓯蓉①

味甘，微溫②。主治五勞七傷，補中，除莖中寒熱痛，養五臟，強陰，益精氣，多子，婦人癥瘕。久服輕身。生河西山谷。

（劉《大觀》卷七頁18，柯《大觀》卷七頁16，人衛《政和》頁179）

八七　雲實③

味辛，溫④。主治泄痢⑤，腸澼⑥，殺蟲、蠱毒⑦，去邪惡結氣，止痛，除寒熱⑧。花⑨：主治見鬼精物⑩，多食令人狂走。久服輕身，通神明。生河間川谷。

（劉《大觀》卷七頁57，柯《大觀》卷七頁52，人衛《政和》頁190）

---

① 肉蓯蓉：《醫心方》、《本草和名》、森本作「肉縱容」。孫本、問本、黄本、曹本作「肉鬆蓉」。
② 味甘微溫：《吳普本草》引《神農》作「鹹」。
③ 雲實：《廣雅》：「天豆，雲實也。」
④ 味辛溫：《吳普本草》引《神農》作「辛，小溫」。「溫」，莫本、過本、盧本、黄本作「平」。
⑤ 泄痢：《御覽》作「泄利」，孫本、問本、周本、黄本作「洩利」。
⑥ 腸澼：《御覽》作「脹澼」。
⑦ 殺蟲蠱毒：《千金翼》作「殺蟲、蠱毒」，盧本作「殺蟲毒」。
⑧ 除寒熱：孫本、問本、周本作「除熱」，無「寒」字。
⑨ 花：孫本、問本、黄本、森本作「華」。
⑩ 鬼精物：合肥版《綱目》作「鬼精」，無「物」字。

八八　徐長卿①

味辛，溫②。主治鬼物百精，蠱毒，疫疾③，邪惡氣，溫瘧④。久服強悍，輕身。一名鬼督郵⑤。生太山山谷。

（劉《大觀》卷七頁55，柯《大觀》卷七頁50，人衛《政和》頁190）

八九　姑活⑥

味甘，溫。主治大風邪氣，濕痹寒痛。久服輕身，益壽⑦，耐老⑧。一名冬葵子⑨。生河東川澤⑩。

（《新修》頁360，劉《大觀》卷三十頁18，柯《大觀》卷三十頁15）

---

① 徐長卿：《吳普本草》云：『徐長卿，一名石下長卿。』《大觀》、《政和》『有名未用類』，另有石下長卿。《綱目》認爲一物，遂併入徐長卿條中。但石下長卿『咸、平，有毒』，疑非一物。

② 味辛溫：《吳普本草》引《神農》作『辛』，《綱目》作『辛，溫，無毒』。

③ 疫疾：《御覽》作『疾疫』。

④ 溫瘧：《御覽》作『鬼』。成化《政和》、萬曆《政和》、商務《政和》作『瘧』。『溫』，盧本作『瘟』。

⑤ 鬼督郵：既是徐長卿異名，又是赤箭異名。《唐本草》另有鬼督郵，與此是同名異物。

⑥ 姑活：《綱目》對姑活條全文注爲《別錄》文。『活』，江西版《綱目》作『沽』。森本、顧本將姑活列在下品。但本條文中有『久服輕身，益壽耐老』等語，應列入上品。姑活近似名有固活。《水經注·解縣》引《神農本草》：『地有固活。』《大觀》、《政和》『鉤吻』條，引《本經》文一名野葛，引《別錄》文一名固活。陶弘景注『姑活』云：『方藥亦無用此者，乃有固活丸，即野葛。』《本草和名》：『鉤吻，一名固活，折之青煙出。』按：《水經注》『固活』應是鉤吻別名，非姑活。姑活味辛溫，能久服輕身益壽，而鉤吻味辛溫有大毒，治惡瘡疥蟲、殺鳥獸。二者絕非一物。

⑦ 益壽：合肥版《綱目》作『益氣』。王本作『增壽』，並將此二字置『耐老』之後。

⑧ 耐老：『耐』，《新修》原作『能』，據《千金翼》、劉《大觀》、柯《大觀》、《政和》改。

⑨ 一名冬葵子：《大觀》、《政和》別有『冬葵子』條。陶弘景注：『此又名冬葵子，非葵菜之冬葵子，療體乖異。』

⑩ 川澤：《大觀》、《政和》、《綱目》、孫本、問本、黃本、周本無。《新修》、森本有此二字。

九〇 屈草①

味苦，微寒②。主治胸脅下痛，邪氣，腸間寒熱③，陰痹。久服輕身，益氣④，耐老⑤。生漢中川澤。

（《新修》頁365，劉《大觀》卷三十頁20，柯《大觀》卷三十頁16）

九一 蘙根⑥

味甘，寒、平⑦。主下熱氣，益陰精，令人面悅好⑧，明目。久服輕身，耐老⑨。生嵩高平澤。

（《新修》頁363，劉《大觀》卷三十頁19，柯《大觀》卷三十頁16）

---

①屈草：《御覽》作「屈草實根」。森本、顧本將屈草列在下品。但本條文中有「久服輕身，益氣，耐老」等語，應列入上品。

②微寒：《御覽》、《綱目》、姜本、森本、顧本有此二字。人衛版《政和》、紹興本對此二字作《別錄》文。「寒」字後，《綱目》有「無毒」二字注爲《本經》文。

③腸間寒熱：孫本作「腹間寒熱」。《御覽》作「腹間寒」，無「熱」字。

④益氣：《御覽》作「補益」。

⑤耐老：傅本、羅本《新修》、《御覽》作「能老」。

⑥蘙根：「蘙」，《吳普本草》、《御覽》、《綱目》、孫本、問本、黄本、曹本作「翳」。《新修》、《本草和名》、《千金翼》、《大觀》、《政和》作「蘙」。「蘙根」，《綱目》並在「連翹」條下。孫本、顧本將翳根列在中品，森本列在下品。但本條文中有「久服輕身，耐老」等語，應列入上品。

⑦味甘，寒、平：《御覽》作「味苦」，無「寒、平」二字。森本、顧本無「平」字。《吳普本草》引《神農》作「甘，有毒」。

⑧悅好：孫本、問本、周本、黄本作「說好」。

⑨耐老：《新修》原作「能老」，據《千金翼》、《大觀》、《政和》改。

九二　秦椒①

味辛，溫。主治風邪氣②，溫中，除寒痹③，堅齒長髮④，明目。久服輕身，好顏色⑤，耐老⑥增年，通神。生太山川谷。

（《新修》頁135，劉《大觀》卷十三頁32，柯《大觀》卷十三頁28）

九三　蔓荆實⑦

味苦，微寒⑧。主治筋骨間寒熱，濕痹⑨，拘攣，明目，堅齒，利九竅，去白蟲。久服輕身，耐老⑩。小荆實亦等⑪。

（《新修》頁100，劉《大觀》卷十二頁38，柯《大觀》卷十二頁32）

---

① 秦椒：『椒』，《新修》、《本草和名》作『椒』。《醫心方》作『枡』。孫本、問本、黄本、《說文》作『茮』。《毛詩》、《山海經》、《淮南子》、《範子計然》作『椒』。《新修》、《大觀》、《政和》、《綱目》、孫本、顧本列在中品。但本條文中有『久服輕身，好顏色，耐老增年，通神』等語，應列入上品。卷子本《新修》蜀椒條陶注云：『又有秦椒黑色，在上品中。』

② 風邪氣：《綱目》作『除風邪氣』。

③ 除寒痹：《紹興本草》作『除痹』，《綱目》、姜本作『去寒痹』。

④ 堅齒長髮：《千金翼》、柯《大觀》、劉《大觀》、《品彙》、《綱目》、《圖考長編》、盧本、莫本、王本、顧本、孫本作『堅齒髮』，無『長』字。傅本、羅本《新修》、森本作『堅齒長髮』。姜本作『堅髮齒』。

⑤ 好顏色：《證類》、《品彙》、《綱目》、《圖考長編》、森本、孫本、顧本作『好顏色』。傅本、羅本《新修》作『好色』。

⑥ 耐老：傅本、羅本《新修》原作『能老』，據《千金翼》、劉《大觀》、柯《大觀》、人衛《政和》改。

⑦ 蔓荊實：『蔓』，敦煌本《集注·七情藥例》、《新修》、《本草和名》、《醫心方》作『蔄』。蔓荊實：《本草經解》作『蔓荊子』。《千金》作『荊實』，無『蔓』字。《綱目》作『蔓荊』，無『實』字。

⑧ 味苦微寒：《綱目》作『氣味苦，微寒，無毒』。

⑨ 濕痹：『濕』，孫本、問本、黄本、周本無。

⑩ 耐老：《新修》原作『能老』。據《千金翼》、《證類》改。

⑪ 小荊實亦等：《品彙》注爲《別錄》文。《圖考長編》、《紹興本草》、王本無此文。『亦』，盧本作『又』。

九四　女貞實①

味苦、平②。主補中，安五臟③，養精神，除百疾④。久服肥健，輕身，不老。生武陵川谷⑤。

（《新修》頁104，劉《大觀》卷十二頁45，柯《大觀》卷十二頁38）

九五　桑上寄生⑥

味苦⑦，平。主治腰痛，小兒背強，癰腫，安胎⑧，充肌膚，堅髮齒，長鬚眉。其實：明目⑨，輕身，通神。一名寄屑，一名寓木⑩，一名宛童⑪。生弘農川谷。

（《新修》頁104，劉《大觀》卷十二頁41，柯《大觀》卷十二頁35）

① 女貞實：《說文》、《山海經》作『楨』，郭璞注《山海經》作『女楨』。《司馬相如賦》、《本草和名》、《醫心方》、《綱目》作『女貞』，無『實』字。
② 味苦平：《綱目》作『味苦，平，無毒』。
③ 安五臟：《新修》、《紹興本草》、森本作『安臟』，劉《大觀》、柯《大觀》、人衛《政和》、《綱目》、孫本、問本、王本、顧本、盧本作『安五臟』。
④ 疾：《綱目》、姜本、莫本作『病』。
⑤ 川谷：孫本、問本、周本、黄本作『山谷』。
⑥ 桑上寄生：《毛詩》、《說文》作『蔦』。《爾雅》、《山海經》作『寓木』。『桑』，《新修》、《本草和名》、《醫心方》作『桒』。
⑦ 苦：過本、盧本、莫本作『辛』。
⑧ 安胎：《綱目》在『長鬚眉』之後。
⑨ 明目：《本草經疏》、徐本、莫本作『主明目』。
⑩ 一名寓木：《山海經·中山經》：『龍山上多寓木。』《爾雅》：『寓木，宛童。』
⑪ 一名宛童：《大觀》、《大全》、《圖考長編》、《本經續疏》、紹興本注爲《別錄》文。盧本不取此四字爲《本經》文。人衛《政和》、商務《政和》、《綱目》、森本、顧本、孫本、王本皆注爲《本經》文。

九六　蕤核①

味甘，溫②。主治心腹邪結氣③，明目，目痛，赤傷④，淚出⑤。久服輕身，益氣⑥，不飢。生函谷川谷。

（《新修》頁106，劉《大觀》卷十二頁48，柯《大觀》卷十二頁41）

九七　辛夷⑦

味辛，溫⑧。主治五臟身體寒風⑨，風頭腦痛⑩，面䵟⑪。久服下氣，輕身，明目，增年耐

① 蕤核：「蕤」，《說文》作「桵，白桵」，《爾雅》作「棫，白桵」，《一切經音義》作「蕤」，《本草和名》作「蕤」，傅本、羅本《新修》、《醫心方》作「蕤」。《御覽》、《吳普本草》作「蕤」，曹本作「蘇」，蔡本作「蕤核仁」。
② 味甘溫：《吳普本草》引《神農》作「甘、平，無毒」，《綱目》作「氣味甘，溫，無毒」。
③ 邪結氣：《綱目》、盧本、姜本作「邪熱結氣」。孫本、問本、黄本作「邪氣」。
④ 目痛赤傷：《證類》、《品彙》、《圖考長編》、《本草經疏》作「目赤痛傷」。《御覽》脫「目」字。《新修》、森本作「目痛赤傷」。
⑤ 出：其後《綱目》、《草木典》有「目腫眥爛」四字，並注爲《本經》文。
⑥ 益氣：《本經續疏》作「耐老」。
⑦ 辛夷：《史記·司馬相如傳》作「流夷」，《漢書·揚雄賦》作「新雉」，《文選》作「新雉」，《五十二病方》23條作「薪夷」，572條作「薪雉」。
⑧ 味辛，溫：《圖考長編》脫「辛」字。《醫心方·食物五菜部》無「溫」字。
⑨ 寒風：《千金翼》、《證類》、《綱目》、《品彙》、狩本、徐本、顧本作「寒熱」。《新修》、《醫心方》、孫本、森本作「寒風」。從《新修》爲正。
⑩ 風頭腦痛：合肥版《綱目》、《圖考長編》作「頭風腦痛」。孫本、問本、周本、黄本作「頭腦痛」。森本《考異》云：「《萬安方》作頭腦風。」
⑪ 面䵟：「䵟」，盧本作「黚」，孫本、問本、黄本作「奸」。

老①。一名辛矧②，一名侯桃③，一名房木④。生漢中川谷。

（《新修》頁111，劉《大觀》卷十二頁39，柯《大觀》卷十二頁33）

九八　榆皮⑤

味甘，平⑥。主治大小便不通，利水道⑦，除邪氣。久服⑧輕身，不飢。其實尤良。一名零榆。生潁川山谷。

（《新修》頁114，劉《大觀》卷十二頁25，柯《大觀》卷十二頁21）

九九　龍骨⑨

味甘，平⑩。主治心腹鬼疰⑪，精物，老魅，欬逆，泄痢膿血，女子漏下，癥瘕堅結，小

---

① 耐老：『耐』，《新修》作『能』，《千金翼》、劉《大觀》、柯《大觀》、《政和》、《綱目》作『耐』。

② 矧：《御覽》作『引』，《綱目》、《圖考長編》、姜本、莫本作『雉』。

③ 侯桃：『侯』，《新修》作『喉』。《千金翼》、劉《大觀》、柯《大觀》、人衛《政和》、《綱目》作『侯』。《本草和名》作『候』。盧本作『棰』。

④ 房本：王本無。

⑤ 榆皮：《毛詩》作『枌』，《爾雅》、《説文》作『榆，白枌』。《綱目》作『榆』，其皮名白皮，蔡本同。

⑥ 味甘平：《綱目》作『白皮，氣味甘，平，滑利，無毒』。姜本有『性滑利』。按：『性滑利』，劉《大觀》、柯《大觀》、人衛《政和》作黑字《別錄》文，非《本經》文。

⑦ 利水道：《醫心方·食物五菜部》作『水道』，無『利』字。

⑧ 服：其下《綱目》、姜本有『斷穀』二字，並注爲《本經》文。按『斷穀』二字，原出於陶弘景注，非《本經》文。

⑨ 龍骨：『龍』，《新修》作『龍』，《醫心》作『龒』。《綱目》作『龍』，龍骨爲龍下的子目。

⑩ 味甘平：《綱目》作『氣味甘，平，無毒』。

⑪ 鬼疰：『疰』，羅本、傅本《新修》作『注』。

兒熱氣驚癇。龍齒①：主治小兒②、大人驚癇，癲疾狂走，心下結氣，不能喘息，諸痙，殺精物。久服輕身，通神明，延年③。生晉地川谷④。

（《新修》頁181，劉《大觀》卷十六頁2，柯《大觀》卷十六頁1）

一〇〇　熊脂⑤

味甘，微寒⑥。主治⑦風痹不仁，筋急，五臟腹中積聚⑧，寒熱，羸瘦，頭瘍，白秃，面皯皰⑨。久服強志，不飢，輕身⑩。生雍州山谷。

（《新修》頁191，劉《大觀》卷十六頁9，柯《大觀》卷十六頁7）

---

① 龍齒：劉《大觀》、柯《大觀》、人衛《政和》、《紹興本草》、孫本、顧本作「齒」，《新修》、《綱目》、森本作「龍齒」。

② 小兒：《綱目》作「小兒五驚十二癇」，移在「不能喘息」之後，並注爲《本經》文、《大觀》、《政和》作《別錄》文。

③ 久服輕身，通神明，延年：《綱目》作「龍角」的主治，並注爲《別錄》文。

④ 生川谷：《御覽》、孫本、問本、周本、黄本、《千金翼》作「生山谷」。

⑤ 熊脂：《說文》、《綱目》作「熊」。《御覽》、《藝文類聚》引《本草經》曰有「一名熊白」。《大觀》、《政和》熊脂條正文無「一名熊白」，但陶弘景注文中有「此脂即熊白」。由此可見，《御覽》、《藝文類聚》所據《本草經》，與陶弘景作《集注》時所見《本草經》，不是同一種本子。這也說明，在陶弘景時，有多種《本草經》存在，熊脂：《千金・食治》作「熊肉」。

⑥ 微寒：《御覽》、《藝文類聚》作「微溫無毒」。

⑦ 治：《藝文類聚》作「止」。

⑧ 五臟腹中積聚：《千金・食治》作「五緩若腹中有積聚」。

⑨ 面皯皰：《大全》作「面皯抱」，《綱目》、姜本作「面上皯皰」，盧本、莫本作「面皯皰皶」，《千金・食治》作「面䵟黯」。

⑩ 身：其後，《綱目》、《品彙》有「長年」二字，並注爲《本經》文。劉《大觀》、柯《大觀》、人衛《政和》對「長年」二字作黑字《別錄》文。

一〇一 石蜜①

味甘，平②。主治心腹邪氣③，諸驚癇痓④，安五臟，諸不足⑤，益氣，補中⑥，止痛，解毒⑦，除衆病，和百藥⑧。久服強志，輕身，不飢，不老⑨。一名石飴⑩。生武都山谷。

（劉《大觀》卷二十頁3，柯《大觀》卷二十頁1，人衛《政和》頁410）

按語：石蜜、食蜜，《吳普本草》、《御覽》、《北堂書鈔》皆分别爲二物。陶弘景注：『石蜜即崖蜜，高山岩石間作之，色青赤，味小醶，食之心煩。又木蜜呼爲食蜜，懸樹枝作之，色青白。樹空及人家養作之者，亦白而濃厚，味美。』

---

① 石蜜：《説文》、《五十二病方》作『䗋』，《武威醫簡》作『密』，《吳普本草》、《北堂書鈔》作『食蜜』、『石蜜』，《綱目》、蔡本作『蜂蜜』。

② 味甘平：《吳普本草》引《神農》作『甘，氣平』。《綱目》作『甘，平，無毒』。『平』，其下，柯《大觀》有『微溫』作白字《本經》文，劉《大觀》、人衛《政和》則作黑字《别錄》文。《北堂書鈔》『食蜜』條作『甘，微溫』。

③ 主治心腹邪氣：《御覽》、《北堂書鈔》作『治主心邪』。

④ 諸驚癇痓：《御覽》無此文。『痓』，《千金·食治》、《品彙》、《本草經解》、森本作『痙』。

⑤ 諸不足：《千金·食治》作『治諸不足』。

⑥ 補中：《北堂書鈔》作『補内』。

⑦ 止痛解毒：《千金·食治》作『止腹痛，解諸藥毒』。『止痛』，《北堂書鈔》作『定氣，養脾』。

⑧ 除衆病，和百藥：《御覽》無此文。『除衆病』，《北堂書鈔》作『除百病』。

⑨ 不老：《千金·食治》作『耐老』，『老』字後，《綱目》、《本草經解》有『延年神仙』四字，並注爲《本經》文。

⑩ 石飴：《説文》、《玉篇》、《御覽》卷八百五十七食蜜條作『甘飴』，《五十二病方》作『䗋飴』。

一〇二　蜜蠟①

味甘，微溫。主治下痢膿血，補中②，續絕傷，金創③，益氣，不飢，耐老。生武都山谷。

（劉《大觀》卷二十頁6，柯《大觀》卷二十頁5，人衛《政和》頁412）

一〇三　蜂子④

味甘，平⑤。主治風頭⑥，除蠱毒，補虛羸，傷中。久服令人光澤，好顏色，不老。大黃蜂子：主治心腹脹滿痛，輕身，益氣⑦。土蜂子：主癰腫。一名蜚零。生武都山谷。

（劉《大觀》卷二十頁6，柯《大觀》卷二十頁4，人衛《政和》頁411）

---

① 蜜蠟：敦煌本《集注·七情藥例》作「蝎蜜」，《本草和名》、《醫心方》作「臈蜜」，真本《千金·七情藥例》、森本作「蠟蜜」，《千金翼》、劉《大觀》、柯《大觀》、《政和》、孫本、問本、黃本作「蜜蠟」。陶弘景云：「此蜜蠟生於蜜中，故謂蜜蠟。」蝎、臈、蠟皆蠟字古體字。

② 補中：《品彙》脫「中」字。

③ 金創：「創」，《大觀》、《政和》、《綱目》、顧本作「瘡」。孫本、問本、周本、黃本、森本作「創」。

④ 蜂子：《五十二病方》作「逢卵」、「豐卵」。蜂：《說文》作「蠭」，《禮記·檀弓》作「範」，鄭注：「範，蠭也。」敦煌本《集注·七情藥例》、真本《千金·七情藥例》、《醫心方》作「蜂子」，其他各本作「蜂子」。

⑤ 味甘平：《綱目》作「氣味甘，平，微寒，無毒」。按「微寒無毒」，《大觀》、《政和》作黑字《別錄》文，非《本經》文。

⑥ 風頭：合肥版《綱目》、姜本作「頭瘋」。《紹興本草》作「風頭痛」。

⑦ 大黃蜂子，主治心腹脹滿痛，輕身，益氣：《綱目》注爲《別錄》文。「脹」，《大全》作「服」，孫本、問本、黃本作「復」，周本作「張」。「痛」字後，《綱目》有「乾嘔」二字。

一〇四　白膠①

味甘，平。主治傷中②，勞絕，腰痛③，羸瘦④，補中益氣，婦人血閉⑤無子，止痛⑥，安胎。久服輕身延年。一名鹿角膠。生雲中。

（《新修》頁192，劉《大觀》卷十六頁11，柯《大觀》卷十六頁9）

一〇五　阿膠

味甘，平⑦。主治心腹內崩，勞極洒洒如瘧狀⑧，腰腹痛⑨，四肢酸疼⑩，女子下血，安胎。久服輕身，益氣。一名傅致膠⑪。出東阿。

（《新修》頁193，劉《大觀》卷十六頁14，柯《大觀》卷十六頁11）

---

① 白膠：《五十二病方》、《御覽》作「膠」。《禮記·考工記》：「鹿膠青白，馬膠赤白，牛膠火赤，鼠膠黑，魚膠餌，犀膠黃。」
② 傷中：森本《考異》云：「傷，《香字鈔》作「溴」。」
③ 腰痛：「腰」，孫本、問本、黃本作「要」。
④ 羸瘦：《御覽》無「羸」字。
⑤ 血閉：《御覽》無此二字。
⑥ 止痛：「止」，《大全》誤作「正」。
⑦ 味甘平：《綱目》作「氣味甘，平，無毒」。「甘」，玄《大觀》誤作「廿」。「平」，其後，森本有「出東阿」三字。
⑧ 勞極洒洒如瘧狀：「洒洒」，《新修》作「灑」，脫一個「灑」字。「瘧」，《新修》作「瘧」。
⑨ 腰腹痛：「腰」，孫本、黃本、問本作「要」。「痛」，《紹興本草》作「痠痛」。
⑩ 疼：《綱目》、姜本作「痛」。
⑪ 傅致膠：「傅」，盧本作「傳」，《紹興本草》作「傳」。

一〇六　鴈肪①

味甘，平②。主治風擊③，拘急，偏枯，氣不通利④。久服益氣不飢，輕身，耐老⑤。一名鶩肪。生江南池澤。

（《新修》頁230，劉《大觀》卷十九頁9，柯《大觀》卷十九頁8）

一〇七　牡蠣⑥

味咸，平⑦。主治傷寒，寒熱，溫瘧洒洒⑧，驚恚，怒氣，除拘緩，鼠瘻，女子帶下⑨赤白。久服強骨節，殺邪鬼⑩，延年。一名蠣蛤。生東海池澤。

（劉《大觀》卷二十頁8，柯《大觀》卷二十頁6，人衛《政和》頁412）

---

① 鴈肪：顧本列在中品。按本條文中有「久服益氣，不飢，輕身，耐老」等語，應列入上品。「鴈肪」，孫本、問本、黄本、蔡本、曹本、《綱目》作「雁肪」，莫本作「鷹肪」。

② 味甘平：《吴普本草》引《神農》作「甘，無毒」。《綱目》作「氣味甘，平，無毒」。

③ 風擊：《證類》、《綱目》、孫本、顧本作「風攣」。《新修》、森本、《醫心方》作「風擊」。

④ 氣不通利：「氣」，其上，《千金·食治》、《綱目》、姜本、莫本有「血」字。「利」，《御覽》、《醫心方·食物五肉部》無。

⑤ 輕身，耐老：《御覽》作「耐老，輕身」。「耐」，傅本、羅本《新修》作「能」。「耐老」，《千金·食治》作「耐暑」。

⑥ 牡蠣：《説文》作「蠣，蚌屬」，又云「秦謂之牡厲」。筠默本亦作「牡厲」。

⑦ 味咸平：《綱目》、姜本作「味咸，平，微寒，無毒」。

⑧ 溫瘧洒洒：《醫心方·食物五肉部》無洒洒二字。

⑨ 女子帶下：《醫心方·食物五肉部》作「女子下血」。

⑩ 殺邪鬼：《綱目》、孫本、問本、黄本、周本、顧本、姜本、莫本、森本作「殺邪氣」。

一〇八　鯉魚膽①

味苦，寒②。主治目熱赤痛③，青盲④，明目。久服強悍，益志氣。生九江池澤。

（劉《大觀》卷二十頁25，柯《大觀》卷二十頁19，人衛《政和》頁419）

一〇九　葡萄⑤

味甘，平⑥。主治筋骨濕痹⑦，益氣倍力⑧，強志，令人肥健，耐飢⑨，忍風寒⑩。久食⑪輕身，不老延年。可作酒。生隴西山谷。

（《新修》頁242，劉《大觀》卷二十三頁14，柯《大觀》卷二十三頁10）

---

① 鯉魚膽：《毛詩》作「鱣」，《說文》、《爾雅》作「鯉」。郭璞注《爾雅》作「赤鯉魚」。《本草和名》、《醫心方》引《唐本草》目錄及食物五肉部、《綱目》作「鯉魚」。本條，顧本列在中品。

② 味苦寒：《綱目》作「氣味苦寒無毒」。

③ 赤痛：合肥版《綱目》作「赤腫」。

④ 青盲：《醫心方·食物五肉部》作「清盲」。

⑤ 葡萄：《史記·大宛列傳》、《藝文類聚》、《御覽》、孫本、問本、周本、黃本作「蒲萄」。《新修》、森本、筠默本作「蒲陶」。《千金·食治》作「蒲桃」。《本草和名》、《醫心方》作「蒱陶」。

⑥ 味甘平：《綱目》、姜本作「味甘、平，濇，無毒」。

⑦ 筋骨濕痹：「筋骨」，《紹興本草》作「節骨」。「濕痹」，《千金·食治》作「溫痹」。

⑧ 倍力：《藝文類聚》、《御覽》無。

⑨ 耐飢：《藝文類聚》作「少饑」。過本、盧本作「耐老」。

⑩ 忍風寒：莫本無「風」字。

⑪ 久食：「久」，《新修》訛作「入」。「食」，王本、徐本作「服」。

一一〇　蓬蔂①

味酸，平②。主安五臟，益精氣，長陰令堅③，強志，倍力，有子。久④服輕身，不老。一名覆盆⑤。生荊山平澤⑥。

（《新修》頁243，劉《大觀》卷二十三頁16，柯《大觀》卷二十三頁12）

一一一　大棗⑦

味甘，平⑧。主治心腹邪氣，安中⑨，養脾⑩，助十二經⑪，平胃氣⑫，通九竅，補少氣少

---

① 蓬蔂：《爾雅》、《說文》作「堇，缺盆」。郭璞注《爾雅》作「覆盆」，《大觀》、《政和》、孫本、問本、黄本作「蓬藁」，《毛詩》作「葛藟」，《新修》、《本草和名》、《醫心方》、森本、筠默本作「蓬蔂」，《吴普本草》作「缺盆」，《甄氏本草》作「覆盆子」。

② 味酸平：柯《大觀》、劉《大觀》、《紹興本草》、《大全》、《本經續疏》作「味酸咸」。人衛《政和》、成代《政和》、萬曆《政和》、《綱目》、孫本、問本、森本作「味酸平」。

③ 令堅：《綱目》、姜本、顧本、鄒本作「令人堅」，《本經續疏》作「令人」。

④ 久：傅本《新修》、羅本《新修》作「人」，疑爲「久」字缺筆。劉《大觀》、柯《大觀》、人衛《政和》、諸家輯本俱作「久」。

⑤ 覆盆：合肥版《綱目》、《草木典》注爲《別錄》文。「盆」，《新修》、《本草和名》作「瓫」。按覆盆既是覆盆子正名，又是蓬蔂的別名。

⑥ 生平澤：「平」，《圖經衍義》誤作「卑」。

⑦ 大棗：《素問》、《毛詩》、《海經》、《五十二病方》、《綱目》皆統稱「棗」。傅本《新修》、羅本《新修》作「大棗」，《本草和名》、《醫心方》作「大来」。《醫心方·食物五果部》作「幹来」，《千金·食治》作「大棗」。

⑧ 味甘平：《千金·食治》作「味甘，辛，熱，滑，無毒」。

⑨ 安中：《吴普本草》作「調中」，《御覽》、《事類賦》作「補中」。

⑩ 養脾：《千金·食治》、《綱目》、姜本、《本草經解》作「養脾氣」。《吴普本草》作「益脾氣」。《御覽》、《事類賦》作「益氣」。

⑪ 助十二經：《醫心方·食物五果部》作「助十二經脈」。

⑫ 平胃氣：傅本《新修》、羅本《新修》無「平」字。

津①，身中不足，大驚，四肢重，和百藥②。久服輕身長季③。葉④：覆麻黄，能⑤出汗。生河東平澤。

（《新修》頁245，劉《大觀》卷二十三頁10，柯《大觀》卷二十三頁7）

一一二 藕實莖⑥

味甘，平⑦。主補中養神⑧，益氣力⑨，除百疾⑩。久服輕身，耐老，不飢，延年⑪。一名水芝丹⑫。生汝南池澤。

（《新修》頁247，劉《大觀》卷二十三頁5，柯《大觀》卷二十三頁2）

---

① 少津：《證類》、《綱目》、孫本、顧本作「少津液」。《新修》、《醫心方》、森本作「少津」。《千金・食治》作「津液」。
② 和百藥：《千金・食治》作「可和百藥」。
③ 久服輕身長季：《初學記》、《御覽》作「久服神仙」。「長季」，《綱目》、姜本、《草木典》作「延年」，《證類》、孫本、森本、顧本作「長年」，《醫心方・食物五果部》作「長年神仙」，《新修》作「長季」。從《新修》爲正。
④ 葉：《紹興本草》作「草」。葉：其下姜本有「氣味甘溫」四字。
⑤ 能：其後，《大觀》、《政和》、《綱目》、孫本、顧本有「令」字；《新修》、森本無「令」字。
⑥ 藕實莖：《説文》：「藕，夫渠根；蓮，夫渠實；茄，夫渠莖。」《千金・食治》、《醫心方・食物五果部》、《本草和名》、《萬安方》作「藕實」，無「莖」字。《綱目》作「蓮藕」。《齊民要術》、陸德明注《經典釋文》、李善注《文選》、《藥性論》、《食療本草》、《日華子本草》均作「藕」。
⑦ 味甘平：《千金・食治》作「味苦、甘」。《綱目》「蓮實」分目作「氣味甘，平，澀，無毒」。「平」，玄《大觀》訛作「乎」。
⑧ 主補中養神：《千金・食治》無「主」字，森本無「補」字，《齊民要術》作「安中補臟，養神強志」。
⑨ 益氣力：《千金・食治》作「益氣」。
⑩ 疾：《千金・食治》作「病」。森本《考異》云：「疾，《萬安方》作病。」《齊民要術》作「病。益精神，耳目聰明」。
⑪ 延年：《齊民要術》作「輕身耐老」。
⑫ 水芝丹：《千金・食治》、《綱目》「蓮實」分目作「水芝」。

一一三　雞頭實①

味甘，平②。主治濕痹③，腰④脊膝痛，補中，除暴疾⑤，益精氣⑥，強志⑦，令⑧耳目聰明。久服輕身，不飢，耐老，神仙⑨。一名雁喙實⑩。生雷澤池澤。

（《新修》頁247，劉《大觀》卷二十三頁15，柯《大觀》卷二十三頁11）

---

① 雞頭實：《說文》、《周禮》作「芡」，《方言》作「葰芡」，《莊子》作「雞雍」，《淮南子》、《食療》作「雞頭」，《古今注》作「雁頭」，韓退之作「鴻頭」，《綱目》作「芡實」。
② 味甘，平：《綱目》、姜本作「甘、平，澀，無毒」。
③ 主治濕痹：《醫心方·食物五果部》作「主療濕痹」。
④ 腰：孫本、黃本、問本作「要」。
⑤ 除暴疾：傅本《新修》、羅本《新修》作「除疾」。
⑥ 益精氣：《醫心方》卷末食物五果部作「益精」。
⑦ 強志：《千金·食治》作「強志意」。
⑧ 令：傅本《新修》、羅本《新修》、《千金·食治》、《醫心方》卷末食物五果部俱無，劉《大觀》、柯《大觀》、人衛《政和》、《綱目》、諸家輯本俱有「令」字。
⑨ 神仙：《千金·食治》無。
⑩ 一名雁喙實：《御覽》無「喙」字，《綱目》無「實」字。

一一四　白瓜子①

味甘，平②。主令人悅澤③，好顔色，益氣，不飢。久服輕身，耐老④。一名水芝⑤。生嵩高平澤。

（《新修》頁262，劉《大觀》卷二十七頁9，柯《大觀》卷二十七頁8）

一一五　冬葵子⑥

味甘，寒⑦。主治五臟六腑寒熱，羸瘦，五癃⑧，利小便。久服堅骨⑨，長肌肉，輕身，延年。生少室山。

（《新修》頁265，劉《大觀》卷二十七頁2，柯《大觀》卷二十七頁1）

---

① 白瓜子：《説文》作「瓣」，《廣雅》作「⿰辛瓜」，《千金·食治》、《吴普本草》、孫本、問本、黄本作「瓜子」，《藝文類聚》作「水芝」，曹本作「甘瓜子」，盧本作「白冬瓜子」，《綱目》並在冬瓜條，列白瓜子爲子目。《新修》、《醫心方·食物五菜部》作「白苽子」。

② 味甘平：《醫心方·食物五菜部》作「味甘，平，寒，無毒」。《綱目》作「氣味甘，平，無毒」。

③ 悅澤：孫本誤作「説澤」。《千金·食治》作「光澤」。

④ 耐老：傅本《新修》、羅本《新修》作「能老」，劉《大觀》、柯《大觀》、人衛《政和》、《綱目》諸家輯本作「耐老」。

⑤ 水芝：《廣雅》作「地芝」，《御覽》作「土芝」，《綱目》將「水芝」列爲「冬瓜」異名。「一名水芝」，《本經續疏》、《草木典》注爲《別尋》文。

⑥ 冬葵子：《爾雅》作「蔠」，《廣雅》作「蘬」，《五十二病方》作「葵種」，《肘後方》作「葵子」，《禮記》、《左傳》、《淮南子》作「葵」，《醫心方·食物五菜部》作「葵菜」。《綱目》在葵條下，列冬葵子爲分目。

⑦ 味甘寒：《綱目》、姜本作「味甘，寒，滑，無毒」。蓋姜本據《綱目》文輯，故其文與《綱目》同。

⑧ 五癃：《千金·食治》、莫本作「破五淋」。癃、淋古醫藥書互用。

⑨ 堅骨：《千金·食治》無此二字。《醫心方》引《神農經》作「利骨氣」。

一一六　莧實①

味甘，寒②。主治青盲③，明目，除邪④，利大小便，去寒熱⑤。久服益氣力，不飢，輕身。一名馬莧⑥。生淮陽川澤。

（劉《大觀》卷二十七頁11，柯《大觀》卷二十七頁10，人衛《政和》頁500）

一一七　苦菜⑦

味苦，寒⑧。主治五臟邪氣，厭穀，胃痹，久服⑨安心，益氣，聰察，少臥。輕身，耐

---

① 莧實：《說文》、《和名類聚鈔》、《綱目》作「莧」，《爾雅》作「蕢」，《醫心方·食物五菜部》、陶弘景注引李雲作「莧菜」，《千金·食治》作「莧菜實」。「莧實」，《新修》目錄中有「莧實」，但正文中漏「莧實」條全文。

② 味甘寒：《唐本草》注：「赤莧味辛，寒，無毒。」

③ 青盲：《大全》、玄《大觀》注「盲」爲《別錄》文。「盲」，字後，柯《大觀》有「白瞖」二字作《本經》文，劉《大觀》、人衛《政和》、成化《政和》、商務《政和》、萬曆《政和》皆注「白瞖」爲黑字《別錄》文。諸家輯本亦不取此二字爲《本經》文。

④ 除邪：《千金·食治》作「除邪氣」。

⑤ 熱：其後，《千金·食治》有「殺蚘蟲」三字。

⑥ 一名馬莧：陶弘景注莧實云：「今馬莧別一種，布地生，實至微細，俗呼爲馬齒莧，恐非今莧實。」《綱目》別立馬齒莧一條，並以馬莧爲馬齒莧異名。故後世「馬莧」，既是莧實異名，又是馬齒莧別名。

⑦ 苦菜：同名異物有二，《綱目》釋苦菜爲苦苣，孫本注釋苦菜爲荼。從本條「聰察少臥」看，本條所指實物當是「荼」。陶弘景注：「此（苦菜）即是今茗，茗一名荼，又令人不眠。」

⑧ 味苦寒：《千金·食治》作「味苦，大寒，滑，無毒」。

⑨ 久服：《千金·食治》作「久食」。

老①。一名荼草②，一名選。生益州③川谷。

（《新修》頁266，劉《大觀》卷二十七頁15，柯《大觀》卷二十七頁13）

一一八　胡麻④

味甘，平⑤。主治傷中、虛羸，補五內⑥，益氣力⑦，長肌肉，填髓腦⑧。久服輕身，不老。一名巨勝。葉名青蘘⑨。生上黨川澤。

（《新修》頁288，劉《大觀》卷二十四頁2，柯《大觀》卷二十四頁1）

按語：《夢溪筆談·藥議》：『張騫始有自大宛得油麻種歸，以胡麻別之，謂漢麻爲大麻。』《御覽》卷九百八十九引《列仙傳》曰：『關令尹喜與老子俱之流沙，服鉅勝實。』又引《孝經援神契》曰：『鉅勝延年。』則鉅勝之名，應早於胡麻。本條以後出名胡麻爲正名，將先出名巨勝降爲異名，則編寫《本草經》當是漢代人。

---

① 耐老：傳本《新修》、羅本《新修》作『能老』。

② 一名荼草：《千金翼》作『一名荼苦』。《綱目》無『草』字。

③ 生益州：唐·陸德明《經典釋文·爾雅音義》：『荼，《本草經》云：苦菜，一名荼草，一名選。生益州山谷。《名醫別錄》云：一名游冬，生山陵道旁，冬不死。』所引《本草經》云、《名醫別錄》云，與《大觀》、《政和》白字《本經》文，黑字《別錄》完全符合；惟『生益州山谷』，陸氏列爲《本經》文。證明陸氏所見《本經》，其中『生某某山谷』定是朱書，其餘產地是爲墨書。本書據此取『生某某山谷』爲《本經》文。

④ 胡麻：《弘決外典鈔》作『麻』。《廣雅》作『狗蝨，藤弦』。《吳普本草》、《大觀》、《政和》、《綱目》、諸家輯本作『胡麻』，《千金·食治》作『胡麻人』。

⑤ 味甘平：《吳普本草》引《神農》作『甘，平，無毒』。『平』，《弘決外典鈔》作『中』。

⑥ 補五內：《御覽》作『補五臟』。

⑦ 益氣力：《千金·食治》作『益力』，《御覽》作『益氣』。

⑧ 填髓腦：敦煌出土《新修》斯坦因氏目4534號作『搷髓脑』。

⑨ 葉名青蘘：『葉』，傳本《新修》、羅本《新修》、敦煌出土4534號《新修》作『葉』。

一一九　麻蕡①

味辛，平②。主治五勞③七傷，利五臟，下血寒氣④，多食令人⑤見鬼狂走。久服通神明，輕身⑥。一名麻勃⑦。生太山川谷。

（《新修》頁290，劉《大觀》卷二十四頁4，柯《大觀》卷二十四頁3）

一二〇　麻子⑧

味甘，平⑨。主補中益氣，久服⑩肥健不老⑪。生太山川谷。

（《新修》頁290，劉《大觀》卷二十四頁4，柯《大觀》卷二十四頁3）

---

① 麻蕡：《吴普本草》云：「麻黄，一名麻蕡。」
② 味辛平：《吴普本草》引《神農》作「辛」。
③ 五勞：傅本《新修》、羅本《新修》、森本無。
④ 利五臟，下血寒氣：《綱目》、姜本注爲《別錄》文。《御覽》無「寒」字。
⑤ 食令人：「食」，《綱目》、姜本作「服」。「令」，《大全》、《圖考長編》無「令」字。「人」，《大觀》、《政和》、顧本、王本無「人」字。
⑥ 久服通神明，輕身：《綱目》、姜本注爲《別錄》文。「輕身」，《御覽》在「久服」之後。
⑦ 一名麻勃：《吴普本草》云：「麻勃，一名花」。
⑧ 麻子：傅本《新修》、羅本《新修》、劉《大觀》、柯《大觀》、人衛《政和》、成化《政和》、商務《政和》、萬曆《政和》、《綱目》、諸家輯本皆並在麻蕡條中。麻子並在麻蕡條中，始於《唐本草》。陶作《集注》時，麻子單獨立爲一條。《唐本草》對陶氏單立麻子一條批評說：「陶以一名麻勃，謂勃勃然如花者，即以爲花，重出子條，誤矣。」「麻子」，《吴普本草》作「麻子中人」，《綱目》作「麻仁」，《千金·食治》作「白麻子」。
⑨ 味甘平：《吴普本草》引《神農》作「辛」。森本無「味甘平」三字。
⑩ 久服：《大觀》、《政和》作黑字《別錄》文，孫本、問本、黄本亦不取「久服」爲《本經》文。《御覽》、《綱目》引《本經》有「久服」二字。
⑪ 不老：其後，《綱目》、孫本、顧本、姜本、莫本有「神仙」二字，注爲《本草經》文。劉《大觀》、柯《大觀》、人衛《政和》、成化《政和》、萬曆《政和》作黑字《別錄》文。

神農本草經　卷第三

中品藥

一二一　雄黃①

味苦，平，寒②。主治寒熱，鼠瘻，惡瘡，疽③痔，死肌，殺精物、惡鬼、邪氣，百蟲毒腫④，勝五兵。煉食之，輕身，神仙。一名黃食石⑤。生武都山谷。

（《新修》頁51，劉《大觀》卷四頁3，柯《大觀》卷四頁2）

① 雄黃：《吳普本草》云：「雄黃生山之陽，是丹之雄，故名雄黃。」

② 味苦平寒：《綱目》作「味苦、平，寒，有毒」。《五行大義》、《吳普本草》引《神農》作「苦」。「寒」，盧本、森本、顧本、王本、莫本無「寒」字。孫本有「寒」字。紹興本、《大觀》、《政和》注「寒」爲白字《本經》文。

③ 疽：黃本、羅本《新修》、武本《新修》誤作「疽」，《千金翼》、《大觀》、《政和》作「疽」。

④ 腫：《證類》、《綱目》、《品彙》、《本草經疏》、《本經疏證》、孫本、顧本皆脫「腫」字。傅本、羅本《新修》、武本《新修》、森本有「腫」字。應從《新修》爲是。

⑤ 黃食石：《綱目》、姜本、盧本、顧本作「黃金石」。

一二二　**雌黄**①

味辛，平②。主治惡瘡，頭秃，痂疥，殺毒蟲、虱，身癢，邪氣，諸毒③。煉之，久服輕身，增年不老。生武都山谷。

（《新修》頁43，劉《大觀》卷四頁14，柯《大觀》卷四頁13）

一二三　**石鐘乳**④

味甘，溫⑤。主治欬逆上氣，明目，益精⑥，安五臟，通百節，利九竅⑦，下乳汁。生少室山谷。

（《新修》頁15，劉《大觀》卷三頁13，柯《大觀》卷三頁10）

按語：本條，《唐本草》、《證類》列在上品。但本條無「久服輕身益氣，不老延年」等語，不符合上品定義，故入中品。

---

① 雌黄：《御覽》作「雌黄石金」。
② 味辛平：《綱目》作「味辛，平，有毒」。《長生療養方》作「寒，有毒」。
③ 諸毒：森本作「諸毒蝕」。森氏《考異》云：「蝕原黑字，今正。」按《證類》卷四雄黄條，「蝕」字原屬下文「鼻中息肉」，不應續在「諸毒」之後。
④ 石鐘乳：敦煌本《集注·七情藥例》、《千金·七情藥例》、《吴普本草》、《醫心方》作「鐘乳」，無「石」字。
⑤ 味甘溫：《吴普本草》引《神農》作「辛」。
⑥ 明目，益精：《御覽》在「欬逆」之前。
⑦ 安五臟，通百節，利九竅：《御覽》作「安五臟百節，通利九竅」。「通百節」，《紹興本草》作「通百筋」。

一二四　殷孽①

味辛，溫②。主治爛傷，瘀血，泄痢，寒熱，鼠瘻，癥瘕③，結氣④。一名薑石⑤。生趙國山谷。

（《新修》頁44，劉《大觀》卷四頁32，柯《大觀》卷四頁28）

一二五　孔公孽⑥

味辛，溫⑦。主治傷食不化，邪結氣⑧，惡瘡，疽瘻痔⑨，利九竅，下乳汁。生梁山山谷。

（《新修》頁45，劉《大觀》卷四頁32，柯《大觀》卷四頁28）

---

① 殷孽：「孽」，孫本、問本、黄本、周本作「孼」。孼爲孽的繁體。《綱目》作「糵」。
② 味辛溫：《綱目》作「辛溫無毒」。盧本作「味辛」，無「溫」字。
③ 癥瘕：《新修》作「瘕」，無「癥」字。
④ 結氣：其後，合肥版《綱目》有「腳冷疼弱」四字注爲《本經》文。劉《大觀》、柯《大觀》、人衛《政和》、成化《政和》作黑字《別錄》文。
⑤ 一名薑石：《綱目》缺《本經》標注。
⑥ 孔公孽：孫本、問本、黄本、周本作「孼」，《吳普本草》、《御覽》、《綱目》作「糵」。
⑦ 味辛溫：《吳普本草》引《神農》作「辛」。
⑧ 主治傷食不化，邪結氣：《御覽》作「治食化氣」。
⑨ 疽瘻痔：《御覽》作「疽瘻」，無「痔」字。

一二六　石硫黃①

味酸，溫②。主治婦人陰蝕，疽，痔③，惡血，堅筋骨，除頭禿④。能化金、銀、銅、鐵奇物⑤。生東海牧羊山谷中⑥。

（《新修》頁47，劉《大觀》卷四頁12，柯《大觀》卷四頁10）

一二七　磁石⑦

味辛，寒⑧。主治周痹，風濕肢節中⑨痛，不可持物，洗洗酸痟⑩，除大熱煩滿，及耳聾。一名玄石。生太山川谷。

（《新修》頁53，劉《大觀》卷四頁26，柯《大觀》卷四頁23）

---

①石硫黃：傅本《新修》、羅本《新修》、《本草和名》、《醫心方》、《御覽》、《香要鈔》、森本、李善注《南都賦》作「石流黃」，《吳普本草》、劉逵注《吳都賦》作「流黃」。

②味酸溫：《吳普本草》引《神農》作「咸，有毒」。

③疽痔：傅本《新修》、羅本《新修》、《香要鈔》作「疸痔」。

④堅筋骨，除頭禿：《新修》原無「骨」、「除」二字，據《證類》補。森本删去「骨」、「除」二字，並注云：「原有「骨」、「除」二字，今據《新修》、《香藥鈔》、《香要鈔》、《香字鈔》删正。」

⑤能化金、銀、銅、鐵奇物：《御覽》作「能作金銀物」。「銀銅」，《新修》顛倒。

⑥生東海牧羊山谷中：唐·李善注《文選·南都賦》引《本草經》曰同。

⑦磁石：《新修》、《本草和名》、《醫心方》、《和名類聚鈔》、森本、孫本、問本、王本、黄本、筠默本、蔡本作「慈石」，《一切經音義》作「磁石」。

⑧味辛寒：王本作「味辛，咸」。

⑨中：盧本作「腫」。

⑩洗洗酸痟：「洗洗」，王本作「洒洒」。「痟」，《大全》、萬曆《政和》、《綱目》、《本草經疏》、顧本、徐本作「消」。傅本、羅本《新修》、武本《新修》、玄《大觀》、柯《大觀》、成化《政和》、商務《政和》、人衛《政和》、《品彙》、《本經續疏》作「痟」。

一二八　凝水石

味辛，寒①。主治身熱，腹中積聚邪氣，皮中如火燒爛②，煩滿。水飲之，久服③不飢。一名白水石④。生常山山谷。

（《新修》頁50，劉《大觀》卷四頁29，柯《大觀》卷四頁26）

一二九　石膏

味辛，微寒。主治中風寒熱，心下逆氣⑤，驚喘，口幹舌焦不能息⑥，腹中⑦堅痛，除邪鬼⑧，產乳，金創⑨。生齊山山谷。

（《新修》頁48，劉《大觀》卷四頁18，柯《大觀》卷四頁16）

---

① 味辛寒：《吳普本草》引《神農》作「辛」。

② 皮中如火燒爛：《御覽》無此六字。「爛」，《證類》、《圖經衍義》、《綱目》、《品彙》、孫本、顧本、《本草經疏》、《本經疏證》皆無「爛」字。傅本、羅本《新修》、森本有「爛」字。

③ 久服：《御覽》無「久服」二字。

④ 白水石：傅本、羅本《新修》、武水《新修》作「泉」，其他各本皆作「白水」。從凝水石《別錄》文「一名寒水石，一名凌水石」情況看來，「泉」字似由「白水」筆誤所致。

⑤ 心下逆氣：《御覽》無「氣」字。

⑥ 口幹舌焦不能息：「舌焦」，孫本、問本、周本作「苦焦」。《御覽》無「舌」字。

⑦ 中：傅本、羅本《新修》無。

⑧ 除邪鬼：莫本注：「疑鬼字乃氣之誤。」

⑨ 創：《證類》、《千金翼》、《綱目》、《品彙》、顧本、《本草經解》、《本經疏證》作「瘡」。傅本、羅本《新修》、孫本、森本、黃本、問本、周本作「創」。

一三〇　陽起石

味咸，微溫①。主治崩中②，漏下③，破子臟中血④，癥瘕⑤，結氣，寒熱，腹痛，無子，陰陽痿不合⑥，補不足⑦。一名白石。生齊山山谷。

（《新修》頁48，劉《大觀》卷四頁31，柯《大觀》卷四頁27）

一三一　理石

味辛⑧，寒。主治身熱，利胃，解煩，益精，明目，破積聚，去三蟲⑨。一名立制石⑩。生漢中山谷。

（《新修》頁55，劉《大觀》卷四頁38，柯《大觀》卷四頁34）

①味咸微溫：《吳普本草》引《神農》作「酸，無毒」，《御覽》作「酸」。
②崩中：「中」字後，《御覽》有「補足內攣」四字。
③漏下：《御覽》移「漏下」二字，置「腹痛」之後。
④破子臟中血：「破子」，《御覽》無此二字。
⑤癥瘕：「癥」，《新修》原作「瘦」，據《千金翼》、《證類》改。《禦鑒》無「癥瘕」二字。
⑥陰陽痿不合：《證類》、《綱目》、《品彙》、《本草經疏》、《本經疏證》、孫本、顧本作「陰痿不起」。《御覽》作「陰陽不合」。傅本、羅本《新修》、森本作「陰陽痿不合」。應從《新修》等爲是。森本《考異》云：「陰字上，《頓醫鈔》有易字。合，《頓醫鈔》作發。」
⑦補不足：《御覽》無此三字。
⑧味辛：合肥版《綱目》、姜本作「味甘」。
⑨去三蟲：傅本、羅本《新修》原脫「三」字，據《千金翼》、《證類》補。「去」，合肥版《綱目》作「殺」。
⑩一名立制石：陶弘景注：「石膽，《仙經》一名立制石。」則立制石既是理石異名，又是石膽別名。

一三二　長石

味辛，寒①。主治身熱，四肢寒厥，利小便，通血脈，明目，去翳眇②，去三蟲③，殺蠱毒④。久服不飢。一名方石。生長子山谷。

（《新修》頁56，劉《大觀》卷四頁41，柯《大觀》卷四頁37）

一三三　鐵⑤

主堅肌，耐痛⑥。

一三四　鐵精⑦

平⑧。主明目⑨，化銅。

---

① 味辛寒：《綱目》、姜本作「味辛苦寒」。「寒」，《御覽》無「寒」字。

② 去翳眇：「去」，傅本《新修》、羅本《新修》作「目」。劉《大觀》、柯《大觀》、人衛《政和》作「去」。

③ 去三蟲：「去」，《證類》、《圖經衍義》、《品彙》、《綱目》、孫本、周本、黄本、問本、顧本皆作「下」，傅本《新修》、羅本《新修》、森本作「去」。

④ 蠱毒：《圖經衍義》作「蟲毒」。

⑤ 鐵：《説文》：「鐵，黑金。」古文作「銕」。森本把鐵、鐵精並在鐵落條下。孫本把鐵落、鐵並在鐵精條下。顧本將鐵列入下品。盧本鐵作「銕」。「鐵」，其後《綱目》、姜本有「氣味辛，平，有毒」。

⑥ 耐痛：《新修》原作「能痛」，據《千金翼》、《證類》改。

⑦ 鐵精：孫本將鐵落、鐵並在鐵精條下，森本將鐵精、鐵並在鐵落條下。顧本將鐵精列在下品。

⑧ 平：《新修》原脱，據《千金翼》、《證類》補。森本無「平」字。森本《考異》云：「平，係後人羼入，今據《新修》删正。」又「平」字下，《綱目》、姜本有「微溫」二字。《證類》對「微溫」二字作黑字《別録》文。

⑨ 明目：森本《考異》云：「《長生療養方》作「目明」。」

一三五　鐵落①

味辛，平②。主治風熱，惡瘡，瘍疽，瘡痂，疥氣在皮膚中。生牧羊平澤。

（《新修》頁75，劉《大觀》卷四頁34～36，柯《大觀》卷四頁30～32）

一三六　鉛丹③

味辛，微寒④。主治欬逆⑤，胃反，驚癇，癲疾，除熱，下氣。鍊化還成九光⑥。久服通神明⑦。生蜀郡平澤。

（《新修》頁75，劉《大觀》卷五頁11，柯《大觀》卷五頁8）

---

① 鐵落：王冰注《素問·病能論》引《神農本草經》作「鐵洛」，《和名類聚鈔》作「銕落」。

② 味辛平：《綱目》作「氣味辛平無毒」。王冰注《素問·病能論》引《神農本草經》作「味辛，微溫，平」。《本草經解》作「鐵衣，氣平，味辛、甘，無毒」。

③ 鉛丹：《說文》：「鉛，青金也。」「鉛」，傅本《新修》、羅本《新修》、《本草和名》、《醫心方》、《千金翼》、《御覽》、顧本、王本作「鈆」。鈆即鉛之異體。「鉛丹」，《新修》、《證類》、《綱目》、孫本、顧本、森本均列在下品。但本條文中有「久服通神明」（《御覽》作「久服成仙」），似屬上品，本書移入中品。

④ 味辛微寒：《綱目》作「氣味辛，微寒，無毒」。《日華子》作「涼，無毒」。

⑤ 欬逆：「欬」，《千金翼》、《證類》、《品彙》、《綱目》、顧本作「吐」。孫本、問本誤作「土」。《新修》、森本作「欬」。從《新修》爲正。

⑥ 九光：「九」，《新修》原誤作「丸」。據武本《新修》、《千金翼》、《證類》改。

⑦ 鍊化還成九光，久服通神明：以上十一字，森本無。「通神明」，《御覽》作「成仙」。

一三七　防風

味甘，溫①。主治大風頭眩痛，惡風，風邪，目盲無所見，風行週身，骨節疼痹②，煩滿③。久服輕身。一名銅芸④。生沙苑川澤。

（劉《大觀》卷七頁21，柯《大觀》卷七頁19，人衛《政和》頁179）

一三八　秦艽⑤

味苦，平⑥。主治寒熱邪氣，寒濕風痹，肢節痛，下水，利小便。生飛烏山谷。

（劉《大觀》卷八頁34，柯《大觀》卷八頁30，人衛《政和》頁203）

一三九　黃耆⑦

味甘，微溫⑧。主治癰疽，久敗瘡，排膿止痛，大風癩疾，五痔，鼠瘻，補虛，小兒百

---

① 味甘，溫：《吳普本草》引《神農》作『甘，無毒』。《本草經解》作『氣溫，味甘，無毒』。『溫』，其後《綱目》、孫本有『無毒』二字。《證類》對『無毒』二字作黑字《別錄》文。

② 痹：《綱目》、《本草經解》、徐本、《御覽》作『痛』。

③ 煩滿：《綱目》、《草本典》注爲《別錄》文。《本草經解》脫『煩滿』二字。《御覽》在『無所見』之後。

④ 一名銅芸：以上四字，《本經疏證》注爲《別錄》文。《水經注・涑水注》引《神農本草》：『地有固活、女疏、銅芸、紫苑之族也。』

⑤ 秦艽：敦煌本《集注・七情藥例》作『秦利』，《本草和名》、《醫心方》、《大觀》、《政和》作『艽』，《千金・七情藥例》、《千金翼》作『膠』。《玉篇》、孫本作『芁』。蕭炳《四聲本草》引《本草經》作『秦瓜』。則蕭炳所見《本草經》與陶氏所據非同一種本子。這也提示，陶作《集注》苞綜諸經時，未能把所有《本草經》內容全部收入《集注》中。

⑥ 味苦平：《綱目》作『氣味苦，平，無毒』。《日華子本草》作『苦，冷』。

⑦ 黃耆：《證類》、《綱目》、孫本、顧本列在上品。《本草經集注・七情藥例》、《醫心方・七情藥例》、森本列在中品，本書從《本草經集注》爲正。『黃耆』，《五十二病方》作『黃蓍』，又作『黃芪』。

⑧ 味甘，微溫：《綱目》作『根，氣味甘，微溫，無毒。白水者冷補』。

病。一名戴糝①。生蜀郡山谷。（劉《大觀》卷七頁16，柯《大觀》卷七頁15，人衛《政和》頁178）

一四〇　巴戟天②

味辛，微溫③。主治大風，邪氣，陰痿不起，強筋骨，安五臟，補中，增志，益氣。生巴郡山谷。（劉《大觀》卷六頁82，柯《大觀》卷六頁77，人衛《政和》頁165）

一四一　吴茱萸④

味辛，溫⑤。主溫中下氣，止痛，欬逆，寒熱⑥，除濕，血痹，逐風邪，開腠理⑦。根：殺三蟲⑧。一名藙⑨。生上谷川谷。（《新修》頁131，劉《大觀》卷十三頁12，柯《大觀》卷十三頁8）

---

① 戴糝：《五十二病方》作「戴𥻨」。
② 巴戟天：《證類本草》原列在上品，森本列在下品。但本條文中有「補中」、「益氣」無「久服輕身，延年不老」等語，故移入中品。《千金·七情藥例》作「巴戟」，蔡本作「巴蕺天」。
③ 味辛微溫：《綱目》、姜本作「味辛甘，微溫，無毒」。
④ 吴茱萸：《食療本草》、《御覽》引《本草經》、《經典釋文·爾雅音義》引《本草》作「茱萸」。《五十二病方》作「朱臾」，又作「樹臾」。
⑤ 味辛溫：《綱目》作「辛，溫，有小毒」。
⑥ 欬逆，寒熱：《綱目》、《本草經解》在「開腠理」之後。
⑦ 開腠理：「開」，《御覽》作「間」。
⑧ 殺三蟲：「殺」，《御覽》作「去」。「蟲」字後，《御覽》有「久服輕身」四字。
⑨ 一名藙：《綱目》、姜本無。《經典釋文·爾雅音義》引《本草》、《說文》、《爾雅》作「樧」，《五十二病方》作「殺本」。

一四二　黃連①

味苦，寒②。主治熱氣③，目痛，眥傷，泣出④，明目，腸澼，腹痛，下痢，婦人陰中腫痛。久服令人不忘。一名王連⑤。生巫陽川谷。

（劉《大觀》卷七頁9，柯《大觀》卷七頁8，人衛《政和》頁175）

一四三　五味子⑥

味酸，溫⑦。主益氣，欬逆上氣，勞傷羸瘦，補不足，強陰，益男子精。生齊山山谷。

（劉《大觀》卷七頁40，柯《大觀》卷七頁36，人衛《政和》頁185）

一四四　決明子⑧

味咸，平⑨。主治青盲，目婬膚、赤白膜，眼赤痛⑩，淚出。久服益精光⑪，輕身。生龍門

---

① 黃連：『連』，《藝文類聚》、《長生療養方》作『蓮』。
② 味苦，寒：《吳普本草》引《神農》作『苦，無毒』。
③ 熱氣：《藝文類聚》無『氣』字。
④ 泣出：《千金翼》、《本草經疏》、合肥版《綱目》、《本草經解》、徐本作『淚出』。
⑤ 一名王連：《御覽》引《本經》置『黃連』之後。
⑥ 五味子：《爾雅》：『菋，荎藸。』郭璞注：『五味也。』《本草和名》、《醫心方》、《吳普本草》、敦煌本《集注・七情藥例》、《御覽》引《本草經》、森本、筠默本、《抱樸子・仙藥篇》俱作『五味』。
⑦ 味酸溫：《五行大義》引《本草》作『味酸』。《唐本草》注：『五味：皮肉甘、酸，核中辛、苦。都有咸味。』
⑧ 決明子：《爾雅》作『薢茩，芵茪』，《御覽》作『草決明』，《醫心方》、《本草和名》、森本作『決明』。
⑨ 味咸平：《御覽》引《本草經》『草決明味咸』。
⑩ 目赤痛：《綱目》無『痛』字。
⑪ 久服益精光：《御覽》引《本草經》作『理目球精』。

川澤。

（劉《大觀》卷七頁34，柯《大觀》卷七頁31，人衛《政和》頁183）

一四五　芍藥①

味苦，平②。主治邪氣腹痛，除血痹，破堅積，寒熱，疝瘕③，止痛，利小便，益氣。生中嶽川谷。

（劉《大觀》卷八頁25，柯《大觀》卷八頁22，人衛《政和》頁201）

一四六　桔梗④

味辛，微溫⑤。主治胸脅痛如刀刺⑥，腹滿⑦，腸鳴幽幽⑧，驚恐悸氣⑨。生嵩高山谷。

（劉《大觀》卷十頁25，柯《大觀》卷十頁20，人衛《政和》頁249）

---

① 芍藥：敦煌本《集注·七情藥例》、《醫心方》、森本、曹本、筠默本作「勺藥」，《萬安方》作「芍茉」，《廣雅》作「孿夷」。《藝文類聚》引《本草經》有「一名白犬」。《五十二病方》作「芍樂」。

② 味苦，平：《本草經解》作「氣平，味苦，無毒」。《綱目》作「味苦，平，無毒」。《大觀》、孫本、森本、顧本作「味苦，平」。成化《政和》、萬曆《政和》、商務《政和》、人衛《政和》、《圖考長編》作「味苦」。《御覽》作「味苦，辛」。《吳普本草》引《神農》作「苦」。

③ 疝瘕：《御覽》無「疝」字。

④ 桔梗：《說文》、森本作「桔」，《爾雅》作「苨」，《廣雅》作「犂如」。《綱目》在桔梗釋名下，增薺苨，注出《本經》。莫本取犂如、薺苨爲《本經》文。

⑤ 味辛，微溫：《吳普本草》引《神農》作「苦，無毒」。

⑥ 胸脅：《品彙》作「胸膈」。森本《考異》云：「脅，《長生療養方》作腹。」

⑦ 腹滿：《御覽》無。

⑧ 幽幽：《御覽》無。

⑨ 驚恐悸氣：《御覽》作「驚悸」。

一四七　芎藭①

味辛，溫②。主治中風入腦頭痛③，寒痹，筋攣緩急④，金創，婦人血閉無子。生武功川谷。

（劉《大觀》卷七頁7，柯《大觀》卷七頁6，人衛《政和》頁174）

一四八　藁本⑤

味辛，溫⑥。主治婦人疝瘕，陰中寒、腫痛，腹中急。除風頭痛，長肌膚，悅顏色⑦。一名鬼卿，一名地新⑧。生崇山山谷。

（劉《大觀》卷八頁71，柯《大觀》卷八頁60，人衛《政和》頁212）

---

① 芎藭：《說文》作「营」，敦煌本《集注·七情藥例》作「穹藭」，《左傳》作「鞠窮」，《五十二病方》行作「麋蕪本」。郭璞注《山海經》云：「芎藭，一名江籬。」
② 味辛，溫：《吳普本草》引《神農》作「辛，無毒」。
③ 入腦頭痛：《御覽》作「入頭腦痛」。
④ 筋攣緩急：「筋」，《御覽》無。
⑤ 藁本：《山海經》作「藁茇」，敦煌本《集注·七情藥例》作「膏本」，《萬安方》、《醫心方》作「蒿本」，孫本、周本、筠默本作「槀本」，《廣雅》作「山茝」。樊光注《爾雅》云：「藁本，一名麋蕪。」
⑥ 味辛溫：《綱目》作「辛，溫，無毒」。
⑦ 悅顏色：「悅」，孫本、問本、周本作「說」。
⑧ 地新：江西版《綱目》、姜本作「鬼新」。

一四九　景天①

味苦，酸②，平。主治大熱，火瘡，身熱煩，邪惡氣。花③：主治女人漏下赤白，輕身，明目④。一名戒火，一名愼火⑤。生太山川谷。

（劉《大觀》卷七頁47，柯《大觀》卷七頁43，人衛《政和》頁187）

一五〇　葛根⑥

味甘，平⑦。主治消渴，身大熱，嘔吐，諸痹，起陰氣，解諸毒⑧。葛穀⑨：治下痢⑩十歲已上。一名雞齊根⑪。生汶山川谷。

（劉《大觀》卷八頁9，柯《大觀》卷八頁8，人衛《政和》頁196）

---

① 景天：同名異物有二，一是螢火的異名，《藝文類聚》引《吳普本草》：『螢火，一名景天。』二是本條的正名。《五十二病方》有景天。

② 酸：劉《大觀》、柯《大觀》、《大全》作白字《本經》文。人衛《政和》、商務《政和》對『酸』字作黑字《別錄》文，從《大觀》爲正。

③ 花：孫本、問本、周本、黄本作『華』。

④ 輕身，明目：《御覽》作『明目，輕身』。

⑤ 一名愼火：《御覽》無。但《御覽》引《本草經》有『一名水母』。《大觀》、《政和》、《千金翼》無『一名水母』。

⑥ 葛根：『葛』，《本草和名》、《醫心方》作『葛』，敦煌本《集注·七情藥例》作『葛』。《綱目》以『葛』爲正名，無『根』字。

⑦ 味甘平：《吳普本草》引《神農》作『甘』。《綱目》、姜本作『甘、辛，平，無毒』。

⑧ 解諸毒：《御覽》作『解毒』。

⑨ 葛穀：《唐本草》注：『葛穀，即是實爾。』『穀』，其後，《綱目》、姜本有『味甘，平』。

⑩ 下痢：孫本、問本、王本、黄本、森本、莫本作『下利』。

⑪ 雞齊根：《綱目》無『根』字。

一五一　知母①

味苦，寒②。主治消渴，熱中，除邪氣，肢體浮腫，下水，補不足，益氣。一名蚳母③，一名連母，一名野蓼④，一名地參、一名水參，一名水浚⑤，一名貨母，一名蝭母⑥。生河內川谷。

（劉《大觀》卷八頁40，柯《大觀》卷八頁34，人衛《政和》頁205）

一五二　貝母⑦

味辛⑧，平。主治傷寒，煩熱，淋瀝，邪氣，疝瘕，喉痹，乳難，金創，風痙。一名空草⑨。生晉地。

（劉《大觀》卷八頁43，柯《大觀》卷八頁36，人衛《政和》頁205）

---

① 知母：《爾雅》：「蕁，莐藩。」《範子計然》作「提母」，《玉篇》作「䓅母」。《說文》：「芪，芪母。」

② 味苦寒：《吳普本草》引《神農》作「無毒」。

③ 蚳母：《說文》作「芪母」。莫本注：「蚳母，即蝭母。古者是、氏通用。」

④ 野蓼：《綱目》注爲《別錄》文。

⑤ 水浚：「浚」，萬曆《政和》、《本經疏證》作「浽」。莫本注：「浚，當即濅字之誤。」

⑥ 蝭母：《吳普本草》作「提母」，《玉篇》作「䓅母」。《綱目》云：「蝭母：蝭音匙，又音提，或作䓅。」

⑦ 貝母：《爾雅》、《說文》作「莔」，《毛詩》作「虻」，《廣雅》作「貝父，藥實」。

⑧ 味辛平：《本草經解》作「氣平，味甘、辛，無毒」。「平」字後，《綱目》、《本經疏證》有「無毒」二字。《證類》對此二字作黑字《別錄》文。

⑨ 空草：合肥版《綱目》注爲《別錄》文。

一五三　栝樓①

味苦，寒②。主治消渴，身熱煩滿，大熱，補虛，安中，續絕傷。一名地樓③。生弘農川谷。

（劉《大觀》卷八頁12，柯《大觀》卷八頁10，人衛《政和》頁197）

一五四　丹参④

味苦，微寒⑤。治心腹邪氣，腸鳴幽幽如走水，寒熱，積聚，破癥，除瘕，止煩滿，益氣。一名郄蟬草⑥。生桐栢山川谷。

（劉《大觀》卷七頁36，柯《大觀》卷七頁32，人衛《政和》頁183）

① 栝樓：《毛詩》、《爾雅》作「果蠃」，《呂氏春秋》作「王善」，高誘注：「王善，瓝瓠也。」《說文》作「萿，萿蔞」。《千金·七情藥例》作「菰瓠」，《大觀》、《政和》、孫本、問本、顧本作「栝樓根」。《吳普本草》、《本草和名》、《醫心方》、《御覽》、森本、《綱目》俱作「栝樓」，無「根」字。

② 味苦寒：《綱目》作「氣味苦，寒，無毒」。

③ 地樓：《經典釋文·爾雅音義》引《本草》作「他樓」。

④ 丹参：「参」，敦煌本《集注》作「条」，《說文》作「蔆」。蔡本從《說文》作「丹蔆」。《綱目》云：「丹参入心曰赤参。」

⑤ 味苦微寒：《吳普本草》引《神農》作「苦，無毒」。

⑥ 郄蟬草：《廣雅》作「卻蟬」。「郄」，《吳普本草》、孫本、森本、問本、黄本、周本作「卻」。

一五五　厚朴①

味苦，溫②。主治中風，傷寒，頭痛，寒熱③，驚悸氣④，血痹，死肌，去三蟲⑤。生交阯。

（《新修》頁125，劉《大觀》卷十三頁28，柯《大觀》卷十三頁23）

一五六　竹葉⑥

味苦，平⑦。主⑧治欬逆上氣，溢筋急⑨，惡瘍，殺小蟲。根：作湯，益氣，止渴，補虛，下氣⑩。汁：治風痓⑪，痹⑫。實：通神明，輕身，益氣。生益州。

（《新修》頁127，劉《大觀》卷十三頁8，柯《大觀》卷十三頁5）

---

① 厚朴：《說文》作『朴，木皮也』，《廣雅》作『重皮』。
② 味苦溫：《吳普本草》引《神農》作『苦，無毒』。《本草經解》作『氣溫，味苦，無毒』。
③ 頭痛寒熱：《御覽》無『頭痛寒』三字。
④ 驚悸氣：《御覽》無此三字，《新修》、森本無『悸』字。
⑤ 去三蟲：《御覽》作『去蟲』。
⑥ 竹葉：《說文》、《綱目》作『竹』。《新修》、《醫心方》作『竹葉芹竹葉』，《千金翼》、《長生療養方》、蔡本作『篁竹葉』。《萬安方》作『竹葉』。《五十二病方》作『秋竹』。
⑦ 味苦平：《新修》作『味辛平』。《千金翼》、柯《大觀》、劉《大觀》、人衛《政和》作『味苦平』。
⑧ 主：其後，《本草經疏》有『胸中痰熱』四字。
⑨ 溢筋急：傅本《新修》、羅本《新修》作『溢筋』。
⑩ 下氣：傅本《新修》、羅本《新修》作『氣』，無『下』字。
⑪ 風痓：《綱目》注『風痓』爲《別錄》文。『痓』，盧本、顧本、森本作『痙』。
⑫ 痹：《大觀》、《政和》、《綱目》、諸家輯本俱無『痹』字，傅本《新修》、羅本《新修》、森本有『痹』字。

一五七　玄參①

味苦，微寒②。主治腹中寒熱積聚③，女子產乳餘疾④，補腎氣，令人目明⑤。一名重臺⑥。生河間川谷。

（劉《大觀》卷八頁30，柯《大觀》卷八頁27，人衛《政和》頁203）

一五八　沙參⑦

味苦，微寒⑧。主治血積⑨，驚氣，除寒熱，補中，益肺氣。久服利人⑩。一名知母⑪。生河內川谷。

（劉《大觀》卷七頁53，柯《大觀》卷七頁48，人衛《政和》頁189）

①玄參：敦煌本《集注·七情藥例》作「糸」。《說文》作「蘐」，蔡本從《說文》作「玄蘐」。
②味苦微寒：《吳普本草》引《神農》作「苦，無毒」。
③積聚：《御覽》無此二字。
④女子產乳餘疾：《御覽》作「女子乳」。
⑤目明：《綱目》、姜本、《圖考長編》作「明目」。
⑥一名重臺：《吳普本草》有此四字。王本無此四字。
⑦沙參：敦煌本《集注·七情藥例》作「沙糸」，《吳普本草》、《範子計然》作「白沙參」。「參」，《說文》作「蘐」。蔡本從《說文》作「沙蘐」。《廣雅》作「苦心」。
⑧味苦微寒：《吳普本草》引《神農》作「無毒」。
⑨血積：江西版《綱目》、《本草經解》、盧、蕫、莫諸本作「血結」。
⑩久服利人：《綱目》、《草木典》注爲《別錄》文。《證類》、孫本、森本、顧本作白字《本經》文。
⑪知母：此二字，既是沙參別名，又是另一藥知母條的正名。

一五九　苦參①

味苦，寒②。主治心腹結氣，癥瘕，積聚，黄疸，溺有餘瀝，逐水，除癰腫，補中，明目，止淚。一名水槐，一名苦蘵③。生汝南山谷。

（劉《大觀》卷八頁16，柯《大觀》卷八頁14，人衛《政和》頁198）

一六〇　續斷④

味苦，微温⑤。治傷寒⑥，補不足，金創，癰傷⑦，折跌，續筋骨，婦人乳難⑧。久服益氣力⑨。一名龍豆⑩，一名屬折⑪。生常山山谷。

（劉《大觀》卷七頁26，柯《大觀》卷七頁24，人衛《政和》頁181）

---

① 苦參：敦煌本《集注·七情藥例》作『糸』，《説文》作『蓡』，蔡本從《説文》作『苦蓡』。
② 味苦寒：《綱目》作『氣味苦，寒，無毒』。
③ 苦蘵：既是苦參異名，又是酸漿、敗醬的别名。
④ 續斷：《廣雅》作『裵』。《大觀》、《政和》、孫本、森本、周本作『續斷』。《本草和名》、《醫心方》、《萬安方》、敦煌本《集注·七情藥例》、《千金·七情藥例》作『續斷』。《五十二病方》作『續𢇍根』。《唐本草》、《證類本草》均在上品。敦煌本《集注序録》七情畏惡藥列在中品，傅本、羅本《新修》桑寄生條陶弘景注云：『按《本經》續斷列中品藥。』且無『久服輕身益氣延年不老』。據此本書移入中品。
⑤ 味苦微温：《綱目》引吳普曰『《神農》苦，無毒』。
⑥ 傷寒：《本草經疏》、《本草經解》、《圖考長編》作『傷中』。
⑦ 癰傷：《綱目》、《本草經解》、《圖考長編》作『癰瘍』，盧本、過本、莫本同。
⑧ 乳難：其下《御覽》有『崩中漏血』。
⑨ 益氣力：《御覽》作『益力』。
⑩ 龍豆：合肥版《綱目》注爲《别録》文。
⑪ 一名屬折：《御覽》無此文。

一六一　枳實

味苦，寒①。主治大風在皮膚中，如麻豆苦癢，除寒熱，熱結②，止痢③，長肌肉，利五臟，益氣，輕身。生河内川澤。

（《新修》頁128，劉《大觀》卷十三頁25，柯《大觀》卷十三頁21）

一六二　山茱萸④

味酸，平⑤。主治心下邪氣，寒熱，溫中，逐寒濕痹⑥，去三蟲。久服輕身。一名蜀棗⑦。生漢中山谷。

（《新修》頁129，劉《大觀》卷十三頁34，柯《大觀》卷十三頁29）

①味苦，寒：《吳普本草》引《神農》作「苦」。《本草經解》作「氣寒，味苦，無毒」。
②除寒熱，熱結：《證類》、《綱目》、《本經疏證》、孫本、《圖考長編》、顧本作「除寒熱結」。羅本、傅本《新修》、森本作「除寒熱，熱結」。從《新修》爲正。
③痢：傅本《新修》、羅本《新修》、孫本、問本、黄本、王本、姜本、森本作「利」，《御覽》引《本草經》同。《大觀》、《政和》、《綱目》作「痢」。
④山茱萸：古本《本經》原作「茱萸」，陶氏《集注》訂正爲「山茱萸」。
⑤味酸平：《吳普本草》引《神農》作「酸，無毒」。「味酸」，《御覽》無此二字。
⑥寒濕痹：「寒」字後，傅本、羅本《新修》原衍「溫」字，據《證類》删。《御覽》脱「痹」字。
⑦蜀棗：《御覽》、《綱目》、姜本作「蜀酸棗」。按《御覽》引《本草經》曰：「山茱萸，一名蜀酸棗，平。」筆者懷疑「酸棗」恐顛倒之誤，應爲「山茱萸，一名蜀棗，酸，平」。

一六三　桑根白皮①

味甘，寒②。主治傷中，五勞，六極，羸瘦，崩中，脈絶③，補虛，益氣④。葉⑤：主除寒熱，出汗。桑耳：黑者⑥，主女子漏下赤白汁⑦，血病⑧癥瘕，積聚，腹痛⑨，陰陽⑩寒熱，無子。五木耳：名檽。益氣，不飢，輕身，強志。生犍爲山谷。

（《新修》頁141，劉《大觀》卷十三頁4，柯《大觀》卷十三頁1）

---

① 桑根白皮：《説文》、《綱目》作「桒」。傅本《新修》、羅本《新修》、《本草和名》、《醫心方》、敦煌本《集注·七情藥例》、《千金·七情藥例》作「桒根白皮」。《五十二病方》有「桑汁、桑薪」。
② 味甘寒：《綱目》作「氣味甘，寒，無毒」。
③ 脈絶：《綱目》、《本草經解》、姜本作「絶脈」。
④ 補虛，益氣：王本作「補益虛氣」。
⑤ 葉：其下，《綱目》、姜本有「氣味苦，甘，寒，有小毒」。
⑥ 桑耳，黑者：《本經續疏》注爲《別録》文。
⑦ 女子漏下赤白汁：「子」，《綱目》作「人」。「汁」，《本草經疏》作「沃」。
⑧ 血病：傅本《新修》、羅本《新修》無「病」字。
⑨ 腹痛：《證類》、《千金翼》、《本草經疏》、《品彙》、《綱目》、《圖考長編》、顧本、黄本、周本、《本經續疏》作「陰痛」。孫本、問本作「陰補」。《新修》、森本作「腹痛」。從《新修》爲正。
⑩ 陰陽：《本經續疏》注：「陽，當作傷。」姜本注：「陽，當作瘍。」

一六四　松蘿①

味苦，平②。主瞋怒，邪氣，止虛汗，出風頭③，女子陰寒、腫痛④。一名女蘿⑤。生熊耳山川谷⑥。

（《新修》頁143，劉《大觀》卷十三頁47，柯《大觀》卷十三頁39）

按語：本條正名松蘿爲漢代用名，其異名女蘿爲先秦《毛詩》用名。本條不以先秦女蘿爲正名，反把先秦用名降爲異名。説明《本經》非先秦時書，而是漢代人所寫。漢代人寫本草，以當時通行名爲正名，將先秦時用名降爲異名。

---

① 松蘿：《毛詩》、《廣雅》作『女蘿』，本條以女蘿爲異名。孫本、問本、黄本、筠默本作『松羅』。《御覽》引《吴普本草》：『菟絲實一名松蘿。』則松蘿既是本條正名，又是菟絲實的别名。

② 味苦平：《綱目》作『氣味苦、甘，平，無毒』。王本作『味苦、甘』。

③ 出風頭：《證類》、《綱目》、《品彙》、《圖考長編》、孫本、顧本作『頭風』。傅本、羅本《新修》、森本作『出風頭』。從《新修》爲正。

④ 陰寒腫痛：莫本注：『寒，當爲塞。』『痛』，孫本、黄本、問本、周本作『病』。

⑤ 女蘿：《綱目》注爲《别録》文。《大觀》、《政和》、諸家輯作《本經》文。

⑥ 生川谷：孫本作『生山谷』。《新修》、《證類》、森本作『生川谷』。從《新修》爲正。

一六五　白棘①

味辛，寒②。主治心腹痛③，癰腫，潰膿④，止痛⑤。一名棘鍼⑥。生雍州川谷。

（《新修》頁143，劉《大觀》卷十三頁41，柯《大觀》卷十三頁34）

一六六　狗脊⑦

味苦，平⑧。主治腰背強⑨，關機⑩緩急，周痹⑪，寒濕膝痛，頗利老人⑫。一名百枝⑬。生常山川谷。

（劉《大觀》卷八頁51，柯《大觀》卷八頁44，人衛《政和》頁207）

① 白棘：《說文》：「棘，小棗叢生。」《爾雅》：「髦，顛棘。」孫炎注：「一名白棘。」
② 味辛寒：《綱目》作「氣味辛，寒，無毒」。
③ 心腹痛：傅本《新修》、羅本《新修》作「心痛」，無「腹」字。
④ 潰膿：《大全》、孫本、問本誤作「濆膿」。
⑤ 痛：其後，合肥版《綱目》有「決刺結」三字，並注爲《本經》文。《證類》對此三字作墨字《別錄》文。
⑥ 一名棘針：《綱目》、姜本注爲《別錄》文。
⑦ 狗脊：《廣雅》作「菝絜」，《玉篇》作「菝葀」，敦煌本《集注·七情藥例》、《千金·七情藥例》、《醫心方》作「猗脊」。
⑧ 味苦平：《吳普本草》引《神農》作「苦」。
⑨ 腰背強：「腰」，《御覽》作「要」。「背」，莫本作「脊」。「強」，《長生療養方》作「張」。
⑩ 關機：《本草經疏》、顧本、盧本、莫本作「機關」。「關」，《御覽》作「開」。
⑪ 周痹：《御覽》作「風痹」。
⑫ 頗利老人：《御覽》無「頗」。
⑬ 枝：《御覽》作「丈」。

一六七　萆薢①

味苦，平②。主治腰背痛③，強骨節，風寒濕周痹，惡瘡不瘳，熱氣。生真定山谷。

（劉《大觀》卷八頁75，柯《大觀》卷八頁64，人衛《政和》頁213）

一六八　石韋

味苦，平④。主治勞熱，邪氣，五癃閉不通，利小便水道。一名石韀⑤。生華陰山谷。

（劉《大觀》卷八頁72，柯《大觀》卷八頁61，人衛《政和》頁212）

一六九　通草⑥

味辛，平⑦。主去惡蟲⑧，除脾胃寒熱，通利⑨九竅，血脈，關節，令人不忘⑩。一名附支⑪。

---

① 萆薢：《本草和名》、《醫心方》、森本、狩本、筠默本作「萆解」。本條，合肥版《綱目》注爲《別錄》文。
② 味苦，平：《綱目》作「氣味苦，平，無毒」。
③ 腰背痛：合肥版《綱目》、姜本作「腰脊痛」。《大全》作「腰皆痛」。
④ 味苦，平：《綱目》作「氣味苦，平，無毒」。姜本作「辛，平」。
⑤ 石韀：《綱目》缺《本經》標注。「韀」，莫本作「韈」。
⑥ 通草：此條藥名雖是「通草」，而條文內容实指木通。《綱目》、《草木典》、《圖考長編》仍沿舊例。《品彙》、《本草經解》已改舊例，此條就以木通爲藥名；在通脫木條，以通草爲藥名。
⑦ 味辛平：《吳普本草》引《神農》作「辛」，《醫心方》卷三十作「甘」。
⑧ 去惡蟲：《綱目》、《本草經解》在「令人不忘」之後。
⑨ 通利：《御覽》無「通」字。
⑩ 令人不忘：《御覽》無「令人」二字。
⑪ 一名附支：《吳普本草》云：「蓪草，一名附支。」《廣雅》：「附支，通草也。」

生石城山谷。（劉《大觀》卷八頁24，柯《大觀》卷八頁21，人衛《政和》頁200）

一七〇 瞿麥①

味苦、寒②。主治關格，諸癃結，小便不通，出刺，決癰腫，明目去翳，破胎墮子，下閉血③。一名巨④句麥。生太山川谷。（劉《大觀》卷八頁29，柯《大觀》卷八頁25，人衛《政和》頁202）

一七一 莨菪子⑤

味苦，寒⑥。主治齒痛出蟲，肉痹拘急，使人健行，見鬼。多食令人狂走。久服輕身，走及

---

① 瞿麥：《爾雅》作「大菊，蘧麥」。《説文》作「蘧，蘧麥」。《千金·七情藥例》作「蘧麥」。《萬安方》作「矍麥」。《大觀》、《政和》、諸家輯本作「瞿麥」。敦煌本《集注·七情藥例》、《醫心方》作「瞿麥」。

② 味苦寒：《綱目》作「氣味苦，寒，無毒」。

③ 下閉血：顧本脱「下」字。

④ 巨：《本草和名》作「呂」。

⑤ 莨菪子：敦煌本《新修》、《和名類聚鈔》、森本、筠默本作「莨蓎」。《大觀》、《政和》、《綱目》、《本草拾遺》、《藥性論》作「莨菪」。孫本、問本、黄本、周本作「莨蕩子」。《史記·淳於意傳》作「莨礍」。《廣雅》作「葱萍，蔺礍」。陶弘景注：「今方家多作狼蓎。」敦煌本《新修》、森本原列在下品。因本條文中有「久服輕身」等語，故移入中品。

⑥ 味苦寒：《綱目》作「苦、寒，有毒」，姜本作「苦，寒，無毒」。

奔馬，強志，益力，通神①。一名行唐②。生海濱川谷。

（敦煌本《新修》，劉《大觀》卷十頁26，柯《大觀》卷十頁22）

一七二　秦皮③

味苦，微寒④。主治風寒濕痹⑤，洗洗寒氣⑥，除熱，目中青翳，白膜⑦。久服頭不白，輕身。生廬江川谷。

（《新修》頁132，劉《大觀》卷十三頁31，柯《大觀》卷十三頁26）

一七三　蜀椒⑧

味辛，溫⑨。主治邪氣欬逆，溫中，逐骨節皮膚死肌，寒濕⑩痹痛，下氣。久服之頭不白，

---

① 通神：《綱目》將上文「見鬼」二字，移置「通神」之後。

② 一名行唐：敦煌本《新修》對此四字作朱書《本經》文，但現存各種古本草皆作《別錄》文。現存各種本草注「一名橫唐」爲《本經》文，但敦煌本《新修》對「一名橫唐」作墨書《別錄》文。

③ 秦皮：《説文》作「梣，青木皮」。《淮南子·俶真訓》作「梣木」。《吳普本草》作「岑皮」。《大觀》、《政和》、諸輯本作「秦皮」。孫星衍認爲，本條是後人以俗稱改稱秦皮，當以岑皮才是。

④ 味苦微寒：《吳普本草》引《神農》作「酸，無毒」。「微寒」，森本《考異》云：「《長生療養方》無微字」。

⑤ 風寒濕痹：《御覽》作「風濕痹」。

⑥ 洗洗寒氣：《御覽》無「洗洗」二字。

⑦ 除熱，目中青翳白膜：《御覽》無「白膜」二字。森本《考異》云：「《長生療養方》作「除目翳膜」」。

⑧ 蜀椒：敦煌本《集注·七情藥例》、《本草和名》、《醫心方》、傅本《新修》、羅本《新修》作「蜀枡」。孫本、問本作「蜀茱」。《爾雅》作「茱」。《千金·七情藥例》作「榝」。陸璣云：「蜀人作茶」。《五十二病方》作「蜀焦」。郭璞注《爾雅》作「榝」。「蜀椒」，《唐本草》、《證類》、《綱目》、孫本、顧本、森本列入下品。但蜀椒條有「久服之頭不白，輕身，增年」等語，雖不能列入上品，應改列中品。

⑨ 溫：《千金·食治》、《醫心方》作「大熱」。

⑩ 寒濕：金陵版《綱目》作「寒熱」，《醫心方》作「寒溫」。

輕身，增年。生武都川谷。

（《新修》頁154，劉《大觀》卷十四頁6，柯《大觀》卷十四頁4）

一七四　白芷①

味辛，溫②。主治女人③漏下赤白，血閉，陰腫④，寒熱，風頭⑤侵目淚出⑥，長肌膚⑦潤澤⑧，可作面脂。一名芳香。生河東川谷。

（劉《大觀》卷八頁44，柯《大觀》卷八頁38，人衛《政和》頁206）

一七五　杜若⑨

味辛⑩，微溫。主治胸脅下逆氣，溫中，風入腦戶，頭腫痛、多涕、淚出⑪。久服益精，

---

① 白芷：《楚辭》、《山海經·西山經·號山》、《淮南子·修務訓》作『藥』。芷：敦煌本《集注·七情藥例》作『芯』。《五十二病方》372行、《說文》、孫本、問本、黃本、周本作『茝』。金陵版《綱目》作『茝』。

② 味辛溫：《綱目》作『氣味辛，溫，無毒』。

③ 人：森本《考異》云：『人，《香字鈔》、《香藥鈔》作「子」。』

④ 腫：其後，《香字鈔》、《香藥鈔》有『痛』字。

⑤ 風頭：《綱目》、姜本、《圖考長編》、《本草經解》作『頭風』。

⑥ 淚出：《香字鈔》、《香藥鈔》作『泣出』。

⑦ 長肌膚：『膚』，《本草經解》作『肉』。

⑧ 潤澤：『澤』字後，《綱目》、《本草經解》有『顏色』二字。並注爲《本經》文。《證類》對『顏色』二字注爲黑字《別錄》文。『潤澤』，姜本作『潤顏色』。

⑨ 杜若：《爾雅》作『杜，土鹵』。《山海經·西山經》作『杜衡』。《說文》作『杜，杜若』。《五十二病方》有白衡。

⑩ 味辛：《長生療養方》作『苦』。

⑪ 多涕淚出：金陵版、合肥版《綱目》、姜本作『涕淚』。

明目①，輕身②。一名杜衡③。生武陵川澤。

（劉《大觀》卷七頁51，柯《大觀》卷七頁46，人衛《政和》頁189）

一七六　黄蘗④

味苦，寒⑤。主治五臟腸胃中結氣熱⑥，黄疸，腸痔，止泄痢，女子漏下赤白，陰陽⑦蝕瘡⑧。一名檀桓⑨。生漢中山谷。

（《新修》頁110，劉《大觀》卷十二頁28，柯《大觀》卷十二頁24）

---

① 益精明目：《藝文類聚》、《香藥鈔》作「益氣」。
② 身：其後，《綱目》、姜本、莫本有「令人不忘」四字，並注爲《本經》文。其他各本注爲《别録》文。
③ 杜衡：《藝文類聚》、《本草和名》作「杜蘅」，王本作「土蘅」。
④ 黄蘗：《説文》、《説文系傳通釋》作「檗，黄木」。《綱目》、《廣雅》作「檗木」。傅本《新修》、羅本《新修》、劉《大觀》、柯《大觀》、《政和》、問本、孫本、森本、顧本作「蘗木」。《本草經集注》、《圖考長編》、《長生療養方》、《千金·七情藥例》作「黄蘗」。
⑤ 味苦寒：《綱目》作「氣味苦，寒，無毒」。
⑥ 結氣熱：《證類》、《品彙》、《綱目》、孫本、問本、周本、黄本、顧本、《圖考長編》、《本草經疏》、《本經疏證》無「氣」字。羅本、傅本《新修》、《千金翼》、森本有「氣」字。《千金翼》作「結熱氣」。
⑦ 陰陽：《證類》、《品彙》、《綱目》、《千金翼》、《本草經疏》、《本草經疏》、《本草經解》作「陰傷」。顧本作「陰陽傷」。羅本、傅本《新修》、孫本、森本、姜本作「陰陽」。
⑧ 蝕瘡：「瘡」，人衛《政和》作白字《本經》文。劉《大觀》、《紹興本草》訛爲墨書《别録》文。狩本無「瘡」字。
⑨ 一名檀桓：《綱目》、姜本作「根名檀桓」。「檀」，《本草和名》作「檀」。「桓」，劉《大觀》、柯《大觀》作「桓」。

一七七　淮木①

味苦，平②。主治久欬上氣，傷中③，虛羸，女子陰蝕，漏下，赤白沃④。一名百歲城⑤中木。生晉陽平澤⑥。

（《新修》頁365，劉《大觀》卷三十頁20，柯《大觀》卷三十頁16）

一七八　白薇⑦

味苦⑧，平。主治暴中風，身熱，肢滿⑨，忽忽不知人，狂惑邪氣，寒熱酸疼⑩，溫瘧洗洗，發作有時⑪。生平原川谷。

（劉《大觀》卷八頁77，柯《大觀》卷八頁66，人衛《政和》頁213）

---

① 淮木：孫本列在上品，按淮木條中無「久服輕身益氣，不老延年」等語，似不能列在上品。森本、顧本列在下品，因淮木條中有治「羸虛」，符合中品定義，應列入中品。

② 味苦平：《吳普本草》引《神農》作「無毒」。「淮」，莫本注：「淮，當爲準。」

③ 傷中：孫本、問本、周本、黄本作「腸中」。

④ 婦子陰蝕，漏下，赤白沃：金陵版《綱目》、合肥版《綱目》注爲《別錄》文，《大觀》、《政和》注爲《本經》文。

⑤ 城：傅本《新修》、羅本《新修》無。

⑥ 生平澤：孫本作「生山谷」。《證類》、森本作「生平澤」。

⑦ 白薇：合肥版《綱目》白薇條的釋名下，有「春草」二字，注爲《本經》文。《證類》「春草」作《別錄》文。「薇」，敦煌本《集注·七情藥例》作「薇」。《本草和名》、《醫心方》、《千金·七情藥例》作「薇」。

⑧ 苦：其下，《綱目》、姜本、王本有「鹹」字。

⑨ 肢滿：王本作「腹滿」。

⑩ 疼：孫本、問本作「痠」。

⑪ 時：其後，柯《大觀》、《紹興本草》有「療」字作白字《本經》文。按：「療」應是黑字，屬下句《別錄》文。

一七九　升麻①

味甘、平②。解百毒③，殺百精老物④殃鬼，辟溫疫⑤、瘴氣、邪氣、蠱毒⑥。久服不夭。一名周麻⑦。生益州山谷。

（劉《大觀》卷六頁58，柯《大觀》卷六頁55，人衛《政和》頁158）

---

①升麻：《大觀》、《政和》、《品彙》、《圖考長編》注升麻條全文爲《別錄》文。顧本亦不錄「升麻」爲《本經》文。《綱目》、《草木典》、《本草經解》注升麻條文爲《本經》文。森本、孫本以《御覽》所引爲《本經》文，《御覽》未引者爲《別錄》文。本書從《御覽》爲正。又森本、孫本、《證類》、《綱目》將升麻列在上品。但條文中無「益氣延年，輕身」等語。故入中品。

②味甘，平：孫本、問本、黃本、周本作「味甘辛」。《吳普本草》引《神農》作「味甘」。《綱目》作「味甘、苦，平，微寒，無毒」。《本草經解》作「氣平，微寒，味苦，甘，無毒」。

③解百毒：《御覽》作「辟百毒」。

④百精老物：孫本、問本、黃本作「百老物」，《御覽》作「百老」。

⑤溫疫：孫本、《御覽》作「疾」。

⑥瘴氣、邪氣、蠱毒：孫本作「鄣邪毒蠱」。森本作「障邪蠱毒」。《御覽》作「鄣稚毒蠱」。《本經疏證》對前二字注爲《本經》文，後四字注爲《別錄》文。

⑦一名周麻：孫本、《御覽》作「一名周升麻」。

一八〇　葈耳實①

味甘，溫②。主治風頭寒痛③，風濕周痹④，四肢拘⑤攣痛，惡⑥肉死肌⑦。久服益氣，耳目聰明，強志輕身⑧。一名胡枲，一名地葵。生安陸川谷。

（劉《大觀》卷八頁7，柯《大觀》卷八頁5，人衛《政和》頁195）

一八一　茅根⑨

味甘，寒⑩。主治勞傷虛羸，補中益氣，除瘀血、血閉⑪、寒熱，利小便。其苗：主下水⑫

---

① 葈耳實：《本草和名》、《和名類聚鈔》、《醫心方》、森本無「實」字。《千金》卷二十六食治作「蒼耳子」。《爾雅》作「蒼耳」。《萬安方》、《經典釋文·爾雅音義》、筠默本、莫本、《綱目》作「枲耳」。孫本、問本、黄本、周本作「枲耳實」。

② 味甘溫：《千金·食治》作「味苦，甘，溫」。王本作「味苦，溫」。《綱目》作「氣味甘，溫，有小毒」。

③ 風頭寒痛：《本草經疏》作「風寒頭痛」。

④ 風濕周痹：「周」，《千金·食治》無。

⑤ 拘：其後，《千金·食治》有「急」字。

⑥ 惡：《千金·食治》作「去惡」。

⑦ 肌：其後，金陵版、合肥版《綱目》有「膝痛」二字，並注爲《本經》文。

⑧ 耳目聰明，強志輕身：金陵版、合肥版《綱目》注爲「藏器」文。

⑨ 茅根：《說文》、《廣雅》作「菅，茅也」。《毛詩》作「白華菅、白茅束」。《藥性論》、《綱目》、《草木典》作「白茅」。

⑩ 味甘，寒：《綱目》作「氣味甘，寒，無毒」。

⑪ 除瘀血，血閉：《圖考長編》作「除瘀血閉」。森本《考異》云：「血血，《香要鈔》作血字。」

⑫ 其苗，下水：《綱目》作「茅針下水」，並注爲《別錄》文。

一名蕄根①，一名茹根②。生楚地山谷。

（劉《大觀》卷八頁54，柯《大觀》卷八頁46，人衛《政和》頁208）

一八二　百合③

味甘，平④。主治邪氣腹脹，心痛，利大、小便，補中益氣。生荆州川谷。

（劉《大觀》卷八頁36，柯《大觀》卷八頁32，人衛《政和》頁204）

一八三　酸漿⑤

味酸，平⑥。主治熱煩滿⑦，定志，益氣，利水道。産難吞其實，立産⑧。一名醋漿⑨。生荆楚川澤。

（劉《大觀》卷八頁67，柯《大觀》卷八頁56，人衛《政和》頁211）

按語：本條酸漿，《爾雅》曰：『葴，寒醬。』郭璞《爾雅》注云：『今酸醬草。』從『今』字提示，酸漿的名稱出現很晚。而《本經》以酸漿爲正名，說明《本草經》非先秦時成書。

---

① 蕄根：《證類》、《綱目》、孫本、顧本、《圖考長編》作『蘭根』。《本草和名》、森本作『簡根』。從《本草和名》爲正。森本《考異》引《香藥鈔》亦作『蕄根』。

② 茹根：《本草和名》、森本作『茄根』。森本《考異》引《香藥鈔》亦作『茄根』。

③ 百合：《玉篇》：『䴸，百合蒜也。』

④ 味甘，平：《綱目》作『氣味甘，平，無毒』。

⑤ 酸漿：《爾雅》：『葴，寒醬。』郭璞注：『今酸漿草。』『酸漿』，王本、孫本、黄本、問本、周本作『酸醬』，《御覽》作『酢漿』。

⑥ 味酸平：《御覽》作『平，寒，無毒』。《綱目》、姜本作『味苦，寒，無毒』。

⑦ 滿：江西版《綱目》脫『滿』字。

⑧ 産難吞其實，立産：《綱目》注爲《別錄》文。盧本作『主産』。

⑨ 醋漿：『醋』，《吳普本草》、《本草和名》、森本、《御覽》作『酢』。『漿』，孫本、黄本、問本、周本作『醬』。

一八四 淫羊藿①

味辛，寒②。主治陰痿③，絕傷④，莖中痛⑤，利小便⑥，益氣力⑦，強志。一名剛前⑧。生上郡陽山山谷。

（劉《大觀》卷八頁46，柯《大觀》卷八頁39，人衛《政和》頁206）

一八五 蠡實⑨

味甘，平⑩。主治皮膚寒熱，胃中熱氣，風寒濕痹，堅筋骨，令人嗜食。久服輕身。花⑪、葉：去白蟲。一名劇草，一名三堅⑫，一名豕首⑬。生河東川谷。

（劉《大觀》卷八頁27，柯《大觀》卷八頁24，人衛《政和》頁202）

---

① 淫羊藿：森本列在下品。按本條文中有『益氣力，強志』等語，符合中品定義，故列入中品。『藿』，《御覽》作『霍』。

② 味辛寒：《吳普本草》引《神農》作『味辛』。

③ 陰痿：『痿』，《香字鈔》作『萎』，《香要鈔》作『瘦』（瘦疑痿之訛）。

④ 絕傷：《本草經疏》、《圖考長編》、王本作『絕陽』，《御覽》作『傷中。』『絕』，《香要鈔》作『陁』。

⑤ 莖中痛：《御覽》作『除莖痛』。

⑥ 莖中痛，利小便：《御覽》在『強志』之後。

⑦ 益氣力：《御覽》作『益氣』，無『力』字。

⑧ 剛前：《本草和名》作『對前』，《御覽》作『蜀前』。莫本注：『前，當作筋。剛筋，謂強筋也。』

⑨ 蠡實：『蠡』，《醫心方》作『蚤』，《御覽》作『蚤』。《說文》作『荔草』，《月令》作『荔梃』，鄭注《月令》作『馬薤』，《爾雅》作『馬帚』，《廣雅》作『馬䪼』，《通俗文》作『馬藺』。

⑩ 味甘，平：《吳普本草》引《神農》作『甘、辛，無毒』。

⑪ 花：森本作『華』。又『花』字後，合肥版《綱目》有『實及根』三字。

⑫ 一名三堅：《綱目》缺《本經》標注。《御覽》無此文。

⑬ 豕首：既是蠡實異名，又是天名精別名。《御覽》卷九百九十二豕首條引《本草經》曰：『豕首，一名劇草，一名蠡實。』文中豕首爲蠡實的正名。同條又引《爾雅》曰：『茢薽，豕首。』則豕首又作天名精的古名。

一八六　枝子①

味苦，寒②。主治五内邪氣，胃中熱氣，面赤，酒皰皶鼻③，白癩，赤癩，瘡瘍④。一名木丹⑤。生南陽川谷。

（《新修》頁133，劉《大觀》卷十三頁17，柯《大觀》卷十三頁14）

一八七　衛茅⑥

味苦，寒⑦。主治女子崩中，下血，腹滿，汗出，除邪，殺鬼毒、蠱注⑧。一名鬼箭⑨。生霍山山谷。

（《新修》頁136，劉《大觀》卷十三頁49，柯《大觀》卷十三頁41）

---

① 枝子：《説文》、《廣雅》、《千金翼》、《大觀》、《政和》作「梔子」。敦煌本《集注·七情藥例》、《藝文類聚》、《御覽》、曹本、筠默本作「支子」。《綱目》、孫本、問本、黄本、周本、盧本、莫本、姜本作「巵子」。傅本《新修》、羅本《新修》、《本草和名》、《醫心方》、《千金·七情藥例》作「枝子」。

② 味苦，寒：《綱目》作「氣味苦，寒，無毒」。

③ 酒皰皶鼻：「皰」，成化《政和》、商務《政和》、孫本、黄本、問本作「炮」，周本作「泡」。

④ 皰皶鼻，白癩，瘡瘍：玄《大觀》注爲《別録》文。

⑤ 一名木丹：玄《大觀》作黑字《別録》文。柯《大觀》注云：「原作黑字，後改爲白字。」

⑥ 衛茅：《醫心方》、孫本、問本、黄本、周本、曹本、《綱目》作「衛矛」。《吴普本草》、《廣雅》作「鬼箭」。《本草和名》作「衛𧢲」。羅本《新修》、姜本作「衛茅」。

⑦ 味苦，寒：《吴普本草》引《神農》作「苦，無毒」。

⑧ 蠱注：傅本《新修》、羅本《新修》作「注蠱」。「注」，劉《大觀》、柯《大觀》、人衛《政和》、《綱目》作「疰」。

⑨ 一名鬼箭：《綱目》、《草木典》、《本經續疏》注爲《別録》文。

一八八 紫葳①

味酸，微寒②。主治婦人產乳餘疾③，崩中，癥瘕，血閉，寒熱，羸瘦④，養胎。生西海川谷。

（《新修》頁137，劉《大觀》卷十三頁36，柯《大觀》卷十三頁30）

一八九 蕪荑⑤

味辛⑥。主治五内邪氣，散皮膚骨節中淫淫行毒⑦，去三蟲，化食⑧。一名無姑，一名蔱蘠⑨。生晉山川谷。

（《新修》頁138，劉《大觀》卷十三頁23，柯《大觀》卷十三頁19）

---

① 紫葳：《廣雅》作「茈葳」。本條異名極多，且與鼠尾草、瞿麥異名相混。合肥版、金陵版《綱目》有「陵苕」作《本經》文，《證類》注爲《別錄》文。

② 味酸微寒：《吳普本草》引《神農》作「酸」。「酸」，《御覽》、《本草疏證》作「鹹」。

③ 產乳餘疾：「產」，傅本《新修》、羅本《新修》、森本、《御覽》無「產」字。

④ 癥瘕，血閉，寒熱，羸瘦：《御覽》作「癥血寒熱」。

⑤ 蕪荑：《說文》：「梗，山枌榆，莢可爲蕪荑。」《五十二病方》、《本草和名》、森本、筠默本作「無夷」。傅本《新修》、羅本《新修》作「蕪荑」。《醫心方》作「蕪荑」。《爾雅·釋木》：「無姑，其實夷。」郭璞注：「無姑，姑榆也。」莫本注：「蕪荑者，無姑之夷也，蕪當爲無，不從草。」

⑥ 味辛：傅本《新修》、羅本《新修》、《御覽》作「平」。《千金·食治》、森本、顧本、王本、姜本、《千金翼》作「辛，平」。

⑦ 散皮膚骨節中淫淫行毒：「行」，其前《證類》、《千金》、《綱目》、《品彙》、《圖考長編》、《本草經疏》有「溫」字；羅本、傅本《新修》、森本無「溫」字。從《新修》爲正。

⑧ 化食：《千金·食治》作「能化宿食不消」。

⑨ 一名蔱蘠：劉《大觀》、人衛《政和》、萬曆《政和》、商務《政和》、成化《政和》、孫本、森本、顧本、周本取此四字爲《本經》文。《綱目》未注明出處。柯《大觀》、《圖考長編》注爲《別錄》文，王本不取此四字爲《本經》文。

一九〇　紫草①

味苦，寒②。主治心腹邪氣，五疸③，補中益氣，利九竅，通水道④。一名紫丹⑤，一名紫芺⑥。生碭山山谷。

（劉《大觀》卷八頁60，柯《大觀》卷八頁50，人衛《政和》頁209）

一九一　紫菀⑦

味苦，溫⑧。主治欬逆上氣，胸中寒熱結氣，去蠱毒⑨，痿蹷⑩，安五臟。生房陵山谷。

（劉《大觀》卷八頁57，柯《大觀》卷八頁48，人衛《政和》頁209）

---

① 紫草：《爾雅》云：「藐，茈草。」《山海經》云：「勞山多茈草。」《廣雅》作「茈莀」。《五十二病方》作「茈」。《說文》云：「茈，茈草。」

② 味苦寒：《綱目》作「氣味苦寒，無毒」。

③ 五疸：「疸」，金陵版《綱目》、盧本作「疽」。合肥版《綱目》、姜本、《圖考長編》作「疳」。

④ 通水道：《綱目》、《草木典》注爲《別錄》文。

⑤ 紫丹：《綱目》注爲《別錄》文。

⑥ 紫芺：《綱目》注爲《廣雅》文。「芺」，《本草和名》作「芖」，孫本作「芙」。「芺」字後，《御覽》有「一名地血」，《綱目》注「地血」爲《吳普》文。

⑦ 紫菀：《說文》云：「菀，茈菀。」《本草和名》、《長生療養方》、《萬安方》、《水經注》作「紫苑」。《醫心方》、《大觀》、《政和》、《綱目》作「紫菀」。

⑧ 味苦，溫：《綱目》作「氣味苦，溫，無毒」。

⑨ 蠱毒：《圖經衍義》作「勞傷」。《品彙》作「痰」。

⑩ 痿蹷：合肥版《綱目》、顧本作「痿蹷」。盧本、姜本、莫本作「痿躄」。

一九二　白鮮①

味苦，寒②。主治頭風③，黄疸，欬逆，淋瀝，女子陰中腫痛，濕痹死肌，不可屈伸、起止行步。生上谷川谷。

（劉《大觀》卷八頁66，柯《大觀》卷八頁55，人衛《政和》頁210）

一九三　白兔藿④

味苦，平⑤。主治蛇虺，蜂蠆，猘狗，菜肉，蠱毒，鬼注⑥。一名白葛⑦。生交州山谷。

（劉《大觀》卷七頁53，柯《大觀》卷七頁49，人衛《政和》190）

---

① 白鮮：《藥性論》、姜本作『白鮮皮』。

② 味苦寒：《綱目》作『氣味苦寒，無毒』。

③ 頭風：《御覽》作『酒風』。

④ 白兔藿：《新修》、《證類》、《綱目》、孫本、森本列在上品。但本條無『久服輕身，延年不老』等語，故移入中品。『兔』，《本草和名》、蔡本作『菟』。

⑤ 味苦平：《綱目》作『氣味苦，平，無毒』。

⑥ 鬼注：其後，金陵版、合肥版《綱目》、《草木典》有『風疰，諸大毒不可入口者，皆消除之。又去血，可末著痛上，立清（《證類》作消），毒入腹者，煮汁飲即解』三十三字注爲《本經》文。《證類》對此三十三字作黑字《別錄》文。孫本、森本、顧本亦不取此三十三字爲《本經》文。

⑦ 一名白葛：金陵版、合肥版《綱目》注『白葛』爲《吳普本草》文。

一九四　營實①

味酸，溫②。主治癰疽，惡瘡，結肉，跌筋，敗瘡，熱氣，陰蝕不瘳，利關節。一名薔薇③，一名薔麻④，一名牛棘⑤。生零陵川谷。

（劉《大觀》卷七頁30，柯《大觀》卷七頁28，人衛《政和》頁182）

一九五　薇銜⑥

味苦，平⑦。主治風濕痹，歷節痛，驚癇，吐舌，悸氣，賊風，鼠瘻，癰腫。一名麋銜⑧。生漢中川澤。

（劉《大觀》卷七頁55，柯《大觀》卷七頁51，人衛《政和》頁190）

---

① 營實：《吳普本草》、《藝文類聚》、《和名類聚鈔》、《御覽》作「薔薇」。「營」，《圖經衍義》誤作「蕪」。《新修》、《證類》、《綱目》、孫本、森本將營實列在上品。但本條文無「久服輕身益氣，延年不老」等語，故移入中品。

② 味酸溫：《綱目》作「氣味，酸，溫，無毒」。

③ 一名薔薇：《綱目》注爲《別錄》文。《證類》、孫本、森本、顧本皆注爲《本經》文。

④ 一名薔麻：《綱目》無此文。「麻」，莫本作「蘼」。

⑤ 牛棘：《御覽》作「牛膝」。

⑥ 薇銜：金陵版《綱目》作「薇銜」。《水經注》作「薇銜草」。王冰注《素問·病能論》引《神農本草經》以麋銜爲正名，盧本同。

⑦ 味苦，平：《綱目》作「氣味苦，平，無毒」。王冰注《素問·病能論》引《神農本草經》作「味苦，寒，平」。

⑧ 麋銜：「麋」，《御覽》作「麋」。《政和》、《綱目》、《本經續疏》、孫本、顧本、森本、姜本、《本草和名》作「麇」，劉《大觀》、柯《大觀》、《千金翼》作「麋」。

一九六　爵床①

味咸，寒②。主治腰脊痛③，不得著床，俯仰艱難。除熱，可作浴湯。生漢中川谷。

（劉《大觀》卷九頁70，柯《大觀》卷九頁60，人衛《政和》頁238）

一九七　王孫④

味苦，平⑤。主治五臟邪氣，寒濕痹⑥，四肢疼酸，膝冷痛⑦。生海西川谷。

（劉《大觀》卷九頁67，柯《大觀》卷九頁54，人衛《政和》頁237）

按語：《集注》王孫條原有：『吴名白功草，楚名王孫，齊名長孫。』《大觀》、《政和》作墨字《別録》文。

一九八　王瓜⑧

味苦，寒⑨。主治消渴，內痹，瘀血，月閉，寒熱，酸疼。益氣，愈聾⑩。一名土瓜⑪。生

---

① 爵床：《吴普本草》、《御覽》作『爵麻』。
② 味咸，寒：玄《大觀》、《大全》注爲《別録》文。《綱目》作『氣味咸，無毒』。
③ 腰脊痛：顧本作『腰背痛』。
④ 王孫：《吴普本草》以黄孫爲正名，以王孫爲別名。《小品方》引《本草》，以牡蒙爲正名，以王孫爲異名。
⑤ 味苦平：《吴普本草》引《神農》作『甘，無毒』。
⑥ 寒濕痹：《御覽》作『濕痹』，無『寒』字。
⑦ 膝冷痛：《御覽》無此文。
⑧ 王瓜：《說文》、《月令》作『王萯』，《爾雅》、《廣雅》作『藈菇』。『瓜』，《本草和名》、《醫心方》作『苽』。
⑨ 味苦寒：《綱目》、蔡本作『王瓜根，氣味苦，寒，無毒』。
⑩ 愈聾：《大全》、孫本、問本作『俞聾』。
⑪ 土瓜：同名異物有菲。《毛詩》：『采葑采菲。』《說文》云：『菲，芴也。』《廣雅》云：『土瓜，芴也。』顔師古注《急就篇·遠志續斷參土瓜》云：『土瓜，一名菲，一名芴。』《本草圖經》評曰：『芴、菲別是一物，非此土瓜也。物有異類同名，不可不辨也。』

魯地平澤。

（劉《大觀》卷九頁9，柯《大觀》卷九頁6，人衛《政和》頁219）

一九九　五加①

味辛，溫②。主治心腹疝氣③，腹痛，益氣治躄、小兒不能行④，疽瘡，陰蝕。一名犲漆⑤。

生漢中。

（《新修》頁107，劉《大觀》卷十二頁35，柯《大觀》卷十二頁29）

二〇〇　蘼蕪⑥

味辛，溫⑦，主治欬逆，定驚氣，辟邪惡，除蠱毒鬼疰，去三蟲。久服通神。一名薇蕪⑧，

---

① 五加：《證類》、《綱目》、《本草經疏》、《品彙》、《圖考長編》、《本經續疏》、孫本、顧本作『五加皮』。傅本、羅本《新修》、森本作『五茄』。傅本、羅本《新修》、《證類》、《綱目》、孫本將五加列在上品，顧本列在中品，森本列在下品。按：五加條文無『久服輕身延年不老』等語，不能列入上品；亦無『除寒熱邪氣，破積聚』等語，不能列入下品，應入中品。

② 溫：柯《大觀》注『溫』爲《別錄》文。劉《大觀》、人衛《政和》、成化《政和》、萬曆《政和》作白字《本經》文。

③ 心腹疝氣：《長生療養方》作『心腹痛』。

④ 不能行：《綱目》、姜本、莫本作『三歲不能行』。『不』，傅本、羅本《新修》作『立』。劉《大觀》、柯《大觀》、人衛《政和》、成化《政和》作『不』。

⑤ 一名犲漆：《圖經衍義》、《本草經疏》、《紹興本草》無。『犲』，合肥版《綱目》、孫本、問本、黄本、周本、森本、莫本、姜本作『豺』。傅本、羅本《新修》、劉《大觀》、柯《大觀》、人衛《政和》、金陵版《綱目》作『犲』。

⑥ 蘼蕪：『蘼』，《說文》、《爾雅》、《淮南子》、《山海經》、《本草和名》、《藝文類聚》、森本作『蘪』。劉《大觀》、柯《大觀》、人衛《政和》、成化《政和》、萬曆《政和》、孫本、問本作『蘼』。《醫心方》作『蘪』，傍注作『蘼』。《證類》、《綱目》、孫本、顧本等蘼蕪列在上品。但本條文僅有『久服通神』，故列入中品；森本亦將蘼蕪列在中品。

⑦ 味辛溫：《藝文類聚》引《本草經》作『味辛』。

⑧ 一名薇蕪：金陵版、合肥版、江西版《綱目》注爲《別錄》文。

生雍州川澤。

（劉《大觀》卷七頁8，柯《大觀》卷七頁7，人衛《政和》頁175）

二〇一　藥實根①

味辛，溫②。主治邪氣③，諸痹疼酸④，續絕傷⑤，補骨髓。一名連木。生蜀郡山谷。

（《新修》頁166，劉《大觀》卷十四頁52，柯《大觀》卷十四頁43）

二〇二　飛廉⑥

味苦，平⑦。治骨節熱，脛重酸疼。久服令人身輕。一名飛輕⑧。生河內川澤。

（劉《大觀》卷七頁37，柯《大觀》卷七頁34，人衛《政和》頁184）

---

① 藥實根：合肥版《綱目》作「海藥實根」，附在解毒子條後。《新修》、《證類》、孫本、顧本、森本列在下品。但本條言「補骨髓」，應移在中品。

② 味辛，溫：人衛《政和》、商務《政和》對「辛」字作黑字《別錄》文，其他各本作《本經》文。「溫」字後，《綱目》有「無毒」二字，注爲《本經》文。

③ 邪氣：莫本作「邪風」。

④ 諸痹疼酸：「痹」，盧本無。

⑤ 續絕傷：傅本、羅本《新修》，作「續傷絕」，《千金翼》、劉《大觀》、柯《大觀》人衛《政和》、成化《政和》、萬曆《政和》、商務《政和》作「續絕傷」。

⑥ 飛廉：敦煌本《集注·七情藥例》、《醫心方》作「蜚廉」。《千金·七情藥例》作「蜚蠊」。《和名類聚鈔》作「飛廉草」。《廣雅》云：「伏豬，木禾也。」又云：「飛廉，漏蘆也。」《千金·七情藥例》將飛廉列在草部上品。敦煌本《集注·七情藥例》、森本將「飛廉」列在下品。但本條文中有「久服令人身輕」，應入中品。

⑦ 味苦平：《綱目》作「氣味苦，平，無毒」。

⑧ 一名飛輕：成化《政和》、商務《政和》、萬曆《政和》、金陵版、合肥版《綱目》注爲《別錄》文。姜本、王本、顧本不取此四字爲《本經》文。劉《大觀》、柯《大觀》、《大全》、人衛《政和》、孫本、森本、《圖考長編》注爲《本經》文。

二〇三　水萍①

味辛，寒②。主治暴熱身癢③，下水氣④，勝酒⑤，長鬚髮⑥，止消渴⑦。久服輕身。一名水華⑧。生雷澤池澤。

（劉《大觀》卷九頁7，柯《大觀》卷九頁4，人衛《政和》頁219）

二〇四　水斳⑨

味甘，平⑩。主治女子赤沃，止血⑪，養精，保血脈，益氣，令人肥健嗜食。一名水英⑫。

---

① 水萍：《說文》、《爾雅》作「萍」，《毛詩》作「蘋」，《廣雅》作「薸」。高誘注《淮南子·原道訓》：「萍，大蘋也。」《本草和名》、森本作「蓱」。《長生療養方》作「苹」。《綱目》謂蘋是田字草，水萍乃水中小浮萍。

② 味辛寒：《綱目》作「氣味辛，寒，無毒」。

③ 身癢：《御覽》作「癢」，無「身」字。

④ 下水氣：《藝文類聚》作「下水」，無「氣」字。

⑤ 勝酒：《藝文類聚》無此二字。

⑥ 長鬚發：《藝文類聚》作「烏鬢髮」。《初學記》、《御覽》作「長鬢髮」。《長生療養方》作「長髮發」。

⑦ 止消渴：「止」，成化《政和》、萬曆《政和》、商傷《政和》、柯《大觀》、《大全》、《品彙》、《本草經疏》、徐本作「主」。人衛《政和》、《綱目》、《圖考長編》、《本經續疏》、森本、顧本作「止」，孫本無「止」字。

⑧ 水華：《證類》、《綱目》、顧本作「水花」。《藝文類聚》、《初學記》、《御覽》、森本、孫本作「水華」。

⑨ 水斳：《說文》、《爾雅》作：「芹，楚葵。」敦璞注：「水中芹菜。」《千金翼》、《醫心方》作「水芹」。《證類》、《綱目》、顧本作「水斳」。傅本、羅本《新修》、森本作「水斳」。從《新修》爲正。「水斳」傅本、羅本《新修》、《證類》、《綱目》、孫本、森本列在下品，顧本列在中品。陶弘景注云：「論斳主治合是上品，未解何意，乃在下。」顧本認爲陶注文的「下」字爲「中」字之誤。按水斳條文中有「養精，保血脈，益氣，令人肥健嗜食」等語，符合中品定義，故將水斳移在中品。

⑩ 味甘，平：《綱目》作「氣味甘，平，無毒」。

⑪ 止血：「止」，傅本《新修》、羅本《新修》作「心」。《千金翼》、柯《大觀》、劉《大觀》、人衛《政和》作「止」。

⑫ 一名水英：王本未錄此四字爲《本經》文。

生南海池澤。

（《新修》頁281，劉《大觀》卷二十九頁8，柯《大觀》卷二十九頁7）

二〇五　乾薑①

味辛，溫②。主治胸滿③，欬逆上氣，溫中，止血④，出汗，逐風濕痹⑤，腸澼下痢⑥。生者尤良，久服去臭氣，通神明⑦。生犍爲川谷。

（劉《大觀》卷八頁3，柯《大觀》卷八頁1，人衛《政和》頁193）

二〇六　木香⑧

味辛，溫⑨。主治邪氣，辟毒疫溫鬼，強志，治淋露。久服不夢寤魘寐⑩。生永昌山谷。

（劉《大觀》卷六頁62，柯《大觀》卷六頁59，人衛《政和》頁160）

---

① 乾薑：《五十二病方》作「薑」，又作「畺」。司馬相如《上林賦》、張衡《南都賦》有茈薑。

② 味辛溫：《綱目》作「氣味辛，溫，無毒」，《本草經解》作「氣溫，味辛，無毒」。「溫」，《千金·食治》作「熱」。

③ 胸滿：《千金·食治》作「胸中滿」。

④ 止血：《千金·食治》作「止漏血」。

⑤ 風濕痹：「濕」，《千金·食治》作「溫」。

⑥ 腸澼下痢：「下痢」，《千金·食治》、孫本、問本、黄本、姜本、森本作「下利」。

⑦ 久服去臭氣，通神明：《品彙》注爲《別錄》文。「去」，其下《千金·食治》有「胸膈上」三字。「臭氣」，盧本作「息氣」，莫本作「臭」，無「氣」字。

⑧ 木香：《圖考長編》作「青木香」。

⑨ 溫：《證類》原作《別錄》文。據《御覽》、《本經續疏》、森本、顧本、《綱目》、《本草經解》補。

⑩ 夢寤魘寐：森本《考異》云：「寐，《香藥鈔》作寤，誤。」又「寐」下，《御覽》有「輕身致神仙」五字。

二〇七　髮髲①

味苦，溫②。主治五癃，關格不得小便，利水道③，治小兒癇④、大人痓⑤，仍自還神化。

（《新修》頁186，劉《大觀》卷十五頁1，柯《大觀》卷十五頁1）

二〇八　麝香⑥

味辛⑦溫，主辟惡氣，殺鬼精物⑧，溫瘧，蠱毒⑨，癇痓⑩，去三蟲。久服除邪⑪，不夢寤⑫魘寐。生中臺川谷⑬。

（《新修》頁184，劉《大觀》卷十六頁5，柯《大觀》卷十六頁4）

---

①髮髲：《說文》：「髲，鬄也。」傅本《新修》、羅本《新修》、森本作『髮髲』。

②溫：其後，森本有「生平澤」三字，其他各本無此文。

③關格不得小便，利水道：《證類》、《綱目》、孫本、顧本、姜本作『關格不通，利小便水道』。傅本、羅本《新修》、森本作『關格不得小便，利水道』。從《新修》爲正。

④小兒癇：金陵版《綱目》、姜本作『小兒驚』，合肥版《綱目》作『小兒驚癇』。

⑤大人痓：森本作『大人痙』。

⑥麝香：《爾雅》作『麝父』。本條，成化《政和》、萬曆《政和》、商務《政和》對麝香條全文作黑字《別錄》文，無白字《本經》標記。

⑦辛：盧本、莫本作『甘』。

⑧殺鬼精物：『物』，《御覽》無。

⑨蠱毒：森本《考異》云：『《香藥鈔》、《香字鈔》作「蟲」。』

⑩癇痓：金陵版、合肥版《綱目》作『驚癇』。『痓』，盧本、森本作『痙』。

⑪除邪：盧本、黃本作『除邪氣』。

⑫夢寤：『寤』，合肥版《綱目》作『寐』。

⑬川谷：《綱目》作『山谷』，《御覽》作『山地』。

二〇九　零羊角①

味咸，寒②。主明目③，益氣，起陰，去惡血注下，辟蠱毒，惡鬼不祥④，安心氣⑤，常不魘寐⑥。久服強筋骨輕身⑦。生石城山川谷。

（《新修》頁197，劉《大觀》卷十七頁16，柯《大觀》卷十七頁15）

二一〇　羖羊角⑧

味咸，溫⑨。主治青盲，明目，殺疥蟲，止寒泄⑩，辟惡鬼、虎、狼⑪，止驚悸。久服安心，益氣力⑫，輕身。生河西川谷。

（《新修》頁199，劉《大觀》卷十七頁11，柯《大觀》卷十七頁9）

---

① 零羊角：『零』，《爾雅》、《說文》、孫本、《綱目》、蔡本作『麢』。劉《大觀》、柯《大觀》、人衛《政和》、成化《政和》、《千金翼》作『羚』。傅本《新修》、羅本《新修》、《本草和名》、《醫心方》、森本、筠默本作『零』。《御覽》作『靈』。

② 味咸寒：《綱目》作『氣味咸，寒，無毒』。

③ 主明目：森本作『明目』，無『主』字。

④ 惡鬼不詳：『鬼』，《紹興本草》作『氣』。

⑤ 安心氣：《綱目》、《本草經解》脫此文。

⑥ 魘寐：『魘』，孫本、問本作『厭』，《御覽》作『猒』。『寐』，《長生療養方》無。

⑦ 久服強筋骨輕身：成化《政和》、萬曆《政和》、人衛《政和》、《綱目》注爲《別錄》文。孫本、顧本不取爲《本經》文。《大觀》、《大全》、《品彙》、森本、狩本、《本經續疏》注爲《本經》文。

⑧ 羖羊角：《爾雅》：『羊牝，羖』。

⑨ 味咸溫：《綱目》作『氣味咸，溫，無毒』。《千金·食治》作『味酸，溫』。

⑩ 止寒泄：《綱目》與下文『止驚悸』合併書寫爲『止驚悸寒泄』。

⑪ 辟惡鬼、虎、狼：森本作『辟狼』。『辟』字前，莫本有『燒之』二字，《綱目》有『入山燒之』四字。

⑫ 力：《證類》、《綱目》、《本草經疏》、孫本無『力』字。傅本、羅本《新修》、森本、顧本有『力』字。

二一　犀角①

味苦，寒②。主治百毒蠱疰③、邪鬼、瘴氣④，殺鉤吻、鴆羽、蛇毒⑤，除邪⑥，不迷惑⑦、魘寐⑧。久服輕身⑨。生永昌山谷⑩。

（《新修》頁195，劉《大觀》卷十七頁19，柯《大觀》卷十七頁17）

① 犀角：《御覽》作「犀牛角」。「犀」，敦煌本《集注·七情藥例》作「犀」，《醫心方》作「犀」。
② 味苦寒：《御覽》作「味咸寒」，《綱目》、姜本作「味苦、酸、咸，寒，無毒」。
③ 蠱疰：孫本、黄本、問本作「蟲疰」，姜本作「鬼疰」，森本作「鬼注」。
④ 瘴氣：孫本作「障氣」，森本作「鄣氣」。
⑤ 殺鉤吻、鴆羽、蛇毒：《品彙》注爲《別錄》文。
⑥ 邪：孫本、問本、周本無「邪」字。
⑦ 惑：孫本作「或」。
⑧ 魘寐：「魘」，孫本作「厭」。
⑨ 久服輕身：《大全》注爲《別錄》文。
⑩ 生川谷：《證類》、孫本作「生山谷」。傅本、羅本《新修》、森本作「生川谷」。從《新修》爲正。

二一二　牛角鰓①

主下閉血，瘀血，治疼痛②，女人帶下，下血③。髓④：補中，填骨髓。久服增年⑤。

（《新修》頁202，劉《大觀》卷十七頁8，柯《大觀》卷十七頁7）

① 牛角鰓：《說文》：「鰓，角中骨。」本條，《新修》、《大觀》、《政和》無性味。《綱目》、盧本、姜本在牛角鰓名下，有「味苦，溫，無毒」。《證類·諸病主治藥》：「婦人崩中，牛角鰓溫。」

② 疼痛：傅本《新修》、羅本《新修》無此二字。劉《大觀》、柯《大觀》、人衛《政和》、成化《政和》、商務《政和》、萬曆《政和》、《千金翼》俱有。

③ 女人帶下，下血：《證類》、《品彙》、《綱目》、《本草經疏》、孫本、森本、顧本作「帶下血」。《新修》作「帶下，下血」。「血」字後，《綱目》有「燔之酒服」四字，並注爲《本經》文。按：前二字「燔之」，《大觀》、《政和》作墨字《別錄》文；後二字「酒服」，《大觀》、《政和》所引《本經》、《別錄》文俱無。此乃《綱目》采《蜀本》文加入。由於姜本、莫本據《綱目》輯，故其文與《綱目》同。

④ 髓：其後，《綱目》有「氣味甘，溫，無毒」，在《大觀》、《政和》作墨字《別錄》文。盧本、姜本作「味甘，平」。劉《大觀》、柯《大觀》、人衛《政和》髓條俱無白字《本經》藥性標記。

⑤ 填骨髓久服增年：劉《大觀》、柯《大觀》、人衛《政和》、成化《政和》、萬曆《政和》、商務《政和》俱在「髓」條下。《千金翼》置於「水牛角」條下，疑《千金翼》文有錯簡。

二一三　牛黃①

味苦，平②。主治驚癇③，寒熱，熱盛④狂痓⑤，除邪逐鬼。膽⑥：可丸藥⑦。生晉地平澤。

（《新修》頁183，劉《大觀》卷十六頁7，柯《大觀》卷十六頁6）

二一四　白馬莖⑧

味咸，平⑨。主治傷中，脈絕⑩，陰不起⑪，強志，益氣，長肌肉肥健，生子。眼：主驚

---

① 牛黃：《大觀》、《政和》、《綱目》在上品。按《本經・序錄》上品、中品定義，本條應入中品。

② 味苦平：《吳普本草》作「味苦，無毒」。

③ 驚癇：《御覽》無「癇」字。

④ 熱盛：莫本作「熱氣」。

⑤ 痓：《綱目》、《品彙》、《本草經疏》、森本作「痙」。

⑥ 膽：其下，盧本、黃本有「味苦，寒」三字。姜本有「苦，大寒，無毒」。

⑦ 膽，可丸藥：《新修》牛角鰓條陶注云：「其膽，《本經》附出牛黃條中，此以類相從耳，非上品之藥，今拔出隨列在此。不關件數，付品之限耳。」是膽在《本經》中附在牛黃條中，到陶氏作《集注》時才移入牛角鰓條內。今仍還入牛黃條中。

⑧ 白馬莖：《綱目》、姜本作「白馬陰莖」。

⑨ 味咸平：《綱目》、姜本作「味甘、咸，平，無毒」。

⑩ 脈絕：《新修》原脫「脈」字，金陵版《綱目》、合肥版《綱目》作「絕脈」。《千金翼》、劉《大觀》、柯《大觀》、人衛《政和》作「脈絕」。

⑪ 陰不起：「起」，顧本作「足」。

癇，腹滿，瘧疾①。當殺用之②。懸蹄：主治驚癇③、瘈瘲、乳難，辟惡氣④、鬼毒、蠱注⑤不祥。生雲中平澤。

（《新修》頁204，劉《大觀》卷七頁1，柯《大觀》卷七頁1）

二一五　牡狗陰莖⑥

味咸，平⑦。主治傷中，陰痿不起⑧，令強熱大，生子，除女子帶下十二疾。一名狗精⑨。

膽：主明目⑩。生平澤⑪。

（《新修》頁208，劉《大觀》卷十七頁14，柯《大觀》卷十七頁13）

---

① 眼，主驚癇，腹滿，瘧疾：金陵版《綱目》、合肥版《綱目》注爲《別錄》文。劉《大觀》、柯《大觀》、人衛《政和》作白字《本經》文。『滿』，盧本作『脹』。

② 當殺用之：《大觀》、孫本、顧本作《本經》文。《大全》、《政和》注此四字爲《別錄》文。森本無此四字。

③ 驚癇：《證類》、《綱目》、《品彙》、孫本、問本、黄本、顧本、狩本作『驚邪』。傅本、羅本《新修》、森本作『驚癇』。

④ 辟惡氣：『辟』，莫本作『解』。

⑤ 蠱注：王本作『蠱蛀』。

⑥ 牡狗陰莖：《千金·食治》作『狗陰莖』無『牡』字，王本作『陰莖』，無『牡狗』二字。

⑦ 味咸平：《綱目》作『氣味咸，平，無毒』。《千金·食治》作『味酸』。

⑧ 陰痿不起：《千金·食治》作『丈夫陰莖不起』。

⑨ 一名狗精：《綱目》注爲《別錄》文。

⑩ 膽，主明目：《大觀》、《大全》、紹興本作墨字《別錄》文。《政和》、《綱目》、孫本、顧本、森本作《本經》文。

⑪ 生平澤：傅本、羅本《新修》、森本有。其他各本皆無此文。

二一六　鹿茸①

味甘，溫②。主治漏下，惡血，寒熱，驚癇，益氣，強志，生齒③，不老。角④：主治惡瘡⑤，癰腫，逐邪惡氣⑥，留血在陰中⑦。

（《新修》頁210，劉《大觀》卷十七頁5，柯《大觀》卷十七頁4）

二一七　丹雄雞⑧

味甘，微溫⑨。主治女人⑩崩中漏下，赤白沃⑪，補虛，溫中，止血⑫，通神，殺毒⑬，辟不

---

① 鹿茸：成化《政和》、萬曆《政和》、商務《政和》對鹿茸條全作黑字《別錄》文，無白字《本經》標記。

② 味甘，溫：《綱目》作『氣味甘，溫，無毒』。溫，《醫心方》無。

③ 生齒：《御覽》無此二字。

④ 角：其後，《證類·諸病主治》：鹿角下有『溫』字，作白字《本經》文。但《證類》鹿茸條中子目『角』，無『溫』字。

⑤ 惡瘡：惡，《紹興本草》無。

⑥ 逐邪惡氣：傅本《新修》、羅本《新修》作『逐耶』，無惡氣二字。

⑦ 角主惡瘡癰腫逐邪惡氣留血在陰中：劉《大觀》、柯《大觀》、人衛《政和》、成化《政和》、萬曆《政和》作白字《本經》文。孫本、問本、黃本、周本、森本亦取此十五字爲《本經》文。金陵版、合肥版《綱目》注爲《別錄》文。

⑧ 丹雄雞：《說文》、《綱目》作『雞』。本條，《綱目》、《證類》列在上品。按《本經》上品定義，本條應移入中品。『雄』，《御覽》無。

⑨ 味甘，微溫：《綱目》作『丹雄雞肉，氣味甘，溫，無毒』。《千金·食治》同。

⑩ 女人：森本、狩本作『女子』。

⑪ 赤白沃：合肥版《綱目》作『赤白帶』。森本《考異》云：『沃，《萬安方》作帶下二字。』

⑫ 補虛溫中止血：劉《大觀》、柯《大觀》、人衛《政和》、成化《政和》、商務《政和》、孫本、問本、黃本、周本、森本作白字《本經》文。金陵版、合肥版《綱目》注爲《別錄》文，姜本不取此六字爲《本經》文。

⑬ 殺毒：金陵版、合肥版《綱目》作『殺惡毒』。傅本、羅本《新修》、《千金翼》、劉《大觀》、柯《大觀》、人衛《政和》作『殺毒』。

祥①。頭：主殺鬼，東門上者尤良②。肪：主治耳聾。雞腸：主治遺溺③。肶胵裏黄皮：主治泄痢④。屎白⑤：主治消渴，傷寒，寒熱⑥。翮羽：主治下血閉⑦。雞子⑧：主除熱火瘡⑨，治癇痓⑩，可作虎魄神物⑪。雞白蠹⑫：肥脂⑬。生朝鮮平澤。

（《新修》頁225，劉《大觀》卷十九頁2，柯《大觀》卷十九頁1）

---

① 通神殺毒辟不祥：劉《大觀》、柯《大觀》作黑字《別録》文。人衛《政和》、成化《政和》、萬曆《政和》、商務《政和》、《大全》、孫本、問本、黄本、周本、森本俱作《本經》文。「辟不祥」，《千金·食治》無。「辟」，《新修》無。

② 東門上者尤良：《大觀》、《紹興本草》、顧本、孫本、問本、周本作《本經》文。人衛《政和》作《別録》文，森本不取此文爲《本經》文。「尤良」，傅本《新修》、羅本《新修》作「彌良」，《綱目》、姜本作「良」。

③ 肪，主治耳聾。雞腸，主治遺溺：人衛《政和》、成化《政和》、萬曆《政和》、商務《政和》、孫本、問本、黄本、周本、森本、顧本俱作《本經》文。《大觀》、《大全》、《綱目》、狩本、紹興本注爲《別録》文。

④ 泄痢：劉《大觀》、柯《大觀》、人衛《政和》作《本經》文。金陵版、合肥版《綱目》注爲《別録》文。

⑤ 屎白：屎，傅本、羅本《新修》作「矢」，孫本、問本、周本、黄本、顧本作「尿」。

⑥ 傷寒，寒熱：傅本、羅本《新修》作「傷寒熱」。「熱」字後，《大觀》、《紹興本草》、孫本、顧本有「黑雌雞：主風寒濕痹，五緩六急，安胎」作《本經》文。人衛《政和》、成化《政和》、萬曆《政和》、商務《政和》、金陵版《綱目》、合肥版《綱目》俱作《別録》文。森本不取此十四字作《本經》文。

⑦ 翮羽主治下血閉：《綱目》注爲《別録》文。

⑧ 雞子：《千金·食治》、莫本作「雞子黄」。

⑨ 火瘡：《千金·食治》、《綱目》作「火灼爛瘡」。「瘡」，王本作「創」。

⑩ 癇痓：「癇」，《千金·食治》無。「痓」，劉《大觀》、柯《大觀》、人衛《政和》、《綱目》、孫本、顧本、森本作「痙」，傅本《新修》、羅本《新修》、盧本作「痓」。

⑪ 雞子，主除熱火瘡，治癇痓，可作虎魄神物：《大觀》、《政和》作《本草經》文。金陵版、合肥版《綱目》注爲《別録》文。「可作虎魄神物」，《吳普本草》作「丹雞卵，可作虎珀」。《博物志》引《神農本草經》作「雞卵可以作虎魄」。

⑫ 雞白蠹：陶弘景注云：「白蠹不知是何物，別恐一種爾」。陳藏器《本草拾遺》云：「鳳凰臺，此鳳凰腳下物，如白石也。今雞亦有白臺，如卵，硬中有白無黄，是牡雞所生，名爲父公臺。《本經》雞白蠹，蠹字似臺，後人寫之誤耳。」其後，釋者亦多，衆説紛紜，莫衷一是，今從略。

⑬ 肥脂：傅本《新修》、羅本《新修》、森本作「肥賭」。《玉篇》：「賭，豕也，亦作豬。」劉《大觀》、柯《大觀》、人衛《政和》作「肥脂」。

二一八　伏翼①

味咸，平②。主治目瞑③，明目，夜視有精光④。久服令人憙樂⑤，媚好無憂。一名蝙蝠。生太山川谷。

（劉《大觀》卷十九頁13，柯《大觀》卷十九頁11，人衛《政和》頁402）

二一九　蝟皮⑥

味苦，平⑦。主治五痔，陰蝕，下血赤白，五色血汁不止⑧，陰腫、痛引腰背⑨。酒煮殺之。生楚山川谷。

（劉《大觀》卷二十一頁3，柯《大觀》卷二十一頁1，人衛《政和》頁423）

---

① 伏翼：《爾雅》、《説文》作『蝙蝠，服翼』。《方言》：『自關而東謂伏翼，自關而西謂蝙蝠。』本條，《唐本草》列在蟲魚部中品。《大觀》、《政和》列在禽部中品，並注云：『自蟲魚今移。』

② 味咸平：《綱目》作『氣味咸，平，無毒』。

③ 目瞑：其後，《綱目》、《品彙》、姜本、莫本有『癢痛』二字，並注爲《本經》文。《證類》對『癢痛』二字作《別録》文。

④ 夜視有精光：《吴普本草》作『令人夜視有光』。

⑤ 憙樂：森本、狩本作『喜樂』。

⑥ 蝟皮：《爾雅》作『彙，毛刺』，《廣雅》作『虎王』。宋以前本草，蝟皮列在蟲部，字作『蝟』，《綱目》移在獸類，字作『猬』。

⑦ 味苦，平：《綱目》作『氣味苦，平，無毒』。

⑧ 五色血汁不止：盧本無『不止』二字。

⑨ 陰腫痛引腰脊：『痛』，莫本無。『腰』，孫本、問本、黄本作『要』。

二三〇　石龍子①

味咸，寒②。主治五癃、邪結氣，破石淋、下血③，利小便、水道④。一名蜥蜴。生平陽川谷。

（劉《大觀》卷二十一頁24，柯《大觀》卷二十一頁19，人衛《政和》頁432）

二三一　露蜂房⑤

味苦，平⑥，主治驚癇，瘈瘲，寒熱，邪氣，癲疾，鬼精，蠱毒，腸痔。火熬之良⑦。一名蜂場⑧。生牂牁山谷。

（劉《大觀》卷二十一頁4，柯《大觀》卷二十一頁2，人衛《政和》頁424）

---

① 石龍子：《方言》：『守宮，秦晉、西夏或謂之蜥易。』敦煌本《集注·七情藥例》作『蚚蜴』。《千金·七情藥例》作『蚸蜴』。《大觀》、《政和》、《綱目》、《本草和名》、《醫心方》作『石龍子』。

② 味咸寒：《綱目》作『氣味咸，寒，有小毒』。《五行大義》引《本草》作『味咸』。

③ 五癃邪結氣……破石淋下血：金陵版、合肥版《綱目》注爲《別錄》文。

④ 水道：《千金翼》作『利水道』。

⑤ 露蜂房：陶弘景注、《唐本草》注、《淮南子·範論訓》、敦煌本《集注·七情藥例》作『蜂房』。高誘注《淮南子》作『蜂巢』。《大觀》、《政和》、《大全》、《綱目》、孫本、森本、姜本、王本作『露蜂房』。

⑥ 味苦，平：江西版《綱目》、合肥版《綱目》、姜本、莫本作『味甘，平，有毒』。

⑦ 火熬之良：『熬』，盧本作『炙』。『良』，森本《考異》云：『《長生療養方》無良字。』

⑧ 蜂場：《本草和名》、森本作『蜂場』。《證類》、《綱目》、孫本、顧本作『蜂腸』。從《本草和名》爲正。

二二二　樗雞①

味苦，平②。主治心腹邪氣，陰痿，益精強志，生子，好色，補中，輕身。生河内川谷。

（劉《大觀》卷二十一頁25，柯《大觀》卷二十一頁，人衛《政和》頁431）

二二三　蚱蟬③

味咸，寒④。主治小兒驚癇。夜啼，癲病，寒熱。生楊柳上⑤。

（劉《大觀》卷二十一頁11，柯《大觀》卷二十一頁8，人衛《政和》頁427）

二二四　白僵蠶⑥

味咸⑦。主治小兒驚癇、夜啼，去三蟲，滅黑皯⑧，令人面色好，治男子陰瘍病⑨。生潁川

---

① 樗（chū）雞：《爾雅》：「螒，天雞。」李巡注：「一名酸雞。」《廣雅》：「樗鳩，樗雞也。」盧本作「樗雞」。

② 味苦，平：《綱目》、姜本作「味苦，平，有小毒」。《綱目》注爲《別錄》文。姜本作《本經》文，且在「毒」後加「不可近目」。

③ 蚱蟬：《莊子》、《離騷》作「蟪蛄」。《毛詩》、《說文》作「蜩」。《方言》：「楚謂之蜩，宋衛之間謂之螗蜩，陳、鄭之間謂之蜋蜩，秦、晉之間謂之蟬。」「蚱」，《玉篇》謂蟬聲，陶弘景謂瘂蟬、雌蟬。孫本謂蚱即柞，引鄭玄注《周禮·考工記》「柞爲咋咋聲」。

④ 味咸寒：《綱目》、姜本作「味咸，甘，寒，無毒」。「寒」，劉《大觀》、人衛《政和》、孫本、顧本注爲《本經》文。柯《大觀》、《大全》、《本經續疏》、狩本注爲《別錄》文。盧本、莫本「寒」作「平」。

⑤ 生楊柳上：《綱目》、《品彙》、《本經續疏》注爲《別錄》文。《證類》、孫本、森本注爲《本經》文。

⑥ 白僵蠶：「僵」，《玉篇》作「蠝」，《大觀》、《政和》作「殭」，《本草和名》、森本作「殭」，周本、黄本、孫本、問本、姜本、莫本作「僵」，《醫心方》、曹本作「殭」。

⑦ 味咸：盧本、顧本、王本、森本作「味咸，平」，《綱目》作「氣味咸、辛，平，無毒」。紹興本、《大觀》、《政和》對「平」字作墨字《別錄》文。

⑧ 黑皯：同面黚。「皯」，《綱目》、姜本作「黯」，《大觀》、《政和》、森本、顧本作「黚」，孫本、問本、黄本、周本作「皯」。

⑨ 陰瘍病：劉《大觀》、合肥版《綱目》、孫本、問本、黄本、周本作「陰瘍病」，金陵版、江西版《綱目》、《日華子》作「陰癢病」，柯《大觀》、人衛《政和》、森本作「陰瘍病」，《品彙》作「陰易病」。

平澤。

二二五　桑螵蛸①

（劉《大觀》卷二十一頁18，柯《大觀》卷二十一頁14，人衛《政和》頁430）

味咸，平②。主傷中、疝瘕、陰痿，益精生子，治女子血閉③、腰痛④，通五淋，利小便水道。一名蝕肬⑤。生桑枝上，采蒸之⑥。

二二六　䗪蟲⑦

（劉《大觀》卷二十頁15，柯《大觀》卷二十頁11，人衛《政和》頁415）

味咸，寒⑧。主治心腹寒熱洗洗，血積癥瘕，破堅，下血閉，生子大良⑨。一名地鱉⑩。生

---

① 桑螵蛸：《爾雅》、《說文》作「蜱蛸」，《廣雅》作「蜅蟭、冒焦」，《吳普本草》作「桑蛸條」，《綱目》作「螳螂桑螵蛸」。「桑」，《本草和名》、敦煌本《集注・七情藥例》、《醫心方》作「桒」。「螵」，孫本、黃本、問本、周本作「蜱」。《玉篇》：「蜱同螵。」

② 味咸，平：《綱目》、姜本作「味咸，甘，平，無毒」。《吳普本草》引《神農》作「咸，無毒」。

③ 血閉：「閉」，萬曆《政和》作「腹」。

④ 腰痛：「腰」，孫本、問本、黃本作「要」。

⑤ 蝕肬：《紹興本草》作「蝕肱」，合肥版《綱目》作「齕肬」。

⑥ 生桑枝上，采蒸之：《證類》、孫本、顧本注爲《本經》文。《綱目》注爲《別錄》文。《本草經疏》注「采蒸之」爲《別錄》文。森本錄「采蒸之」爲《本經》文。森本無「生桑枝上」四字。

⑦ 䗪蟲：敦煌本《集注・七情藥例》作「䗪蟲」，《千金・七情藥例》作「蟅蟲」，《吳普本草》作「䗪蟲」。按：本條䗪蟲的「䗪」，《說文》作：「蟅，負蠜。」《爾雅》：「草蟲，負蠜。」陸璣疏：「小大長短如蝗也，奇音，青色，好在茅草中。」此與䗪蟲形扁如鱉，好生牆腳下土中濕處，全不同。據此，「䗪」、「蟅」非同一物也。孫本釋䗪蟲爲負蠜（草蟲），可疑。

⑧ 味咸，寒：《綱目》作「氣味咸，寒，無毒」。

⑨ 生子大良：盧本作「生子」，無「大良」二字。

⑩ 地鱉：《吳普本草》作「土鱉」。《和名類聚鈔》作「蚺蝛」。按蚺蝛是鼠婦異名，非䗪蟲異名。疑《和名類聚鈔》誤錄。

河東川澤。

（劉《大觀》卷二十一頁28，柯《大觀》卷二十一頁21，人衛《政和》頁434）

二二七　蠐螬①

味咸，微溫②。主治惡血，血瘀痹氣③，破折血在脅下、堅滿痛，月閉，目中淫膚、青翳、白膜④。一名蟦蠐⑤。生河內平澤。

（劉《大觀》卷二十一頁13，柯《大觀》卷二十一頁10，人衛《政和》頁428）

二二八　蛞蝓⑥

味咸，寒⑦。主治賊風喎僻，軼筋⑧及脫肛，驚癇，攣縮。一名陵蠡。生太山池澤。

（劉《大觀》卷二十一頁22，柯《大觀》卷二十一頁17，人衛《政和》頁432）

---

① 蠐螬：敦煌本《集注・七情藥例》作「蠐蠐」。《列子・天瑞篇》：「烏足根爲蠐螬。」《毛詩》作「蝤蠐」。《廣雅》作「地蠶」。《爾雅》作「蛣蜛」。

② 味咸，微溫：《綱目》作「氣味咸，微溫，有毒」。

③ 血瘀痹氣：《御覽》作「血痹」。

④ 青翳白膜：自上文「破折血」到「青翳白膜」，《御覽》無此文。

⑤ 蟦蠐：《本草和名》作「蟦蠐」。

⑥ 蛞蝓：孫本引《玉篇》云：「蛞，蛞東。知即蛞東異文。然則當爲活。」故孫本作「活蝓」，問本、周本、黄本同。按：蛞蝓即鼻涕蟲，無殼，與蝸牛相似；蝸牛有殼。古代蛞蝓、蝸牛統名蜒蝓。《御覽》卷九百四十七引陶弘景《本草經集注》曰：「蜒蝓……一名陵蠡，一名土蝸，一名蝸。」講的實物是鼻涕蟲（蛞蝓），而非蝸牛；李時珍作《綱目》將蜒蝓定爲蝸牛別名，將蛞蝓定爲鼻涕蟲正名。

⑦ 味咸寒：《綱目》作「氣味咸，寒，無毒」。

⑧ 軼筋：軼，盧本、莫本作「趹」。

二二九　海蛤①

味苦，平②。主治欬逆上氣，喘息，煩滿③，胸痛，寒熱。一名魁蛤④。文蛤⑤：治惡瘡，蝕五痔。生東海。

（劉《大觀》卷二十頁18，柯《大觀》卷二十頁13，人衛《政和》頁416）

按語：海蛤、文蛤，《本草和名》、《醫心方》所錄《唐本草》目錄，分立爲二條，後世本草沿襲《唐本草》之舊，亦分立爲二條。《大觀》、《政和》文蛤條有陶弘景注云：『文蛤，此既異類而同條，若別之則數多。今以爲附見，而在副品限也。』陶氏將海蛤、文蛤在《集注》並爲一條，爲了牽合《本經》365種藥數。從陶氏注可以看出，陶氏所據的《本經》，其中載藥不止365種。這也提示，陶氏所據《本經》原無365種藥數規定。

二三〇　蠡魚⑥

味甘，寒⑦。主治濕痹⑧，面目浮腫，下大水⑨。一名鮦魚⑩。生九江池澤。

（劉《大觀》卷二十頁20，柯《大觀》卷二十頁15，人衛《政和》頁417）

---

① 海蛤：《說文》作『海盒』。本條，《證類》、《綱目》列在上品。但條文內無『久服延年不老神仙』等語，不符上品定義，應移入中品。
② 味苦，平：《綱目》作『氣味苦、咸，平，無毒』。姜本作『味苦，咸』。
③ 喘息煩滿：《醫心方》作『喘煩滿』。《御覽》作『喘煩』。『息』，《品彙》作『急』。
④ 魁蛤：既是《本經》海蛤的異名，又是《別錄》魁蛤的正名。『魁』，《紹興本草》作『鬼』。
⑤ 文蛤：森本將文蛤並在海蛤條下。
⑥ 蠡魚：『蠡』，《爾雅》、《說文》、《初學記》、《綱目》、筠默本作『鱧』，《醫心方》引《唐本草》藥目作『彖』。《醫心方》、《經典釋文》、《本草和名》作『蟸』。《大觀》、《政和》、森本、孫本、問本、黃本、周本、顧本作『蠡』。
⑦ 味甘寒：《紹興本草》作『味甘，平』，《綱目》作『氣味甘，寒，無毒』，並注爲《別錄》文。
⑧ 濕痹：『濕』，其前《綱目》有『療五痔』三字，並注爲《本經》文。
⑨ 濕痹，面目浮腫，下大水：《初學記》作『除水氣，面大腫及五痔』。
⑩ 鮦魚：《初學記》作『鮦』。《毛詩》：『魴，鱧。』《傳》云：『鱧，鮦也』。

二三一　龜甲①

味咸，平②。主治漏下赤白，破癥瘕，痎瘧，五痔③，陰蝕，濕痹，四肢重弱，小兒囟不合。久服輕身不飢。一名神屋④。生南海池澤。

（劉《大觀》卷二十頁9，柯《大觀》卷二十頁7，人衛《政和》頁413）

二三二　鱉甲⑤

味咸，平⑥。主治心腹癥瘕、堅積、寒熱，去痞⑦、息肉、陰蝕、痔⑧、惡肉。生丹陽池澤。

（劉《大觀》卷二十一頁6，柯《大觀》卷二十一頁4，人衛《政和》頁425）

---

① 龜甲：高誘注《淮南子》作「龜殼」，「龜」，《本草和名》作「亀」。
② 咸：《綱目》無「咸」字。盧本、莫本作「酸」，姜本作「甘」。
③ 破癥瘕，痎瘧，五痔：《本經續疏》無「破」字。玄《大觀》注：「瘧五痔」爲黑字《別錄》文。柯《大觀》注云：「『瘧五痔』三字，原作黑字，今改爲白字。」
④ 久服輕身不飢，一名神屋：盧本無。
⑤ 鱉（biē）甲：《說文》：「鱉，甲蟲也。」
⑥ 味咸，平：《綱目》作「氣味咸，平，無毒」。
⑦ 痞：《綱目》、《本草經解》、盧本、姜本、黃本作「痞疾」。
⑧ 痔：《綱目》、《本草經解》、盧本、姜本、莫本作「痔核」。

二三三 鮀魚甲①

味辛②，微溫。主治心腹癥瘕，伏堅，積聚，寒熱，女子崩中，下血五色，小腹陰中相引痛③，瘡疥④，死肌。生南海池澤。

（劉《大觀》卷二十一頁17，柯《大觀》卷二十一頁14，人衛《政和》頁431）

二三四 烏賊魚骨⑤

味咸，微溫⑥。主治女子漏下，赤、白經汁⑦，血閉⑧，陰蝕，腫痛，寒熱⑨，癥瘕，無子⑩。生東海池澤。

（劉《大觀》卷二十一頁15，柯《大觀》卷二十一頁11，人衛《政和》頁428）

---

① 鮀魚甲：《證類》、孫本、顧本作「鮀魚甲」。《本草經集注》、《醫心方》作「鱓甲」。《本草和名》、森本、筠默本作「鱓魚甲」。《毛詩》、陸璣《詩疏》、《本草拾遺》作「鼉」。《綱目》正名作「鼉龍」，其下分目名作「鼉甲」。鮀、鼉、鱓都是鱷魚的異名。「鮀」，又是鯊、鯰的異名。鱓，又是鱔的別名。

② 味辛：《綱目》、姜本作「味酸」。

③ 小腹陰中相引痛：《綱目》在「女子」之後。

④ 瘡疥：孫本、問本、周本、黃本作「創疥」。《綱目》作「及瘡疥」。

⑤ 烏賊魚骨：《說文》：「鰂，烏鰂。」《素問·腹中論》作「烏鰂」。劉逵注《左思賦》、《本草和名》、《醫心方》、《綱目》作「烏賊魚」。《大觀》、《政和》、孫本、森本作「烏賊魚骨」。《綱目》謂「骨一名海螵蛸」。

⑥ 味咸，微溫：《綱目》作「骨，味咸，微溫，無毒」。引吳普作「冷」。王冰注《素問·腹中論》引《本草經》作「味咸，冷，平，無毒」。

⑦ 漏下赤白經汁：「漏下赤白」，《綱目》、《本草經解》作「赤白漏下」，姜本同。「經汁」王本作「經枯」。

⑧ 血閉：王冰注《素問》引《本經》作「女子血閉」。

⑨ 寒熱：《藝文類聚》作「寒熱驚氣」。

⑩ 子：其下，姜本有「一名海螵蛸」；人衛《政和》有「寒腫令」三字作白字《本經》文，劉《大觀》、柯《大觀》作黑字《別錄》文。

二三五　蟹①

味咸，寒②。主治胸中邪氣，熱結痛③，㖞僻，面腫④。敗漆⑤燒之，致鼠。生伊洛池澤。

（劉《大觀》卷二十一頁9，柯《大觀》卷二十一頁7，人衛《政和》頁426）

二三六　橘柚⑥

味辛，溫⑦。主治胸中瘕熱逆氣⑧，利水穀。久服去臭⑨，下氣通神⑩。一名橘皮⑪。生南山川谷。

（《新修》頁121，劉《大觀》卷二十三頁7，柯《大觀》卷二十三頁5）

---

①蟹：《千金·食治》作「蟹殼」，王本作「蠏」。

②味咸寒：《千金·食治》作「味酸，寒，有毒」，《綱目》、姜本作「味咸，寒，有小毒」。「寒」，人衛《政和》、成化《政和》、商務《政和》、萬曆《政和》作白字《本經》文；孫本、問本、黃本取爲《本經》文。《大觀》、《大全》、狩本注爲《別錄》文。

③邪氣，熱結痛：《千金·食治》作「邪熱宿結痛」。《醫心方》作「邪熱氣結痛」。

④面腫：《紹興本草》作「而腫」。

⑤敗漆：《千金·食治》作「散漆」。《綱目》、姜本作「能敗漆」。森本《考異》云：「敗漆，《萬安方》作「又與敗漆器合」。」陶弘景注：「《仙方》以（蟹）化漆爲水服之，長生。」

⑥橘柚：《綱目》、《醫心方》析橘、柚爲二藥。《尚書·禹貢》、《司馬相如賦》、《大觀》、《政和》、孫本、問本作「橘柚」。「橘」，《說文》作「橘果」。「柚」，《列子·湯問篇》作「櫾」，《爾雅》、《說文》作「柚條」。

⑦味辛，溫：《綱目》、姜本作「橘皮：味苦、辛，溫，無毒」。《綱目》另有「柚」條，其性味爲「酸，寒，無毒」。

⑧瘕熱逆氣：「瘕」，《醫心方》作「癥瘕」。「熱」，《千金·食治》作「滿」。「逆」，傅本《新修》、羅本《新修》無。

⑨久服去臭：「服」，《醫心方》作「食」。「臭」，《千金·食治》作「口臭」。《新修》、《大觀》、《政和》、《綱目》、盧本、森本、孫本、王本、姜本俱作「臭」，無「口」字。

⑩下氣通神：《千金翼》作「氣通神明」。又「神」字後，《證類本草》有黑字「輕身長年」四字。《證類》列橘柚爲上品，則此四字應爲白字《本經》文。單就本條「久服去臭，下氣通神」，僅符合中品定義，應列在中品。

⑪一名橘皮：《本草衍義》云：「橘、柚自是兩種，本草一名橘皮，後人誤加柚字。」有一定道理。

二三七　梅實①

味酸，平②。主下氣，除熱，煩滿，安心，肢體痛③，偏枯，不仁，死肌，去青黑痣、惡疾④。生漢中川谷。

（《新修》頁250，劉《大觀》卷二十三頁20，柯《大觀》卷二十三頁16）

二三八　蓼實⑤

味辛，溫⑥。主明目⑦，溫中⑧，耐風寒，下水氣，面目浮腫⑨，癰瘍⑩。馬蓼⑪：去腸中蛭

① 梅實：《周禮》作「幹穣」。《說文》：「穣，幹梅。」《爾雅》：「梅，柟。」《綱目》作「梅」。《吳普本草》、《藝文類聚》、《初學記》作「梅核」。劉《大觀》、柯《大觀》、人衛《政和》、諸家輯本作「梅實」。

② 味酸，平：《綱目》、姜本作「味酸，溫，平，澀，無毒」。「酸」，森本作「咸」。

③ 肢體痛：《千金・食治》、《綱目》、《本草經解》、《本經疏證》、《圖考長編》作「止肢體痛」。傅本《新修》、羅本《新修》、劉《大觀》、柯《大觀》、人衛《政和》、《千金翼》、《醫心方》、盧本、孫本、王本、顧本作「肢體痛」，並無「止」字。

④ 去青黑痣惡疾：「青」，莫本無。「惡疾」，《綱目》、姜本、《本經疏證》、《本草經解》、《圖考長編》作「蝕惡肉」。盧本、莫本、顧本作「惡肉」。《新修》、《千金翼》、《大觀》、《政和》作「惡疾」。

⑤ 蓼實：《爾雅》、《說文》、《醫心方》、《綱目》作「蓼」。傅本《新修》、羅本《新修》、劉《大觀》、柯《大觀》、人衛《政和》、《醫心方》引《唐本草》目錄、《吳普本草》、諸家輯本俱作「蓼實」。

⑥ 味辛，溫：《綱目》作「氣味辛，溫，無毒」。

⑦ 主明目：玄《大觀》注爲《別錄》文。

⑧ 溫中：《千金・食治》其下有「解肌」二字。

⑨ 面目浮腫：金陵版、江西版、合肥版《綱目》作「面浮腫」，無「目」字。《千金・食治》、《千金翼》、《新修》、《大觀》、《政和》、諸家輯本俱作「面目浮腫」。玄《大觀》、《大全》注「浮腫」爲《別錄》文。

⑩ 癰瘍：《千金・食治》作「卻癰疽」。玄《大觀》、《大全》注「癰瘍」爲《別錄》文。

⑪ 馬蓼：《綱目》單立一條，注爲「別錄」文。

蟲①，輕身。生雷澤川澤。

（《新修》頁272，劉《大觀》卷十八頁2，柯《大觀》卷十八頁1）

二三九　蔥實②

味辛，溫③。主明目④，補中不足⑤。其莖可作湯⑥，主傷寒，寒熱⑦，出汗⑧，中風，面目腫⑨。

薤⑩：味辛，溫⑪。主治金創，創敗⑫。輕身，不飢，耐老。生魯山平澤。

（《新修》頁273、274；劉《大觀》卷二十八頁3、8；柯《大觀》卷二十八頁3、6）

---

① 去腸中蛭蟲：玄《大觀》注爲《別錄》文。劉《大觀》、柯《大觀》、人衛《政和》俱作白字《本經》文。「腸」，傅本《新修》、羅本《新修》作「腹」，其他各本俱作「腸」。

② 蔥實：《綱目》以「蔥」爲正名，注爲《別錄》中品。「蔥」，傅本《新修》、羅本《新修》、《本草和名》、《醫心方》引《唐本草》目錄、筠默本俱作「菍」，森本、王本作「葱」。

③ 味辛溫：《綱目》、姜本作「味辛，大溫，無毒」。「辛」，森本《考異》云：「辛，《萬安方》作『辛平』」。

④ 主明目：《千金·食治》作「明目」，無「主」字。

⑤ 補中不足：《千金·食治》作「補不足」，無「中」字。《綱目》、姜本、盧本、莫本作「補中氣不足」。

⑥ 其莖可作湯：《綱目》、姜本作「蔥莖白作湯」。《千金·食治》、莫本作「其莖白可作湯」。傅本《新修》、羅本《新修》作「其莖蔥白，平，中作治湯」。《證類》「其莖」屬《本經》文，「蔥白平」屬《別錄》文。

⑦ 熱：《千金·食治》其下有「骨肉碎痛」四字，《大觀》、《政和》注此四字爲《別錄》文。

⑧ 出汗：《千金·食治》、《綱目》、《本草經解》、姜本作「能出汗」。

⑨ 面目腫：《千金·食治》、《綱目》、姜本作「面目浮腫」。

⑩ 薤：《爾雅》、《說文》作「䪥」。「薤」，姜本作「薤白」。陶弘景注云：「蔥、薤異物，而今共條，《本經》即無韭，以其同類故也，今亦取爲副品種數。」據此，本書將薤並在蔥實條內。

⑪ 味辛，溫：森本無「味辛，溫」三字。《大觀》、《大全》、孫本、顧本注「溫」字爲《本經》文。人衛《政和》、商務《政和》、《本經疏證》注「溫」爲《別錄》文。

⑫ 金創，創敗：《證類》、《綱目》、《品彙》、《本經疏證》、《圖考長編》、顧本、狩本作「金瘡，瘡敗」。《新修》、孫本、森本作「金創，創敗」。「敗」字後，《千金·食治》有「能生肌肉」四字。

二四〇 大豆黃卷①

味甘，平②。主治濕痹③，筋攣，膝痛。

生大豆④：塗癰腫⑤，煮飲汁⑥，殺鬼毒，止痛⑦。生太山平澤。

赤小豆⑧：主下水⑨，排癰腫、膿血⑩。

（《新修》頁292、293，劉《大觀》卷二十五頁3、4、5，柯《大觀》卷二十五頁1、3、5）

---

① 大豆黃卷：《醫心方》作「大豆及黃卷」。《說文》：「巻，豆屬。」段注：「此《本草經》之大豆黃卷也。」《廣雅》：「大豆，尗；小豆，荅。」《爾雅》：「戎叔、荏叔。」孫炎注：「大豆也。」

② 味甘，平：《吳普本草》引《神農》作「無毒」。

③ 濕痹：《千金・食治》作「久風濕痹」。

④ 生大豆：劉《大觀》、柯《大觀》作白字《本經》文，人衛《政和》作墨字《別錄》文。《綱目》、姜本作「黑大豆，味甘，平，無毒。久服令人身重」。《吳普本草》作「生大豆，神農：生熟寒」。《大觀》、《政和》生大豆名下有「味甘平」作墨字《別錄》文。

⑤ 塗癰腫：《千金・食治》作「治一切毒腫」，《綱目》作「生研塗癰腫」。森本《考異》云：「《萬安方》作「塗癰疽」。」

⑥ 煮飲汁：《千金・食治》作「煮汁冷服之」。《千金翼》、劉《大觀》、柯《大觀》、人衛《政和》、《品彙》、《綱目》、《本草經疏》、孫本、顧本作「煮汁飲」。傅本《新修》、羅本《新修》、《醫心方》、森本作「煮飲汁」。

⑦ 殺鬼毒止痛：「止痛」，傅本《新修》、羅本《新修》作「心痛」。

⑧ 赤小豆：陶弘景注：「大、小豆共條，猶如葱、薤義也。」按陶氏《集注》共條藥有四處：粉錫與鏡鼻，海蛤與文蛤，葱與薤，大豆與小豆。陶氏之所以要共條，是爲了牽合《本經》三百六十五種藥數。陶在文蛤下注：「此既異類而同條，若別之則數多。」

⑨ 主下水：《千金・食治》、《綱目》作「下水腫」。

⑩ 排癰腫膿血：《千金・食治》作「排膿血」，《御覽》作「排癰腫血」。

神農本草經　卷第四

下品藥

二四一　青琅玕①

味辛，平。主治身癢，火瘡②，癰傷③，疥瘙，死肌。一名石珠④。生蜀郡平澤。

（《新修》頁67，劉《大觀》卷五頁26，柯《大觀》卷五頁22）

---

① 青琅玕：《說文》、《尚書·禹貢》作「琅玕」。「琅」，傳本《新修》、羅本《新修》、《醫心方》作「瑯」。

② 火瘡：即湯火灼傷成瘡。「火」，《新修》原作「大」，據武本《新修》、《證類》改。

③ 傷：《綱目》、盧本、姜本、莫本作「瘍」。又「傷」字下，紹興本有「白禿」二字作白字《本經》文，其他各本皆不取此二字爲《本經》文。

④ 石珠：金陵版、合肥版《綱目》注爲《別録》文。《御覽》作「珠圭」。

二四二　膚青①

味辛，平②。主治蠱毒、毒蛇③、菜肉諸毒，惡瘡④。生益州川谷。

（《新修》頁57，劉《大觀》卷四頁44，柯《大觀》卷四頁39）

二四三　礜石⑤

味辛，大熱⑥。主治寒熱⑦，鼠瘻，蝕瘡⑧，死肌，風痹，腹中堅⑨，邪氣，除熱⑩。一名青

---

① 膚青：《綱目》作「錄膚青」，附在「白青」條下，並注全條爲《別錄》文。森本《考異》云：「膚青，《御覽》作盧精。」黃本注云：「按《御覽》引作盧精。」《綱目》草部有名未用類有盧精，注云：「《別錄》曰味平，治蠱毒，生益州。」《太平御覽》卷九百九十一引《本草經》曰：「盧精治蠱毒，味辛，平，生益州。」據《綱目》所引，盧精是草類，非礦物的膚青。

② 平：劉《大觀》、柯《大觀》作白字《本經》文，孫本亦取爲《本經》文。人衛《政和》作黑字《別錄》文。

③ 蠱毒毒蛇：《證類》、《綱目》、孫本、黃本、問本、周本、顧本、《品彙》皆作「蠱毒及蛇」。傅本、羅本《新修》、森本作「蠱毒、毒蛇」。「蠱毒」，盧本作「蟲毒」。

④ 瘡：其後，人衛《政和》有「一名推青」作白字《本經》文。商務《政和》、成化《政和》、萬曆《政和》、柯《大觀》、玄《大觀》皆作黑字《別錄》文。又孫本、問本、黃本、周本、顧本、森本皆不取「一名推青」爲《本經》文。

⑤ 礜石：《山海經》、《說文》作「礜」，《淮南子·地形訓》作「白礜」。《吳普本草》作「白礜石」。

⑥ 味辛大熱：《吳普本草》引《神農》作「辛，有毒」。「味」，傅本《新修》、羅本《新修》無。「大熱」，《御覽》無。

⑦ 主治寒熱：《吳普本草》作「主溫熱」。

⑧ 蝕瘡：金陵版、合肥版《綱目》無「瘡」字。

⑨ 堅：其後，《千金翼》、《綱目》、姜本、顧本有「癖」字。傅本《新修》、羅本《新修》、孫本、王本、曹本、筠默本無「癖」字。

⑩ 邪氣，除熱：柯《大觀》、玄《大觀》、《大全》、森本、狩本注爲《本經》文。成化《政和》、萬曆《政和》、商務《政和》、人衛《政和》注爲《別錄》文。孫本、問本、黃本、周本不取此四字爲《本經》文。《綱目》、顧本注「邪氣」爲《本經》文，注「除熱」爲《別錄》文。又「熱」字後，《御覽》有「氣」字。

分石①，一名立制石，一名固羊石。生漢中山谷。

（《新修》頁67，劉《大觀》卷五頁7，柯《大觀》卷五頁4）

二四四　代赭②

味苦，寒③。主治鬼疰，賊風，蠱毒，殺精物、惡鬼，腹中毒④、邪氣，女子赤沃、漏下。一名須丸。生齊國山谷。

（《新修》頁71，劉《大觀》卷五頁18，柯《大觀》卷五頁15）

二四五　鹵鹹⑤

味苦，寒⑥。主治大熱，消渴，狂煩，除邪及吐下⑦，蠱毒⑧，柔肌膚⑨。生河東鹽池⑩。

（《新修》頁72，劉《大觀》卷五頁21，柯《大觀》卷五頁18）

---

① 青分石：金陵版、合肥版《綱目》、黄本誤作「青介石」。
② 代赭：《説文》、《管子》作「赭」。《山海經》有「美赭」。《綱目》、《本經疏證》、姜本、蔡本、顧本作代赭石。
③ 味苦，寒：《本草經解》作「氣寒，味苦，無毒」。「苦」字後，人衛《政和》有「甘」字作白字《本經》文。其他各本作墨字《别録》文。
④ 腹中毒：王本無「毒」字。
⑤ 鹵鹹：《綱目》云：「鹹音有二，音咸者，潤下之味；音減者，鹽土之名。」傅本《新修》、羅本《新修》、《千金翼》、《御覽》、劉《大觀》、柯《大觀》、人衛《政和》、森本作「鹵鹹」。《本草和名》、《醫心方》作「鹵醎」。《御覽》、《北堂書鈔》、孫本、問本、黄本、周本作「鹵鹽」。孫本、森本將大鹽、戎鹽併入鹵鹹條內。
⑥ 味苦，寒：「苦」字後，人衛《政和》有「咸」字，作白字《本經》文。而《大觀》、成化《政和》、商務《政和》、萬曆《政和》作黑字《别録》文。各種輯本《神農本草》皆不取「咸」字爲《本經》文。
⑦ 除邪及吐下：「吐」，傅本《新修》、武本《新修》、森本有「吐」字，其他各本皆無「吐」字。
⑧ 蠱毒：《北堂書鈔》作「毒蠱」。
⑨ 柔肌膚：《北堂書鈔》作「長肌膚」。「膚」，其後《御覽》有「一名寒石」四字。傅本《新修》、羅本《新修》、劉《大觀》、柯《大觀》、人衛《政和》、《本草和名》、《千金翼》俱無此四字。《綱目》鹵鹹條有「寒石」二字，注出吳普。
⑩ 鹽池：傅本《新修》、羅本《新修》作「監池」。孫本、森本作「池澤」。

二四六　大鹽①

令人吐②。生河東池澤。

二四七　戎鹽③

主明目，目痛④，益氣，堅肌骨⑤，去毒蠱⑥。生胡鹽山。

（《新修》頁73，劉《大觀》卷五頁20，柯《大觀》卷五頁17）

二四八　白堊⑦

味苦，溫⑧。主治女子寒熱，癥瘕，月閉，積聚，陰腫痛，漏下，無子⑨。生邯鄲山谷。

（《新修》頁75，劉《大觀》卷五頁24，柯《大觀》卷五頁21）

---

① 大鹽：《綱目》其下有「主治腸胃結熱喘逆，胸中病」，並注爲《本經》文。姜本同。《大觀》、人衛《政和》、成化《政和》、萬曆《政和》、商務《政和》皆作黑字《別錄》文。其他各種輯本《本經》皆不取此文爲《本經》文。

② 令人吐：《北堂書鈔》作「大鹽，一名胡鹽，令人吐也」。《御覽》作「大鹽，一名胡鹽，令人吐，主腸胃結熱」。

③ 戎鹽：其下，《綱目》、姜本、王本有「味咸，寒，無毒」。

④ 目痛：《北堂書鈔》作「去病」。

⑤ 堅肌骨：《御覽》無此文。「堅」，傅本、羅本《新修》、狩本作「監」。《千金翼》、柯《大觀》、成化《政和》、萬曆《政和》、商務《政和》、人衛《政和》、《綱目》、孫本、森本作「堅」。劉《大觀》、玄《大觀》、《大全》、《紹興本草》作「緊」。《北堂書鈔》作「牢」。

⑥ 蠱：《證類》、《綱目》、孫本、森本、顧本作「蟲」。傅本、羅本《新修》、《北堂書鈔》、《御覽》作「蠱」。應從《新修》爲是。

⑦ 白堊：《說文》：「堊，白塗。」傅本《新修》、羅本《新修》、森本、筠默本、《長生療養方》、《本草和名》、《醫心方》作「白惡」。

⑧ 味苦，溫：《綱目》作「味苦，溫，無毒」。

⑨ 陰腫痛，漏下，無子：劉《大觀》、柯《大觀》、《大全》、森本、狩本注爲《本經》文。《政和》、《綱目》、《品彙》注爲《別錄》文。盧本、孫本、顧本亦不取此文爲《本經》文。應從《大觀》爲是。

二四九　粉錫①

味辛，寒。主治伏尸、毒螫，殺三蟲。一名解錫②。

錫鏡鼻③：主治女子血閉、癥瘕④，伏腸⑤，絶孕⑥。生桂陽山谷。

（《新修》頁76，劉《大觀》卷五頁14，15；柯《大觀》卷五頁11，13）

二五〇　石灰⑦

味辛，溫⑧。主治疽瘍，疥搔，熱氣，惡瘡，癩疾，死肌。墮眉⑨，殺痔蟲，去黑子、息肉。一名惡灰⑩。生中山川谷⑪。

（《新修》頁78，劉《大觀》卷五頁4，柯《大觀》卷五頁2）

---

① 味辛寒：《綱目》作「氣味辛，寒，無毒」。
② 解錫：《御覽》作「鮮錫」。
③ 錫鏡鼻：傅本《新修》、羅本《新修》、武本《新修》作「錫鏡銅鼻」。《千金翼》、劉《大觀》、柯《大觀》、《綱目》作「錫銅鏡鼻」。孫本、問本、黃本、森本、狩本作「錫鏡鼻」。
④ 癥瘕：傅本《新修》、羅本《新修》作「瘦」。
⑤ 伏腸：傅本《新修》、羅本《新修》作「伏腹」。《千金翼》、劉《大觀》、柯《大觀》、人衛《政和》、孫本、問本、黃本、森本作「伏腸」。《綱目》、姜本、莫本作「伏陽」。
⑥ 孕：顧本其下有雙行小字注云：「《別錄》云：此物與胡粉異類，而今共條，當以其非止成一藥，故以附見錫品中也。」
⑦ 石灰：《綱目》注爲《本經》中品。《新修》、《千金翼》、《大觀》、《政和》列在下品。
⑧ 味辛溫：《綱目》、姜本作「味辛，溫，有毒」。
⑨ 癩疾死肌墮眉：「癩疾」，《大全》、江西版《綱目》、合肥版《綱目》、姜本作「癘疾」。
⑩ 惡灰：《綱目》、姜本、王本、莫本作「堊灰」。孫本、問本作「惡疢」。
⑪ 川谷：孫本、問本作「山谷」。《新修》、《大觀》、《政和》作「川谷」。

二五一　冬灰①

味辛，微溫②。主治黑子③，去疣，息肉，疽蝕④，疥瘙。一名藜灰⑤。生方谷川澤。

（《新修》頁79，劉《大觀》卷五頁24，柯《大觀》卷五頁21）

二五二　大黃⑥

味苦，寒⑦。主下瘀血⑧，血閉⑨，寒熱，破癥瘕、積聚。留飲宿食，蕩滌腸胃，推陳致新，通利水谷道，調中化食，安和五臟⑩。生河西山谷。

（劉《大觀》卷十頁18，柯《大觀》卷十頁15，人衛《政和》頁246）

① 冬灰：《和名類聚鈔》作「黃灰」。
② 味辛微溫：《綱目》、姜本作「味辛，微溫，有毒」。
③ 黑子：《綱目》、姜本作「去黑子」。
④ 疽蝕：玄《大觀》、《紹興本草》作「疽蝕」。劉《大觀》、柯《大觀》、人衛《政和》、《千金翼》、傅本《新修》、羅本《新修》作「疽蝕」。
⑤ 藜灰：「藜」，傅本《新修》、羅本《新修》作「蔾」。
⑥ 大黃：《綱目》下有「黃良」二字注爲《本經》文，《證類》作黑字《別錄》文。「黃」，其後《大觀》、《政和》有「將軍」二字。
⑦ 味苦寒：《吳普本草》引《神農》作「苦，有毒」。
⑧ 主下瘀血：「主」，森本無；《御覽》作「治」。
⑨ 血閉：《御覽》無「血」字。
⑩ 安和五臟：《御覽》作「安五臟」，無「和」字。

二五三　當歸①

味甘，溫②。主治欬逆上氣③，溫瘧，寒熱洗洗④在皮膚中，婦人漏下，絕子，諸惡瘡瘍⑤，金創。煮飲之⑥。一名幹歸。生隴西川谷。

（劉《大觀》卷八頁18，柯《大觀》卷八頁15，人衛《政和》頁199）

二五四　蔓椒

味苦，溫⑦。主治風寒濕痹，歷節疼痛⑧，除四肢厥氣，膝痛⑨。一名豕椒⑩。生雲中川谷。

（《新修》頁159，劉《大觀》卷十四頁55，柯《大觀》卷十四頁45）

---

① 當歸：《爾雅》：「薜，山蘄」。《廣雅》：「山蘄，當歸。」「歸」，《本草和名》、《醫心方》作「㱕」，《萬安方》作「帰」。《新修》、《證類》、《綱目》、《品彙》、孫本、森本、顧本列在中品。按張華《博物志》云：「《神農經》曰：下藥治病，謂大黃除實，當歸止痛。」本書將當歸列入下品。

② 味甘，溫：《吳普本草》引《神農》作「甘，無毒」。《綱目》作「味苦，溫，無毒」。

③ 欬逆上氣：《御覽》無「欬」字。

④ 洗洗：《大觀》、《大全》、成化《政和》、萬曆《政和》、商務《政和》、孫本、問本、周本、黃本作「洗」。傅本《新修》、羅本《新修》、人衛《政和》、《綱目》、森本、顧本、《千金翼》作「洗洗」。

⑤ 惡瘡瘍：《長生療養方》無「瘍」。

⑥ 煮飲之：「煮」字後，《綱目》、《本草經解》、姜本有「汁」字。森本《考異》云：「煮下，《弘決外典鈔》有汁字。」

⑦ 溫：盧本、莫本作「平」。

⑧ 歷節疼痛：《大觀》、《政和》、《品彙》、《綱目》、孫本無「痛」字。傅本、羅本《新修》、森本有「痛」字。

⑨ 痛：《綱目》、姜本下有「煎湯蒸浴，取汗」六字，並注爲《本經》文。

⑩ 豕椒：金陵版、合肥版《綱目》注此文爲《別錄》文。「豕」，萬曆《政和》、孫本、問本、周本、黃本作「家」。

二五五　莽草①

味辛，溫②。主治風頭、癰腫、乳癰③、疝瘕，除結氣④，疥瘙，蟲疽瘡⑤，殺蟲魚⑥。生上谷山谷。

（《新修》頁155，劉《大觀》卷十四頁22，柯《大觀》卷十四頁18）

二五六　鼠李⑦

治寒熱，瘰癧瘡。

（《新修》頁157，劉《大觀》卷十四頁41，柯《大觀》卷十四頁35）

① 莽草：《爾雅》：「葞，春草。」郭璞注：「《本草》云：一名芒草。」陶弘景注：「莽草字亦作菵字，今俗呼爲菵草。」
② 味辛溫：《吳普本草》引《神農》作「辛」。《綱目》作「氣味辛，溫，有毒」。
③ 風頭，癰腫，乳癰：《御覽》作「風頭癰乳」。「風頭」，合肥版《綱目》、《圖考長編》作「風毒」。「乳癰」，顧本作「乳腫」。
④ 除結氣：《御覽》無「除」字。
⑤ 蟲疽瘡：《證類》、《綱目》、《品彙》、孫本、顧本、《圖考長編》皆無此三字。傅本、羅本《新修》、森本有此三字。《御覽》無「蟲」字。
⑥ 殺蟲魚：《御覽》無。孫本、問本、黄本無「殺」字。
⑦ 鼠李：《爾雅》、《説文》作「椃，鼠梓」。《集注》視「鼠梓」爲《別錄》文。《綱目》、姜本、盧本「李」下有「味苦，涼，微毒」。「鼠李」，森本並在「郁核」條下。

二五七　巴豆①

味辛，溫②。主治傷寒、溫瘧、寒熱③，破癥瘕、結堅、積聚④。留飲淡澼⑤，大腹水脹⑥，蕩練⑦五臟六腑⑧，開通⑨閉塞，利水谷道，去惡肉，除鬼蠱、毒注、邪物⑩，殺蟲魚⑪。一名巴椒⑫。生巴郡川谷。

（《新修》頁152，劉《大觀》卷十四頁3，柯《大觀》卷十四頁1）

---

① 巴豆：《五十二病方》作「蜀叔」。《淮南子·說林訓》、左思《蜀都賦》、《華陽國志》、《廣雅》作「巴菽」。《吳普本草》以「巴菽」爲巴豆異名。

② 味辛溫：《吳普本草》引《神農》作「辛，有毒」。《綱目》、姜本作「味辛，溫，有毒」。《長生療養方》作「味辛，溫，有小毒」。

③ 傷寒，溫瘧，寒熱：《御覽》作「溫瘧，傷寒熱」。

④ 癥瘕，結堅積聚：「癥」，《御覽》作「癖」。「結堅積聚」，《證類》、《綱目》、《品彙》、《圖考長編》、《本草經疏》、《本經疏證》、孫本、顧本作「結聚堅積」。《御覽》作「結堅」。傅本、羅本《新修》、森本作「癥瘕，結堅積聚」。從《新修》爲正。

⑤ 淡澼：《證類》、《綱目》、顧本作「痰癖」。《新修》、森本作「淡澼」。「淡」爲「痰」通假字。

⑥ 水脹：金陵版、合肥版《綱目》無「水脹」二字。

⑦ 蕩練：《千金翼》、《圖經衍義》、《品彙》、《本草經疏》作「蕩滌」。

⑧ 六腑：《御覽》作「通六腑」。

⑨ 開通：森本《考異》引《香藥鈔》作「開導」。

⑩ 鬼蠱毒注邪物：《御覽》作「鬼毒邪注」。《證類》、《綱目》、《品彙》、《圖考長編》、《本草經疏》、《本經疏證》作「鬼毒蠱疰邪物」。傅本、羅本《新修》、森本作「鬼蠱毒注邪物」。

⑪ 魚：《圖考長編》、《御覽》無「魚」字。

⑫ 巴椒：《新修》、《大觀》、《政和》、《本草和名》作「巴椒」。《綱目》、《御覽》作「巴菽」。《綱目》注：「宋本草一名巴椒，乃菽字傳訛也。」《本草和名》森氏眉注：「巴豆原名巴菽，後人叔從木曰椒，故名巴椒，遂與蜀椒字混同。」

二五八　甘遂①

味苦，寒②。主治大腹疝瘕，腹滿③，面目浮腫，留飲④宿食，破癥堅、積聚，利水谷道。一名主田⑤。生中山川谷。

（敦煌本《新修》，劉《大觀》卷十頁39，柯《大觀》卷十頁33）

二五九　葶藶⑥

味辛，苦，寒⑦。治癥瘕、積聚、結氣，飲食寒熱，破堅逐邪，通利水道。一名大室，一名大適。生藁城平澤。

（敦煌本《新修》，劉《大觀》卷十頁22，柯《大觀》卷十頁18）

---

① 甘遂：《廣雅》：「陵澤，甘遂也。」《大觀》、《政和》注陵澤爲《別錄》文。
② 味苦，寒：《吳普本草》引《神農》作「苦，有毒」。《綱目》作「氣味苦，寒，有毒」。
③ 腹滿：《御覽》作「脹滿」。《本草經疏》作「腹痛」。
④ 留飲：《御覽》作「除留飲」。
⑤ 一名主田：金陵版、合肥版《綱目》注爲《別錄》文。
⑥ 葶藶：《五十二病方》作「亭磨」，《爾雅》、《說文》作「葶」，《廣雅》作「狗薺」，《淮南子·天文訓》及《繆稱訓》、《後漢書·華佗傳》、《西京雜記》、敦煌本《集注·七情藥例》、《本草和名》、《醫心方》、森本、孫本、問本、黄本、周本作「亭歷」，《本草經解》作「葶藶子」，《和名類聚抄》作「亭歷子」。
⑦ 味辛，苦，寒：《綱目》作「氣味辛，寒，無毒」。《本草經解》作「氣寒，味辛，無毒」。「苦」，敦煌卷子本《新修》作朱書《本經》文。其他各本皆注爲《別錄》文。

二六〇　大戟①

味苦，寒②。主治蠱毒，十二水③，腹④滿急痛，積聚，中風，皮膚疼痛，吐逆。一名邛鉅⑤。生常山。

（敦煌本《新修》，劉《大觀》卷十頁46，柯《大觀》卷十頁39）

二六一　澤漆⑥

味苦，微寒⑦。主治皮膚熱，大腹水氣，四肢面目浮腫，丈夫陰氣不足。生太山川澤。

（敦煌本《新修》，劉《大觀》卷十頁47，柯《大觀》卷十頁40）

---

①大戟：《經典釋文》作『大㦸』，王本作『大戟』。
②味苦寒：《綱目》作『氣味苦，寒，有小毒』。
③十二水：按蕘花條文例，應作『下十二水』。
④腹：《大觀》、《大全》、《本草經疏》、黄本、孫本、狩本作『腫』。人衛《政和》、《綱目》、森本、顧本作『腹』。
⑤一名邛鉅：《綱目》注爲《爾雅》文。『邛』，《爾雅釋文》、森本、莫本作『卬』。
⑥澤漆：敦煌本《新修》、敦煌本《集注》七情藥例、《本草和名》、《醫心方》作『澤柒』。金陵版、合肥版《綱目》、姜本有『漆莖』二字，注爲《本經》文。
⑦味苦微寒：敦煌本《新修》其後有『無毒』二字，『無』作朱書，『毒』作墨書。《綱目》作『氣味，苦，寒，無毒』。

二六二　芫華①

味辛，溫②。主治欬逆上氣，喉鳴，喘③，咽腫，短氣④，蠱毒⑤，鬼疰，疝瘕，癰腫，殺蟲魚⑥。一名去水⑦。生淮源川谷。

（劉《大觀》卷十四頁61，柯《大觀》卷十四頁51，敦煌本《新修》）

二六三　蕘華⑧

味苦，寒⑨。主治傷寒，溫瘧，下十二水，破積聚、大堅、癥瘕，蕩滌腸胃中⑩留癖，飲食寒熱邪氣，利水道。生咸陽川谷。

（敦煌本《新修》，劉《大觀》卷十頁50，柯《大觀》卷十頁42）

---

① 芫華：《說文》作『芫』。《爾雅》作『杬』。敦煌本《集注·七情藥例》、《大觀》、《政和》、《綱目》、《圖考長編》、顧本、莫本、王本作『芫花』。《千金·七情藥例》、《御覽》、《萬安方》、孫本、問本、黄本、森本、筠默本、敦煌本《新修》、《本草和名》、《醫心方》作『芫華』。
② 味辛溫：《吳普本草》引《神農》作『有毒』。《綱目》作『氣味辛溫，有小毒』。
③ 喉鳴喘：敦煌本《新修》無『喘』字。
④ 短氣：盧本、森本、莫本作『氣短』。
⑤ 蠱毒：《品彙》、金陵版、合肥版《綱目》作『蟲毒』。敦煌本《新修》、《千金翼》、劉《大觀》、柯《大觀》、人衛《政和》作『蠱毒』。
⑥ 殺蟲魚：『殺』，敦煌本《新修》作『煞』。『魚』，《御覽》無。
⑦ 一名去水：《本草和名》、王本無此文。
⑧ 蕘華：《本草和名》、《醫心方》、劉《大觀》、柯《大觀》、人衛《政和》、《綱目》、孫本、問本、黄本作『蕘花』。敦煌本《新修》、森本、曹本、筠默本作『蕘華』。
⑨ 味苦寒：《綱目》作『氣味苦，寒，有毒』。『苦』，《圖經衍義》誤作『若』。『苦』字後，孫本有『平』字。
⑩ 蕩滌腸胃中：『腸胃中』，金陵版、江西版《綱目》作『腸中』，無『胃』字。合肥版《綱目》、姜本、莫本作『胸中』。

二六四　旋復華①

味咸，溫②。主治結氣，脅下滿，驚悸③，除水，去五臟④間寒熱。補中，下氣。一名金沸草，一名盛椹。生平澤。（敦煌本《新修》，劉《大觀》卷十頁30，柯《大觀》卷十頁25）

二六五　鉤吻⑤

味辛，溫⑥。主治金創⑦，乳痓⑧，中惡風⑨，欬逆上氣，水腫，殺鬼疰、蠱毒⑩。一名野葛⑪。生傅高山谷。（敦煌本《新修》，劉《大觀》卷十頁33，柯《大觀》卷十頁27）

---

① 旋復華：《爾雅》、《說文》作「蕧，盜庚」。《說文系傳》、邢昺《爾雅疏》作「旋蕧」。敦煌本《新修》作「旋復華」。森本、筠默本作「旋覆華」。《大觀》、《政和》、《綱目》作「旋覆花」。《本草和名》、《醫心方》、《御覽》、顧本作「旋復花」。

② 味咸溫：《綱目》作「氣味咸溫，有小毒」。「咸」，敦煌本《新修》作「醎」，《大觀》、《政和》、孫本作「鹹」。

③ 驚悸：敦煌本《新修》無「驚」字。

④ 去五臟：敦煌本《新修》作「臟」，無「去五」二字。《千金翼》作「去臟」，無「五」字。

⑤ 鉤吻：《淮南子·說林訓》：「蝮蛇螫人，傅以和堇則愈。」高誘注：「和堇，野葛，毒藥。」《廣雅》：「茛，鉤吻。」敦煌本《新修》作「釣吻」，《吳普本草》作「秦鉤吻」。

⑥ 味辛溫：《吳普本草》引《神農》作「有毒，殺人」。《綱目》作「氣味辛，溫，大有毒」，姜本作「辛，溫，有毒」。

⑦ 金創：「創」，《大觀》、《政和》、《綱目》、森本作「瘡」，敦煌本《新修》、孫本、問本、黃本、王本作「創」。

⑧ 乳痓：森本作「乳痙」，敦煌本《新修》、《大觀》、《政和》、孫本作「乳痓」。

⑨ 中惡風：敦煌本《新修》缺「中」字。

⑩ 欬逆上氣，水腫，殺鬼注蠱毒：敦煌本《新修》無此文。「鬼注蠱毒」，《御覽》作「蠱毒鬼注」。

⑪ 野葛：《御覽》、《醫心方》作「冶葛」。《唐本草》注：「桂州以南村墟人謂苗名鉤吻，根名野葛。」

二六六　蚤休①

味苦，微寒②。主治驚癇，搖頭弄舌，熱氣在腹中，癲疾，癰瘡，陰蝕，下三蟲，去蛇毒③。一名蚩休④。生山陽川谷。

（劉《大觀》卷十一頁59，柯《大觀》卷十一頁46，人衛《政和》頁279）

二六七　石長生

味咸，微寒⑤。主治寒熱惡瘡，大熱⑥，辟鬼氣不祥⑦。一名丹草⑧。生咸陽山谷。

（劉《大觀》卷十一頁59，柯《大觀》卷十一頁47，人衛《政和》頁280）

二六八　狼毒⑨

味辛，平⑩。主治欬逆上氣，破積聚飲食，寒熱水氣，惡瘡，鼠瘻，疽蝕⑪，鬼精，蠱

---

① 蚤休：《本草和名》、《醫心方》作『蚤休』。《昆蟲草木略》：『蚤休曰蚩休，曰重樓金線，曰重臺，曰草甘遂。今人謂之草河車。』
② 味苦，微寒：《綱目》作『氣味苦，微寒，有毒』。
③ 癲疾，癰瘡，陰蝕，下三蟲，去蛇毒：《綱目》、《草木典》注爲《別錄》文。『陰』，江西版《綱目》作『除』。
④ 蚩休：金陵版、江西版、合肥版《綱目》注爲《別錄》文。『蚩』，《本草和名》、森本作『螫』。
⑤ 味咸微寒：《吳普本草》引《神農》作『苦』。《綱目》作『氣味咸，微寒，有毒』。
⑥ 大熱：《御覽》、孫本作『火熱』。
⑦ 闢鬼氣不祥：《御覽》作『辟惡氣不祥鬼毒』。
⑧ 丹草：《御覽》作『丹沙草』。
⑨ 狼毒：《山海經·中山經》作『猿』。
⑩ 味辛，平：《綱目》作『氣味辛，平，有大毒』。
⑪ 疽蝕：成化《政和》、萬曆《政和》、商務《政和》、《大全》作『疽蝕』。

毒①，殺飛鳥走獸。一名續毒②。生秦亭山谷。

（劉《大觀》卷十一頁22，柯《大觀》卷十一頁16，人衛《政和》頁268）

二六九　鬼臼

味辛，溫③。殺蠱毒④、鬼疰、精物，辟惡氣不祥，逐邪，解百毒。一名爵犀，一名馬目毒公，一名九臼。生九真山谷。

（劉《大觀》卷十一頁32，柯《大觀》卷十一頁25，人衛《政和》頁271）

二七〇　萹蓄⑤

味苦⑥，平。主治浸淫，疥瘙，疽，痔，殺三蟲。生東萊山谷。

（劉《大觀》卷十一頁21，柯《大觀》卷十一頁15，人衛《政和》頁268）

---

① 蠱毒：柯《大觀》、《圖經衍義》作「蟲毒」。

② 一名續毒：《綱目》無此文。「續」，《圖考長編》作「績」。

③ 味辛，溫：《綱目》作「氣味辛，溫，有毒」。「溫」，其後，柯《大觀》、玄《大觀》、《大全》、盧本、狩本有「微溫」。其他各本注「微溫」二字爲《別錄》文。又莫本作「微寒」。

④ 蠱毒：江西版《綱目》作「蟲毒」。

⑤ 萹蓄：《詩經・毛傳》：「竹，萹竹也。」《爾雅》：「竹，萹蓄。」《說文》：「萹，萹茿也。」陶弘景注作「扁竹」。《御覽》引：「《本草經》曰萹蓄，一名萹竹。」

⑥ 苦：孫本、問本、黃本、周本作「辛」。

二七一　商陸①

味辛，平②。主治水脹③、疝瘕、痹，熨除癰腫，殺鬼精物。一名𦸣根④，一名夜呼。生咸陽川谷。

（劉《大觀》卷十一頁6，柯《大觀》卷十一頁3，人衛《政和》頁263）

二七二　女青⑤

味辛，平⑥。主治蠱毒，逐邪惡氣⑦，殺鬼，溫瘧，辟不祥⑧。一名雀瓢⑨。生朱崖。

（劉《大觀》卷十一頁37，柯《大觀》卷十一頁30，人衛《政和》頁273）

---

① 商陸：《周易》作「莧陸」，鄭玄注：「商陸」。《爾雅》：「蓫薚，馬尾。」郭璞注：「關西呼爲薚，江東呼爲當陸。」《廣雅》：「馬尾，蔏陸。」《萬安方》作「蔏陸」。《五十二病方》作「商」。

② 味辛平：《圖考長編》作「味辛」，無「平」字。《綱目》作「氣味辛，平，有毒」。

③ 水脹：「脹」，《綱目》、盧本、姜本、莫本、《圖考長編》作「腫」。《證類》、森本、顧本作「脹」。

④ 𦸣根：「𦸣」，《說文》作「𦸣」。《廣韻》：「𦸣音湯，與薚同。」劉《大觀》、玄《大觀》、人衛《政和》、《千金翼》、《本草和名》、筠默本作「𦸣根」。《圖考長編》、孫本、森本、顧本、王本、莫本、曹本作「𦸣根」。柯《大觀》作「蕩根」。邢昺《爾雅疏》作「薚根」。盧本作「葛根」。《綱目》、姜本無「𦸣根」二字。

⑤ 女青：《綱目》云：「女青有二：一是藤生似蘿藦者；一種草生，則蛇銜根也。」

⑥ 味辛平：《吳普本草》引《神農》作「辛」。《綱目》作「氣味辛，平，有毒」。「平」字後，《御覽》、森本有「生山谷」三字，劉《大觀》、柯《大觀》、人衛《政和》、《千金翼》無此三字。

⑦ 邪惡氣：《御覽》無「惡氣」二字。

⑧ 溫瘧，辟不祥：《御覽》無此文。

⑨ 雀瓢：《御覽》作「雀翾」。

二七三　天雄

味辛，溫①。主治大風，寒濕痹，歷節痛②，拘攣緩急，破積聚，邪氣，金創③，強筋骨④，輕身，健行。一名白幕⑤。生少室山谷。

（敦煌本《新修》，劉《大觀》卷十頁10，柯《大觀》卷十頁8）

二七四　烏頭⑥

味辛，溫⑦。主治中風，惡風洗洗⑧，出汗，除寒濕痹⑨，欬逆上氣，破積聚，寒熱。其汁：煎之名射罔，殺禽獸。一名奚毒，一名即子⑩，一名烏喙⑪。生朗陵川谷⑫。

（敦煌本《新修》，劉《大觀》卷十頁8，柯《大觀》卷十頁6）

---

① 味辛，溫：《綱目》作『氣味辛，溫，有大毒』。
② 歷節痛：敦煌本《新修》無『歷』字，《千金翼》、《證類》、《綱目》、孫本有『歷』字。
③ 金創：『創』，《證類》、《綱目》、森本、顧本《圖考長編》作『瘡』。
④ 強筋骨：劉《大觀》、人衛《政和》、敦煌本《新修》、《千金翼》、問本、孫本、森本、顧本作『強筋骨』。盧本作『強骨節』。柯《大觀》作『強節骨』。『筋』，敦煌本《新修》作『觔』。
⑤ 白幕：敦煌本《新修》、《御覽》作『白莫』，《藥種鈔》作『白暮』。
⑥ 烏頭：《爾雅》、《說文》作『芨，堇草』。郭璞注《爾雅》：『烏頭苗也，江東呼爲堇。』《國語・晉語》：『晉驪姬譖中生，置堇於肉。』賈逵注：『堇，烏頭也』。《五十二病方》治痔，用毒堇。
⑦ 味辛溫：《吳普本草》引《神農》作『甘，有毒』。《綱目》作『氣味辛，溫，有大毒』。
⑧ 中風惡風洗洗：敦煌本《新修》作『中惡風洗洗』。玄《大觀》、《大全》、狩本作『中風，惡風洗洗』。《御覽》作『風中惡洗』。《香藥鈔》作『中風惡風洗』。
⑨ 寒濕痹：敦煌本《新修》、《御覽》作『寒溫』。
⑩ 即子：《御覽》作『萴子』。《說文》：『萴，烏喙也。』《綱目》作『側子』。
⑪ 烏喙：敦煌本《新修》無此二字。《大觀》、《政和》另有烏喙條作《別錄》文。《吳普本草》烏喙條引《神農》：『有毒。』
⑫ 川谷：《證類》、孫本、森本作『山谷』。敦煌本《新修》作『川谷』。

二七五　附子

味辛，溫①。主治風寒欬逆，邪氣，溫中②，金創③，破癥堅、積聚、血瘕④，寒濕踒躄⑤，拘攣⑥，膝痛不能行步⑦，生犍爲山谷⑧。

（敦煌本《新修》，劉《大觀》卷十頁3，柯《大觀》卷十頁1）

二七六　羊躑躅⑨

味辛，溫⑩。主治賊風在皮膚中淫淫痛⑪，溫瘧⑫，惡毒，諸痹⑬。生太行山川谷。

（敦煌本《新修》，劉《大觀》卷十頁53，柯《大觀》卷十頁45）

---

① 味辛溫：《吳普本草》引《神農》作「辛」。《綱目》作「氣味辛，溫，有大毒」。
② 溫中：《御覽》在「膝痛」之後。《綱目》注「溫中」爲《別錄》文。
③ 創：《證類》、《綱目》、《圖考長編》作「瘡」。
④ 血瘕：「血」，玄《大觀》、《大全》作黑字《別錄》文。《政和》、《綱目》、孫本、森本、顧本作《本經》文。
⑤ 踒躄：《御覽》作「痹癖」。
⑥ 拘攣：《御覽》作「拘緩」。
⑦ 膝痛不能行步：敦煌本《新修》作「膝痛不能行走」。《御覽》作「不起，疼痛」，無「膝痛」二字。
⑧ 山谷：《大觀》、《政和》、敦煌本《新修》俱作墨書《別錄》文。《御覽》則作「爲百藥之長」。
⑨ 羊躑躅：《醫心方》作「羊躑蠋」。《廣雅》作「羊蹢躅」。《古今注》、《御覽》作「羊躑躅花」。
⑩ 味辛，溫：《綱目》作「氣味辛，溫，有大毒」。
⑪ 在皮膚中淫淫痛：《御覽》無此文。森本《考異》云：「《長生療養方》無膚字。」敦煌本《新修》作「在皮中淫痛」。
⑫ 溫瘧：《御覽》無。
⑬ 惡毒，諸痹：《御覽》作「濕痹惡毒」。

二七七　茵芋①

味苦，溫②。主治五臟邪氣，心腹寒熱，羸瘦如瘧狀③，發作有時，諸關節風濕痹痛④。生太山川谷。

（敦煌本《新修》，劉《大觀》卷十頁48，柯《大觀》卷十頁41）

二七八　射干

味苦，平⑤。主治欬逆上氣，喉痹咽痛，不得消息，散結氣⑥，腹中邪逆，食飲大熱⑦。一名烏扇，一名烏蒲⑧。生南陽川谷。

（敦煌本《新修》，劉《大觀》卷十頁34，柯《大觀》卷十頁28）

---

① 茵芋：敦煌本《新修》、《本草和名》、《醫心方》、《和名類聚鈔》作「茵芋」。
② 味苦，溫：《綱目》作：「氣味苦，溫，有毒」。
③ 如瘧狀：「如」，敦煌本《新修》、劉《大觀》、柯《大觀》作黑字《別錄》文。人衛《政和》、《綱目》、孫本、森本、顧本注爲《本經》文。《紹興本草》、森本無「如」字。
④ 風濕痹痛：「濕」，敦煌本《新修》作「溼」。
⑤ 味苦平：《綱目》作「氣味苦，平，有毒」。「平」，《御覽》作「辛」。
⑥ 散結氣：孫本、問本、黄本、周本作「散急氣」。
⑦ 食飲大熱：「飲」，《香藥鈔》作「欲」。
⑧ 蒲：《御覽》、《本草和名》、《香藥鈔》作「蒱」。

二七九　鳶尾①

味苦，平②。主治蠱毒、邪氣③、鬼疰、諸毒，破癥瘕、積聚，大水④，下三蟲。生九疑山谷。

（敦煌本《新修》，劉《大觀》卷十頁17，柯《大觀》卷十頁14）

二八〇　假蘇⑤

味辛，溫⑥。主治寒熱、鼠瘻、瘰癧生瘡，結聚氣破散之⑦，下瘀血，除濕痹⑧。一名鼠蓂⑨。生漢中川澤。

（《新修》頁278，劉《大觀》卷二十八頁11，柯《大觀》卷二十八頁8）

---

① 鳶尾：「鳶」，敦煌本《新修》、《本草和名》、《醫心方》、《御覽》作「䳒」。本條同名異物有二：一指動物，如《御覽》卷九百八十八動物藥列有「䳒頭並尾」，分別引《本草經》曰及《吳氏本草》曰「䳒尾治蠱毒」；一指植物，即《大觀》、《政和》、《綱目》所講的鳶尾科植物鳶尾。本條是植物鳶尾。金陵版、江西版、合肥版《綱目》在鳶尾釋名下有「烏園」二字，注爲《本經》文。《大觀》、《政和》、《圖考長編》注爲《別錄》文。森本、孫本、問本、黄本皆不取「烏園」爲《本經》文。

② 味苦平：《綱目》作「氣味苦，平，有毒」。

③ 蠱毒邪氣：敦煌本《新修》作「蠱耶」，無「毒」、「氣」二字。

④ 大水：敦煌本《新修》、《千金翼》、人衛《政和》、劉《大觀》作「大水」。柯《大觀》、成化《政和》、萬曆《政和》、商務《政和》、《大全》、《品彙》、金陵版、江西版、合肥版《綱目》、《圖考長編》、盧本、孫本、問本、狩本、森本、顧本作「去水」。

⑤ 假蘇：《唐本草》注：「即菜中荊芥，先居草部中，今人食之，錄在菜部也。」《品彙》、《本草經解》作「荊芥」。《新修》、《證類》列在中品。但本條無「補虛羸」，有除寒熱破積聚，符合《本經》下品定義，應入下品。

⑥ 味辛，溫：《綱目》作「氣味辛，溫，無毒」。

⑦ 結聚氣破散之：劉《大觀》、柯《大觀》、人衛《政和》、《綱目》、《圖考長編》作「破結聚氣」。《本草經解》作「破積聚氣」。傅本《新修》、羅本《新修》、森本作「結聚氣破散之」。

⑧ 除濕痹：「除」，傅本《新修》、羅本《新修》無。「痹」，金陵版、江西版、合肥版《綱目》、《圖考長編》作「疸」。《本草經解》、姜本作「疸」。

⑨ 鼠蓂：盧本、莫本作「鼠冥」。王本作「薑芥」。

二八一　積雪草

味苦，寒①。主治大熱，惡瘡，癰疽，浸婬，赤熛，皮膚赤，身熱。生荊州川谷。

（劉《大觀》卷九頁52，柯《大觀》卷九頁41，人衛《政和》頁233）

二八二　皂莢②

味辛、鹹，溫③。主治風痹、死肌、邪氣、風頭淚出，下水④，利九竅，殺鬼⑤精物。生雍州川谷。

（《新修》頁166，劉《大觀》卷十四頁8，柯《大觀》卷十四頁6）

二八三　麻黃⑥

味苦，溫⑦。主治中風、傷寒頭痛、溫瘧，發表出汗，去邪熱氣，止欬逆上氣，除寒熱，破癥堅⑧、積聚。一名龍沙。生晉地。

（劉《大觀》卷八頁20，柯《大觀》卷八頁18，人衛《政和》頁199）

---

① 味苦，寒：《綱目》作『氣味苦，寒，無毒』。

② 皂莢：《說文》作『莢草實』。《御覽》引《廣志》作『雞棲子』。本條金陵版、江西版、合肥版《綱目》列在中品。《新修》、《千金翼》、《大觀》、《政和》列在下品。

③ 味辛，鹹，溫：森本、盧本、王本、莫本無『鹹』字。《綱目》作『氣味辛鹹，溫有小毒』。

④ 下水：《新修》、森本有『下水』二字。其他各本無此二字。

⑤ 殺鬼：《證類》、《綱目》、孫本、顧本無『鬼』字。《新修》、森本有『鬼』字，從《新修》爲正。

⑥ 麻黃：《廣雅》：『龍沙，麻黃也。』《證類》原在中品。但條文中無『補虛羸』，而有『除寒熱，破癥堅積聚』等語，符合《本經》下品定義，故移入下品。

⑦ 味苦溫：《吳普本草》引《神農》作『苦，無毒』。

⑧ 破癥堅：《御覽》作『破堅』。

二八四　楝實①

味苦，寒②。主治溫疾、傷寒、大熱煩狂，殺三蟲，疥瘍，利小便、水道③。生荊山山谷。

（《新修》頁167，劉《大觀》卷十四頁16，柯《大觀》卷十四頁13）

二八五　柳華④

味苦，寒⑤。主治風水，黄疸，面熱黑⑥。一名柳絮。葉：主治馬疥、痂瘡⑦。實：主潰癰，逐膿血⑧。子汁：治渴⑨。生琅邪⑩川澤。

（《新修》頁168，劉《大觀》卷十四頁3，柯《大觀》卷十四頁10）

---

① 楝實：《千金翼》、劉《大觀》、柯《大觀》、人衛《政和》、《綱目》、曹本、孫本、顧本作「楝實」。《新修》、《本草和名》、《醫心方》、森本作「練實」。
② 味苦，寒：《綱目》作「氣味苦，寒，有小毒」。
③ 利小便水道：玄《大觀》、《大全》作黑字《別錄》文。
④ 柳華：《説文》：「柳，小楊也。」《藝文類聚》作「楊柳」。「華」，《千金翼》作「葉」。傅本《新修》、羅本《新修》、劉《大觀》、柯《大觀》、人衛《政和》、《御覽》、《本草和名》、《醫心方》、《萬安方》、《長生療養方》作「華」。
⑤ 味苦，寒：《綱目》作「氣味苦，寒，無毒」。
⑥ 面熱黑：《長生療養方》作「面熱」，無「黑」字。
⑦ 葉，主治馬疥痂瘡：《綱目》作「葉：主惡疥痂瘡馬疥」，並注爲《別錄》文。
⑧ 實，主潰癰逐膿血：《綱目》注爲《別錄》文。
⑨ 子汁，治渴：人衛《政和》、商務《政和》、《綱目》注爲《別錄》文。柯《大觀》、玄《大觀》、《大全》、孫本、森本、顧本作《本經》文。從《大觀》爲正。
⑩ 琅邪：傅本《新修》、羅本《新修》作「琅琊」。

二八六　桐葉①

味苦，寒②。主治惡蝕瘡著陰③。皮：主治五痔④，殺三蟲⑤。華⑥：主傅豬瘡⑦，飼豬⑧肥大三倍。生桐柏山谷。

（《新修》頁169，劉《大觀》卷十四頁31，柯《大觀》卷十四頁26）

二八七　梓白皮⑨

味苦，寒⑩。主治熱⑪，去三蟲。華⑫、葉：擣敷豬瘡，飼豬肥大易養三倍⑬。生河内山谷。

（《新修》頁170，劉《大觀》卷十四頁35，柯《大觀》卷十四頁29）

---

① 桐葉：《說文》：「桐，榮也。」《爾雅》云：「榮，桐木。」郭璞注《爾雅》云：「即今梧桐也。」《毛詩》、《山海經》、《孟子》作「桐」。《莊子》作「梧桐」。《呂氏春秋》作「桐葉」。《五十二病方》作「大皮桐」，又作「桐本」。

② 味苦，寒：《綱目》作「氣味苦，寒，無毒」。

③ 惡蝕瘡著陰：《長生療養方》僅作「惡蝕」。

④ 皮主治五痔：「皮」，《綱目》作「木皮」。

⑤ 殺三蟲：傅本、羅本《新修》作「殺蟲」。

⑥ 華：《圖經衍義》作「梧花」。《綱目》、盧本、顧本作「花」。傅本《新修》、羅本《新修》、孫本、王本、森本、筠默本、曹本作「華」。

⑦ 主傅豬瘡：「主」，傅本、羅本《新修》無。

⑧ 飼豬：傅本《新修》、羅本《新修》、森本無此二字。

⑨ 梓白皮：《說文》：「梓，楸也。」《毛詩》作「梓」。《綱目》主名作「梓」，其分目作「梓白皮」。

⑩ 味苦，寒：《綱目》作「氣味苦，寒，無毒」。

⑪ 熱：《綱目》、姜本、莫本作「熱毒」。

⑫ 華：《證類》、《綱目》、紹興本、孫本、顧本無「華」字。傅本、羅本《新修》森本、曹本、筠默本有「華」字。

⑬ 飼豬肥大易養三倍：金陵版、江西版、合肥版《綱目》作「飼豬肥大三倍」，並注爲《別錄》文。傅本《新修》、羅本《新修》、森本無「飼豬」二字。

二八八　蜀漆①

味辛，平②。主治瘧③，及欬逆寒熱，腹中癥堅④，痞結⑤，積聚，邪氣，蠱毒，鬼疰。生江林山川谷。

（敦煌本《新修》，劉《大觀》卷十頁39，柯《大觀》卷十頁32）

二八九　半夏

味辛，平⑥。主治傷寒，寒熱⑦，心下堅，下氣⑧，喉咽腫痛，頭眩，胸脹，欬逆⑨，腸鳴，止汗。一名地文⑩，一名水玉⑪。生槐里川谷。

（敦煌本《新修》，劉《大觀》卷十頁13，柯《大觀》卷十頁11）

---

① 蜀漆：敦煌本《集注・七情藥例》作『蜀桼』，敦煌本《新修》、《本草和名》、《醫心方》作『蜀桼葉』，《吳普本草》作『蜀漆葉』。劉《大觀》、柯《大觀》、人衛《政和》作『蜀漆』。陶弘景注：『蜀漆是常山苗。』《綱目》將蜀漆附在常山正名之下。

② 味辛，平：《吳普本草》引《神農》作『辛，有毒』。『辛，平』，《本經疏證》作『苦，平』。

③ 瘧：《御覽》作『瘡』。

④ 腹中癥堅：《御覽》作『腹癥堅』。『癥堅』，盧本、莫本作『堅癥』。

⑤ 結：金陵版、合肥版《綱目》無。

⑥ 味辛，平：《綱目》作『氣味辛，平，有毒』。

⑦ 傷寒寒熱：『傷寒實熱』，敦煌本《新修》作『傷寒熱』。

⑧ 下氣：《綱目》在『腸鳴』之後。敦煌本《新修》無『下』字。

⑨ 喉咽腫痛，頭眩，胸脹，欬逆：《綱目》作『胸脹欬逆，頭眩，咽喉腫痛』。『喉咽』，《綱目》、盧本作『咽喉』。『喉咽腫痛』，《長生療養方》作『喉腫』。

⑩ 一名地文：成化《政和》、商務《政和》、金陵版、江西版、合肥版《綱目》注爲《別錄》文。『地文』之後，金陵版、江西版、合肥版《綱目》有『和姑』二字，注爲《本經》文。按：『和姑』二字出《吳普本草》，非《本經》文。

⑪ 水玉：成化《政和》、商務《政和》注爲《別錄》文。『水玉』之前，金陵版、江西版、合肥版《綱目》有『守田』二字注爲《本經》文。

二九〇　款冬①

味辛，溫②。主治欬逆上氣，善喘，喉痹，諸驚癇，寒熱，邪氣。一名橐吾③，一名顆東④，一名虎鬚⑤，一名菟奚⑥。生常山山谷。

（劉《大觀》卷九頁30，柯《大觀》卷九頁24，人衛《政和》頁226）

二九一　牡丹⑦

味辛，寒⑧。主治寒熱⑨，中風，瘈瘲⑩，痙⑪，驚癇，邪氣⑫，除癥堅，瘀血留舍腸胃，安

---

① 款冬：《爾雅》作「菟奚、顆涷」。《廣雅》作「苦萃，款涷」。《證類》、《綱目》、孫本、顧本作「款冬花」。《藝文類聚》、《千金翼》、《醫心方》、《御覽》、《本草和名》、《和名類聚鈔》無「花」字。《證類》原列在中品。但條文中無「補虛羸」等語，不符合《本經》中品定義，故移入下品。

② 味辛，溫：《綱目》作「氣味辛，溫，無毒」。

③ 橐吾：《御覽》作「橐石」。《五十二病方》作「橐莫」。《急就篇》即有橐吾，又有款東。顔師古注：「橐吾，似款冬，腹中有絲，生陸地，黃花。款東即款冬，凌冬叩冰而生，花紫赤。」《武威漢代醫簡》第80簡甲治久欬上氣方，既有款冬，又有橐吾。據此，在漢代款冬、橐吾是二物，非一藥也。

④ 顆東：《綱目》注爲《爾雅》文。「顆」，莫本誤作「顯」。「東」，《綱目》、《本經疏證》、《圖考長編》作「涷」；成化《政和》、萬曆《政和》、商務《政和》、孫本、顧本作「涷」；《千金翼》、《大觀》、人衛《政和》、《本草和名》、森本作「東」；《藝文類聚》、《御覽》作「冬」。

⑤ 須：《千金翼》作「發」。森本《考異》云：「須，《本草和名》作「賓」，《頓醫鈔》作「發」。」

⑥ 菟奚：《藝文類聚》作「菟爰」。《綱目》標注「菟奚」爲《爾雅》文。

⑦ 牡丹：《廣雅》名白茶。

⑧ 味辛，寒：《吳普本草》引《神農》作「辛」。

⑨ 寒熱：其下，《御覽》有「癥傷」二字。

⑩ 瘈瘲：《御覽》無。

⑪ 痙：《綱目》、《本草經解》、盧本、姜本《御覽》無「痙」字。「痙」，莫本作「痓」。

⑫ 驚癇邪氣：《御覽》作「驚邪」。

五臟，治癰瘡。一名鹿韭。一名鼠姑。生巴郡山谷。

（劉《大觀》卷九頁33，柯《大觀》卷九頁26，人衛《政和》頁227）

二九二　防己①

味辛，平②。主治風寒，溫瘧，熱氣，諸癇，除邪，利大小便。一名解離③。生漢中川谷。

（劉《大觀》卷九頁19，柯《大觀》卷九頁14，人衛《政和》頁223）

二九三　黃環④

味苦，平⑤。主治蠱毒⑥、鬼疰⑦、鬼魅，邪氣在臟中⑧，除欬逆、寒熱⑨。一名凌泉⑩，一名大就。生蜀郡山谷。

（《新修》頁150，劉《大觀》卷十四頁38，柯《大觀》卷十四頁33）

---

① 防己：《吳普本草》作「木防己」，《千金·七情藥例》作「漢防己」。「己」，《本草和名》、劉《大觀》、柯《大觀》、人衛《政和》、金陵版《綱目》、森本作「巳」，《醫心方》、《本草經解》、孫本、問本、黃本作「已」，合肥版《綱目》、顧本作「己」。《證類》原在中品。但條文中無「補虛羸」等語，不符合《本經》中品定義，故移入下品。

② 味辛，平：《吳普本草》引《神農》作「辛」。《綱目》作「氣味辛，平，無毒」。

③ 一名解離：《御覽》作「一名石解」。

④ 黃環：《夢溪補筆談》作「黃鐶」。《吳普本草》作「蜀黃環」。

⑤ 味苦，平：《吳普本草》引《神農》作「辛」。《綱目》作「氣味苦，平，有毒」。「平」，《御覽》無。

⑥ 蠱毒：《御覽》、盧本作「蟲毒」。

⑦ 鬼注：《御覽》無。

⑧ 在臟中：《御覽》無。

⑨ 除欬逆寒熱：《御覽》無「除」字。

⑩ 凌泉：傅本、羅本《新修》作「陵泉」。

二九四　黄芩①

味苦，平②。主治諸熱③，黄疸，腸澼，泄痢，逐水④，下血閉，惡瘡，疽蝕，火瘍。一名腐腸⑤。生秭歸川谷。

（劉《大觀》卷八頁48，柯《大觀》卷八頁41，人衛《政和》頁207）

二九五　石楠草⑥

味辛、苦，平⑦。主養腎氣，内傷陰衰，利筋骨皮毛。實：殺蠱毒⑧，破積聚，逐風痹。一名鬼目⑨。生華陰山谷。

（《新修》頁151，劉《大觀》卷十四頁37，柯《大觀》卷十四頁31）

---

① 黄芩：《五十二病方》作『黄鈐』，又作『黄黔』、『黄杴』、『黄芩』。《説文》作『莶，黄莶』。《廣雅》作『菦萯、黄文，内虚』。《武威漢代醫簡》、《傷寒論》作『黄芩』。問本、黄本、孫本作『黄岑』。《證類》將黄芩列在中品。但條文中無『補虚羸』等語，不符合《本經》中品定義，故移入下品。

② 味苦，平：《吴普本草》引《神農》作『苦，無毒』。

③ 熱：《圖經衍義》作『疾』。

④ 逐水：《圖經衍義》作『月水』。

⑤ 腐腸：《本草和名》、森本作『腐腹』。其他各本作『腐腸』。

⑥ 石楠草：《千金翼》、劉《大觀》、柯《大觀》、人衛《政和》、《綱目》、孫本、問本、黄本、顧本作『石南』，無『草』字。傅本、羅本《新修》、《本草和名》、《醫心方》、森本作『石南草』。《本草圖經》云：『石南生於石上，株極有高大者，葉如枇杷，上有小刺，凌冬不凋。』則石南應是木類，爲何名石南草？陶弘景《集注・序錄》：『諸經有草木不分者。』或即指此。

⑦ 味辛苦平：人衛《政和》、成化《政和》、商務《政和》、《圖考長編》、孫本作『味辛苦』，無『平』字。劉《大觀》、柯《大觀》、盧本、森本、顧本有『平』。《新修》作『味辛平苦』，『苦』在『平』之後，則『苦』應屬《別錄》文。

⑧ 殺蠱毒：柯《大觀》、盧本作『殺蟲毒』。金陵版、江西版《綱目》作『蟲蟲毒』。姜本作『主蟲毒』。

⑨ 一名鬼目：王本無此四字。《綱目》作小字，標在石南實之下，未標注文獻出處。

二九六　女菀①

味辛，溫②。主治風寒洗洗③，霍亂，泄痢，腸鳴上下無常處，驚癇，寒熱，百疾。生漢中川谷④。（劉《大觀》卷九頁67，柯《大觀》卷九頁53，人衛《政和》頁237）

二九七　地榆⑤

味苦，微寒⑥。主治婦人乳痓痛⑦、七傷、帶下十二病⑧，止痛，除惡肉，止汗⑨，治金創。生桐栢山谷。（劉《大觀》卷九頁10，柯《大觀》卷九頁7，人衛《政和》頁220）

按語：《御覽》卷一千對同一條地榆，一引《本草經》曰：『地榆止汗氣，消酒，明目。』一引《神農本草經》曰：『地榆，苦，寒。主消酒，生宛句。』所引兩種《本經》地榆內容，與陶氏作《集注》所引《本經》地榆內容不全相同。由此可見，陶氏作《集注》之前，《本經》有多種本子流傳。

---

① 女菀：敦煌本《集注》七情藥例作『女宛』。《吳普本草》、《千金・七情藥例》、《御覽》、《萬安方》作『女苑』。《廣雅》作『女腸』。

② 味辛溫：《綱目》作『氣味辛，溫，無毒』。

③ 風寒洗洗：孫本、問本作『風洗洗』，無『寒』字。黃本作『風寒洗』。《紹興本草》作『風寒洗治』。

④ 川谷：《綱目》作『山谷』，劉《大觀》、柯《大觀》、人衛《政和》、《千金翼》俱作『川谷』。

⑤ 地榆：《廣雅》作『菗蒢』。

⑥ 味苦微寒：《御覽》作『苦，寒』，無『微』字。

⑦ 乳痓痛：『乳』，其後《綱目》、姜本有『産』字。『痓』，孫本、問本、黃本、森本作『痙』。

⑧ 帶下十二病：《綱目》、《本草經疏》、盧本、姜本、莫本作『帶下五漏』。劉《大觀》、柯《大觀》、人衛《政和》、孫本、問本、黃本、森本、顧本作『帶下病』。《千金翼》作『帶下十二病』。

⑨ 止汗：《綱目》在『止痛』之下。『汗』字後，《御覽》有『氣』字。

二九八　蜀羊泉①

味苦，微寒②。主治頭秃③，惡瘡，熱氣，疥瘙④，痂癬蟲。生蜀郡川谷⑤。

（劉《大觀》卷九頁 68，柯《大觀》卷九頁 54，人衛《政和》頁 237）

二九九　澤蘭⑥

味苦，微溫⑦。主治乳婦内衄⑧，中風餘疾，大腹水腫，身、面、四肢浮腫，骨節中水⑨，金創，癰腫瘡膿⑩。一名虎蘭，一名龍朿⑪。生汝南⑫。

（劉《大觀》卷九頁 17，柯《大觀》卷九頁 12，人衛《政和》頁 222）

---

① 蜀羊泉：《本草和名》注：「弘景本草「泉」作「全」。」《雜要訣》名羊全。《廣雅》作「漆姑」。

② 味苦微寒：《綱目》作「氣味苦，微寒，無毒」。

③ 頭秃：金陵版、江西版、合肥版《綱目》、姜本作「秃瘡」。

④ 痂癬蟲：「痂」，《圖考長編》作「療」。「蟲」字後，人衛《政和》、成化《政和》、商務《政和》有「療齲齒」三字作白字《本經》文，《品彙》、孫本、黄本、問本録此三字爲《本經》文。劉《大觀》、柯《大觀》、《大全》「療齲齒」三字作黑字《別録》文，《綱目》、《草木典》、《圖考長編》注此三字爲《別録》文，森本、顧本、狩本亦不取此三字爲《本經》文。本書從《大觀》爲正。

⑤ 川谷：《綱目》、《圖經衍義》作「山谷」。劉《大觀》、柯《大觀》、人衛《政和》、《千金翼》作「川谷」。

⑥ 澤蘭：《吴普本草》名水香，其根名地筍。

⑦ 味苦，微溫：《御覽》無「苦」字。《吴普本草》引《神農》作「酸，無毒」。

⑧ 内衄：《御覽》作「衄血」。《千金翼》、劉《大觀》、柯《大觀》、人衛《政和》、《香藥鈔》、森本、孫本、問本、黄本、王本俱作「内衄」。

⑨ 乳婦内衄……骨節中水：以上二十二字，《綱目》脱文。

⑩ 瘡膿：《圖經衍義》作「膿瘡」。森本、《香藥鈔》作「瘡膿血」。

⑪ 一名龍朿：《御覽》作「一名龍來」。《新修》卷子本寫成「棗」。

⑫ 汝南：《御覽》、森本下有「生池澤」，問本、黄本、孫本有「生大澤傍」。

三〇〇　紫參①

味苦，辛，寒②。主治心腹積聚，寒熱邪氣，通九竅③，利大小便④。一名牡蒙。生河西山谷。

（劉《大觀》卷八頁69，柯《大觀》卷八頁54，人衛《政和》頁211）

三〇一　蛇含⑤

味苦，微寒⑥。主治驚癇，寒熱，邪氣，除熱，金創，疽，痔，鼠瘻，惡瘡⑦，頭瘍。一名蛇銜⑧。生益州山谷。

（劉《大觀》卷十頁36，柯《大觀》卷十頁30，人衛《政和》頁253）

---

① 紫參：《急就篇》、《吳普本草》以牡蒙爲正名，《吳普本草》以紫參爲異名。「參」，敦煌本《集注·七情藥例》作「糸」，蔡本作「蔘」。《唐本草》、《證類》列在中品。但本條無「補虛羸」等語，不符合中品定義，故移入下品。

② 味苦，辛，寒：「辛」，《綱目》、姜本、森本、《御覽》無「辛」字。劉《大觀》、柯《大觀》、人衛《政和》、成化《政和》、《千金翼》、孫本、盧本、顧本俱有「辛」字。《吳普本草》引《神農》作「苦」。

③ 竅：《御覽》下有「治牛病」。《大觀》、《政和》、《綱目》及諸家輯本俱無此文。

④ 利大小便：《御覽》在「通九竅」之前。

⑤ 蛇含：商務《政和》、孫本、問本、周本、黄本、顧本、王本作「蛇合」。劉《大觀》、柯《大觀》、人衛《政和》、《紹興本草》、《本草和名》、《醫心方》、森本、曹本、狩本作「蛇全」。《千金翼》、《品彙》、《綱目》、《圖考長編》、《草木典》作「蛇含」。從本條「一名蛇銜」文義推論，今以「蛇含」作正名。

⑥ 味苦，微寒：《綱目》作「氣味苦，微寒，無毒」。

⑦ 惡瘡：「惡」，金陵版、江西版、合肥版《綱目》無。

⑧ 一名蛇銜：《綱目》云：「有二種：細葉者爲蛇銜，大葉者名龍銜。」盧本作「蛇槃」。莫本注：「即龍芽。」蘇頌《本草圖經》有「紫背龍芽」，《綱目》認爲即小龍芽，並在蛇含條下一併論述。

三〇二 草蒿①

味苦，寒②。主治疥瘙、痂癢、惡瘡，殺虱，留熱在骨節間③，明目。一名青蒿，一名方潰④。生華陰川澤。

（劉《大觀》卷十頁28，柯《大觀》卷十頁23，人衛《政和》頁250）

三〇三 雚菌⑤

味咸，平⑥。主治心痛，溫中，去長蟲⑦，白𤵸⑧，蟯蟲，蛇螫毒，癥瘕，諸蟲。一名雚蘆。生東海池澤。

（劉《大觀》卷十頁43，柯《大觀》卷十頁36，人衛《政和》頁255）

---

① 草蒿：《五十二病方》、陸璣《詩疏》、《日華子》、《本草圖經》、《綱目》、《草木典》作「青蒿」。《爾雅》作「蒿，菣（qìn）」。《說文》作「菣，香蒿」。劉《大觀》、柯《大觀》、人衛《政和》、孫本、問本、黄本作「草蒿」。

② 味苦，寒：《綱目》作「氣味苦，寒，無毒」。

③ 留熱在骨節間：「留」，其上《綱目》、姜本有「治」字。「間」，孫本、問本、周本、黄本作「閒」。

④ 一名青蒿，一名方潰：以上八字，王本無。

⑤ 雚菌：《千金·七情藥例》作「藿菌」。《品彙》作「萑菌」。《綱目》：「雚當作萑，乃蘆葦之屬，此菌生於其下，故名也。」

⑥ 味咸，平：《綱目》作「氣味咸，平，有小毒」。

⑦ 蟲：柯《大觀》、玄《大觀》、《大全》、《圖考長編》、孫本、問本作「患」。《千金翼》、劉《大觀》、人衛《政和》、《綱目》、《品彙》、森本、周本、黄本、顧本、狩本作「蟲」。

⑧ 𤵸：《大觀》、《政和》、黄本、問本作「𤵸」。孫本作「瘲」。𤵸爲癬之異體字。

三〇四　雷丸①

味苦，寒②。主殺三蟲，逐毒氣，胃中熱，利丈夫，不利女子。作膏，摩小兒百病③。生石城山谷。

（《新修》頁160，劉《大觀》卷十四頁26，柯《大觀》卷十四頁21）

三〇五　貫眾④

味苦，微寒⑤。主治腹中邪熱⑥氣，諸毒，殺三蟲。一名貫節，一名貫渠，一名百頭⑦，一名虎卷，一名扁苻⑧。生玄山山谷。

（敦煌本《新修》，劉《大觀》卷十頁50，柯《大觀》卷十頁42）

---

①雷丸：《五十二病方》、《範子計然》、《急就篇》、《御覽》作「雷矢」。顔師古注《急就篇》：「雷矢即雷丸也，又名雷實。」

②味苦，寒：《吳普本草》引《神農》作「苦」。《綱目》作「氣味苦寒，有小毒」。

③作膏，摩小兒百病：《綱目》注爲《別錄》文。《大觀》、《政和》、孫本、顧本作「作摩膏，除小兒百病」。傅本、羅本《新修》、森本作「作膏，摩小兒百病」。本書從《新修》爲正。

④貫眾：《爾雅》作「濼，貫眾」。森本《考異》云：「眾，《長生療養方》作首。」

⑤味苦，微寒：《吳普本草》引《神農》作「苦，有毒」。《綱目》作「氣味苦，微寒，有毒」。

⑥邪熱：《御覽》作「邪」，無「熱」字。

⑦一名百頭：《御覽》在「一名貫節」之後。

⑧扁苻：《千金》、《御覽》、《紹興本草》、孫本、顧本、姜本作「符」。金陵版、江西版《綱目》、盧本、王本作「扁府」。敦煌本《新修》、劉《大觀》、柯《大觀》、人衛《政和》、合肥版《綱目》作「扁苻」。

三〇六　青葙子①

味苦，微寒②。主治邪氣，皮膚中熱③，風瘙身癢，殺三蟲。其子④：名草決明，治唇口青。一名草蒿，一名萋蒿⑤。生平谷道旁。

（敦煌本《新修》，劉《大觀》卷十頁42，柯《大觀》卷十頁35）

三〇七　狼牙⑥

味苦，寒⑦。主治邪氣，熱氣⑧，疥瘙⑨，惡瘍瘡⑩，痔，去白蟲⑪。一名牙子⑫。生淮南

---

① 青葙子：《本草和名》、《和名類聚鈔》、《醫心方》、《綱目》、姜本、森本、蔡本作「青葙」，無「子」字。敦煌本《新修》、劉《大觀》、柯《大觀》、人衛《政和》、孫本、問本、黃本作「青葙子」。

② 味苦微寒：《綱目》作「氣味苦，微寒，無毒」。敦煌本《新修》無「味」字。

③ 皮膚中熱：敦煌本《新修》無「中」字。

④ 其子：《圖考長編》無「其子」二字。劉《大觀》、柯《大觀》、人衛《政和》、《綱目》、孫本、森本、顧本無「其」字。敦煌本《新修》作「其子」。

⑤ 萋蒿：人衛《政和》下有「五月六月采子」作白字《本經》文。劉《大觀》、柯《大觀》、商務《政和》「五月六月采子」作黑字《別錄》文。

⑥ 狼牙：敦煌本《集注·七情藥例》作「狼歹」。《御覽》、《綱目》、森本、《吳普本草》作「狼牙」。《本草和名》、《醫心方》作「歹子」。劉《大觀》、柯《大觀》、人衛《政和》、孫本、顧本作「牙子」。按：「牙」，日本抄寫本都寫成「歹」。

⑦ 味苦，寒：《吳普本草》引《神農》作「苦，有毒」。《綱目》云：「氣味苦，寒，有毒。」又「味苦」，其下柯《大觀》有「酸」字作白字《本經》文。劉《大觀》、人衛《政和》注「酸」字爲黑字《別錄》文。孫本、顧本、森本皆不取「酸」字爲《本經》文。

⑧ 熱氣：《御覽》無此二字。「熱」，《圖考長編》作「惡」。敦煌本《新修》無「氣」字。

⑨ 疥瘙：《御覽》作「疥痔」。

⑩ 惡瘍瘡：敦煌本《新修》無「瘍」字。

⑪ 疥瘙，惡瘍瘡痔，去白蟲：《御覽》作「去白蟲疥痔」。

⑫ 一名牙子：《證類》、孫本、顧本作「一名狼牙」。《御覽》、森本作「一名牙子」。

川谷。（敦煌本《新修》，劉《大觀》卷十頁51，柯《大觀》卷十頁43）

三〇八　藜蘆①

味辛，寒②。主治蠱毒，欬逆，泄痢③，腸澼，頭瘍，疥瘙，惡瘡，殺諸蟲毒④，去死肌。一名蔥苒⑤。生太山山谷。（敦煌本《新修》，劉《大觀》卷十頁32，柯《大觀》卷十頁26）

三〇九　虎掌⑥

味苦，溫⑦。主治心痛，寒熱，結氣，積聚，伏梁，傷筋痿，拘緩，利水道⑧。生漢中山谷。（敦煌本《新修》，劉《大觀》卷十頁15，柯《大觀》卷十頁13）

---

① 藜蘆：《五十二病方》作「犂盧」。《御覽》作「梨蘆」。《本草和名》、敦煌本《新修》、《醫心方》、《和名類聚鈔》、《吳普本草》作「栔蘆」。劉《大觀》、柯《大觀》、人衛《政和》、《綱目》、孫本、問本、黃本作「藜蘆」。筠默本作「黎蘆」。

② 味辛，寒：《吳普本草》引《神農》作「辛，有毒」。《綱目》作「氣味辛，寒，有毒」。

③ 泄痢：敦煌本《新修》作「泄利」。

④ 殺諸蟲毒：「蟲」，《圖經衍義》、孫本、顧本作「蠱」。

⑤ 蔥苒：《廣雅》作「蔥蒳」，敦煌本《新修》、《御覽》作「葱苒」。「一名蔥苒」，金陵版、江西版、合肥版《綱目》注爲《別錄》文。

⑥ 虎掌：《本草圖經》：「天南星即本草虎掌，小者名由跋。」《日華子》名「鬼蒟蒻」。《唐本草》注：「其根四畔有圓牙，看如虎掌，故有此名。」《綱目》云：「虎掌因葉形似之，非根也。」又云：「南星因根圓白，形如老人星狀，故名南星。」

⑦ 味苦溫：《吳普本草》引《神農》作「苦，無毒」。《綱目》作「氣味苦，溫，有大毒」。

⑧ 結氣，積聚，伏梁，傷筋痿拘緩，利水道：敦煌本《新修》無此文。

三一〇　連翹①

味苦，平②。主治寒熱，鼠瘻，瘰癧，癰腫，惡瘡③，癭瘤，結熱，蠱毒。一名異翹④，一名蘭華⑤，一名折根⑥，一名軹⑦，一名三廉⑧。生太山山谷。

（劉《大觀》卷十一頁44，柯《大觀》卷十一頁35，人衛《政和》頁275）

三一一　白頭翁⑨

味苦，溫，無毒⑩。主治溫瘧，狂易⑪，寒熱⑫，癥瘕，積聚⑬，癭氣，逐血，止痛⑭，治金

---

① 連翹：《爾雅》作「連，異翹」。敦璞引《本草經》作「一名連苕，一名連草」。

② 味苦，平：《綱目》作「氣味苦，平，無毒」。

③ 惡瘡：盧本、莫本無。

④ 異翹：《綱目》注爲《爾雅》文。姜本無此文。

⑤ 蘭華：《綱目》注爲《吳普本草》文，姜本無此二字。「蘭」，《本草和名》、森本作「蕳」。

⑥ 一名折根：《綱目》作「一名竹根」，並注爲《別錄》文。孫本、問本、姜本不取「一名折根」爲《本經》文。

⑦ 一名軹：《綱目》、姜本、王本無。莫本注：「軹，當爲軺之誤。」

⑧ 三廉：《綱目》注爲《別錄》文。《和名類聚鈔》作「三廉草」。姜本無此文。

⑨ 白頭翁：「翁」，《本草和名》、《和名類聚鈔》、森本作「公」。森本《考異》云：「翁，《伊呂波字類鈔》作公。李唐遺卷，無一作翁者。」

⑩ 無毒：盧本、孫本、顧本、莫本無此二字。《證類》、森本有「無毒」二字。《別錄》作「有毒」。

⑪ 狂易：「易」，《綱目》作「狂狧」。《千金翼》、孫本、問本、黃本、顧本、森本作「昜」。劉《大觀》、柯《大觀》、人衛《政和》、《御覽》作「昜」。

⑫ 寒熱：《御覽》無。

⑬ 癥瘕積聚：《御覽》無。

⑭ 止痛：《綱目》、姜本作「止腹痛」。

創①。一名野丈人，一名胡王使者②。生嵩山③山谷④。

（劉《大觀》卷十一頁28，柯《大觀》卷十一頁21，人衛《政和》頁270）

三一二　蔄茹⑤

味辛，寒⑥。蝕惡肉、敗瘡、死肌，殺疥蟲⑦，排膿惡血，除大風熱氣，善忘不樂⑧。生代郡川谷。

（劉《大觀》卷十一頁48，柯《大觀》卷十一頁39，人衛《政和》頁276）

三一三　白斂⑨

味苦，平、微寒⑩。主治癰腫、疽瘡，散結氣，止痛，除熱，目中赤⑪，小兒驚癇、溫瘧，

---

① 治金創：「金創」，《圖經衍義》作「瘕瘡」，顧本無「治」字。
② 胡王使者：王本無。
③ 嵩山：劉《大觀》、人衛《政和》、《綱目》作「高山」。柯《大觀》、《本草圖經》作「嵩山」。
④ 山谷：《御覽》、森本作「川谷」。
⑤ 蔄茹：《五十二病方》作「屈居」，又作「蔖者，荊名盧茹」。《廣雅》：「屈居，盧茹也。」王念孫疏證：「盧與蔄同。」《素問・腹中論》作「蘆茹」。《太素》、《甲乙經》、劉《大觀》、柯《大觀》、人衛《政和》作「蔄茹」。《範子計然》、《御覽》作「閭茹」。孫本、問本、黃本作「蘭茹」。《圖經衍義》作「藺茹」。
⑥ 味辛寒：「辛」字後，柯《大觀》有「酸」字作白字《本經》文，劉《大觀》、人衛《政和》作黑字《別錄》文。《吳普本草》引《神農》作「辛」。又辛字下，狩本注云：「《大全》本有酸字。」
⑦ 殺疥蟲：「殺」字前，《御覽》有「仍」字。
⑧ 善忘不樂：《綱目》、《圖考長編》、盧本、莫本、姜本作「善忘不寐」。
⑨ 白斂：《說文》作「白蘞」。《毛詩》、陸璣《詩疏》作「蘞」。《爾雅》：「萰，菟荄。」《玉篇》：「萰，白蘞也。」
⑩ 味苦平微寒：「平」，敦煌本《新修》無。「微寒」，敦煌本《新修》作朱書《本經》文；劉《大觀》、柯《大觀》、人衛《政和》作黑字《別錄》文。
⑪ 赤：敦煌本《新修》訛爲「亦」。

女子陰中腫痛①。一名莵核②，一名白草。生衡山山谷。

（敦煌本《新修》，劉《大觀》卷十頁41，柯《大觀》卷十頁34）

三一四　白及③

味苦，平④。主治癰腫，惡瘡，敗疽⑤，傷陰，死肌，胃中⑥邪氣，賊風鬼擊，痱緩不收。一名甘根⑦，一名連及草⑧。生北山川谷。

（劉《大觀》卷十頁44，柯《大觀》卷十頁37，人衛《政和》頁255）

①　陰中腫痛：『陰』，敦煌本《新修》、《千金翼》訛作『除』。『痛』字後，《綱目》、姜本有『帶下赤白』四字，注爲《本經》文。劉《大觀》、柯《大觀》、人衛《政和》『下赤白』作黑字《別録》文。

②　莵核：金陵版、江西版、合肥版《綱目》注爲《別録》文。劉《大觀》、柯《大觀》、人衛《政和》作白字《本經》文。

③　白及：《本草和名》、《醫心方》作『白芨』。單言『芨』，是烏頭異名，《爾雅》：『芨，堇草。』郭璞注：『烏頭也。』劉《大觀》、柯《大觀》、人衛《政和》、《萬安方》作『白及』。

④　味苦，平：『平』，《御覽》作『辛』。《吳普本草》引《神農》作『辛』。

⑤　疽：玄《大觀》、《大全》、狩本無。

⑥　胃中：森本《考異》云：『胃，《長生療養方》作胸。』

⑦　甘根：《吳普本草》作『臼根』。

⑧　連及草：王本無。

三一五　海藻①

味苦寒②。主治癭瘤氣③，頸下核，破散結氣④，癰腫，癥瘕，堅氣，腹中上下鳴⑤，下十二水腫。一名落首。生東海。

（劉《大觀》卷九頁13，柯《大觀》卷九頁10，人衛《政和》頁221）

三一六　敗醬⑥

味苦，平⑦。主治暴熱，火瘡，赤氣，疥瘙，疽，痔，馬鞍熱氣。一名鹿腸⑧。生江夏川谷。

（劉《大觀》卷八頁64，柯《大觀》卷八頁54，人衛《政和》頁210）

---

① 海藻：《爾雅》：「蕁，海藻。」郭璞注：「一名海蘿，如亂發，生海中。」今《本草經》無一名海蘿者。又本條，《大觀》、《政和》、《綱目》、孫本、顧本、森本列在中品。但本條文中無「補虛羸」，不符合《本經》中品定義，而有「破散結氣」，符合下品定義，應移入下品。

② 味苦寒：《綱目》、姜本作「味苦、咸，寒，無毒」。姜本據《綱目》輯，故其性味同。按：《大觀》、《政和》「咸」作黑字《別錄》文，非《本經》文。《千金·食治》作「咸，寒，滑，無毒」。

③ 癭瘤氣：《千金·食治》、《綱目》、姜本作「癭瘤結氣」。

④ 頸下核，破散結氣：《御覽》作「著頸下，破散結」。《千金·食治》、《綱目》、姜本作「散頸下硬核痛」。

⑤ 腹中上下鳴：《千金·食治》作「腹內上下鳴」。《綱目》、姜本作「腹中上下雷鳴」。

⑥ 敗醬：本條，劉《大觀》、柯《大觀》、人衛《政和》、《綱目》、孫本、森本、顧本原列在中品。但本條文中無「補虛羸」等語，不符合《本經》中品定義，故移入下品。

⑦ 味苦，平：《綱目》作「氣味苦，平，無毒」。《大觀》、《政和》注「無毒」二字爲黑字《別錄》文。

⑧ 腸：《本草和名》作「腹」。

三一七　欒華①

味苦，寒②。主治目痛、淚出③，傷眥，消目腫。生漢中川谷。

（劉《大觀》卷十四頁55，柯《大觀》卷十四頁45，《新修》頁158）

三一八　木蘭④

味苦，寒⑤。主治身有⑥大熱在皮膚中，去面熱、赤皰、酒皶⑦，惡風癲疾⑧，陰下癢濕。明目⑨。一名林蘭⑩。生零陵山谷⑪。

（《新修》頁113，劉《大觀》卷十二頁47，柯《大觀》卷十二頁40）

---

① 欒華：敦煌本《集注·七情藥例》、《夢溪補筆談》、人衛《政和》欒華條所附藥圖名，作「欒花」。傅本、羅本《新修》、《本草和名》、《醫心方》、《千金翼》、劉《大觀》、柯《大觀》、人衛《政和》、《綱目》、《萬安方》及諸家輯本俱作「欒華」。

② 味苦，寒：《綱目》作「氣味苦，寒，無毒」。

③ 目痛淚出：「淚」，傅本、羅本《新修》、森本作「泣」。

④ 木蘭：《廣雅》作「木欄，桂欄」。蔡本作「木蘭皮」。《綱目》以「木蘭」爲正名，其子目分「皮」與「花」。本條，《大觀》、《政和》、《綱目》、孫本列爲上品。但本條文中即無「久服延年不老」，又無「補虛羸」等語，不符合《本經》上品、中品定義，故移入下品。

⑤ 味苦寒：《綱目》作「氣味苦，寒，無毒」。

⑥ 身有：《證類》、《綱目》、《品彙》、孫本、問本、《圖考長編》脱「有」字。傅本、羅本《新修》、森本作「身有」。森本《考異》云：「有，《香藥鈔》、《香要鈔》作體。」

⑦ 酒皶：傅本、羅本、《新修》作「皶酒」。

⑧ 癲疾：《證類》、《綱目》、《品彙》、《圖考長編》、《千金翼》、孫本、顧本、狩本、盧本作顛疾。傅本、羅本《新修》、《紹興本草》、《藥種鈔》、森本作「癲疾」。

⑨ 明目：《證類》、《綱目》、《品彙》、《圖考長編》、孫本、顧本作「明耳目」。《新修》、森本作「明目」。

⑩ 林蘭：森本《考異》云：「林，《香字鈔》作「松」。」

⑪ 生山谷：孫本、問本、黄本作「生川谷」。

三一九　別羇①

味苦，微溫②。主治風寒濕痹，身重，四肢疼酸，寒邪歷節痛③。生藍田川谷。

（《新修》頁360，劉《大觀》卷三十頁18，柯《大觀》卷三十頁15）

三二〇　石下長卿④

味咸，平⑤。治鬼疰、精物、邪惡氣⑥，殺百精、蠱毒，老魅注易，亡走，啼哭，悲傷，恍惚。一名徐長卿。生隴西池澤。

（《新修》頁361，劉《大觀》卷三十頁19，柯《大觀》卷三十頁15）

三二一　羊桃⑦

味苦，寒⑧。主治熛熱，身暴赤色，風水，積聚，惡瘍，除小兒熱。一名鬼桃⑨，一名羊

---

① 羇：《綱目》、孫本作『羈』。《證類》、森本、顧本作『羇』。金陵版《綱目》作『羇』。孫本將別羇列爲上品。

② 味苦微溫：《綱目》作『味苦，微溫，無毒』。《大觀》、《政和》對『無毒』二字作黑字《別錄》文。『溫』，莫本作『寒』。

③ 寒邪歷節痛：《綱目》、姜本、顧本無『邪』字。

④ 石下長卿：《綱目》將本條並在徐長卿條下，在釋名下注云：『徐長卿，人名也。《名醫別錄》於有名未用復出石下長卿條。』按：《大觀》、《政和》石下長卿作白字《本草經》文，出《唐本草》退藥，非有名未用《別錄》藥。又孫本漏輯石下長卿。

⑤ 平：《綱目》作『別錄曰，石下長卿，平』。按《大觀》、《政和》，『平』作白字《本經》文。

⑥ 邪惡氣：盧本作『邪惡鬼』。

⑦ 羊桃：《毛詩》、《爾雅》、《說文》作『萇楚』。《廣雅》作『鬼桃、銚弋』。《山海經·中山經》、陸璣《詩疏》、郭璞注《爾雅》、《大觀》、《政和》、《綱目》作『羊桃』。

⑧ 味苦寒：《綱目》作『味苦，寒，有毒』。劉《大觀》、人衛《政和》對『有毒』二字作黑字《別錄》文，柯《大觀》對『有毒』二字作白字《本草經》文。

⑨ 一名鬼桃：王本無此異名。

腸①。生山林川谷。

（劉《大觀》卷十一頁36，柯《大觀》卷十一頁28，人衛《政和》頁273）

三二二 羊蹄②

味苦，寒③。主治頭秃④，疥瘙⑤，除熱⑥，女子陰蝕⑦。一名東方宿，一名連蟲陸，一名鬼目⑧。生陳留川澤。

（劉《大觀》卷十一頁17，柯《大觀》卷十一頁13，人衛《政和》頁267）

---

① 一名羊腸：《本草和名》作「一名羊服」。

② 羊蹄：《毛詩》作「蓫」，又作「蓄」。《説文》、《廣雅》作「堇」。《御覽》卷九百九十五引《本草經》，以羊蹄爲本條正名，以鬼目爲異名；同書卷九百九十八引《本草經》，以鬼目爲本條正名，以羊蹄爲本條異名。説明《御覽》在兩處所引的《本草經》不是同一種本子。

③ 味苦，寒：《綱目》作「氣味苦，寒，無毒」。《大觀》、《政和》對「無毒」二字作黑字《別録》文。

④ 頭秃：森本《考異》云：「《長生療養方》作瘻瘍。」

⑤ 疥瘙：森本《考異》云：「瘙，《長生療養方》作癬。」

⑥ 除熱：「除」，《御覽》作「陰」。《醫心方》無「熱」字。

⑦ 女子陰蝕：《御覽》作「無子」二字。

⑧ 鬼目：《大觀》、《政和》有名未用類有「鬼目」條，其内容與羊蹄不同，乃是同名異物。

三一三　鹿藿①

味苦，平②。主治蠱毒，女子腰③腹痛，不樂，腸癰，瘰癧，瘍氣④。生汶山山谷。

（劉《大觀》卷十一頁58，柯《大觀》卷十一頁46，人衛《政和》頁279）

三一四　牛扁⑤

味苦，微寒⑥。主治身皮瘡熱氣，可作浴湯。殺牛虱、小蟲，又治牛病。生桂陽川谷。

（劉《大觀》卷十一頁67，柯《大觀》卷十一頁53，人衛《政和》頁282）

三一五　陸英⑦

味苦，寒⑧。主治骨間諸痹，四肢拘攣疼酸，膝寒痛，陰痿，短氣不足，腳腫。生熊耳川谷。

（劉《大觀》卷十一頁60，柯《大觀》卷十一頁48，人衛《政和》頁280）

---

① 鹿藿：《說文》、《廣雅》：『蔍，鹿藿。』《爾雅》：『蔨，鹿藿。』郭璞：『今鹿豆也。』《御覽》在『鹿豆』標題下引《本草經》鹿藿條，但條文中無鹿豆的名稱。《蜀本草·圖經》：『鹿藿，山人謂之鹿豆。』

② 味苦，平：《綱目》作『氣味苦，平，無毒』。《大觀》、《政和》對『無毒』二字作黑字《別録》文。『平』，邢昺《爾雅疏》引《本草》無。

③ 腰：孫本、問本、黃本作『要』。

④ 瘍氣：《綱目》作『癧瘍氣』。《大觀》、《政和》、《千金翼》作『瘍氣』，無『癧』字。

⑤ 牛扁：《唐本草》注：『田野人名爲牛扁。太常貯名扁特，或名扁毒。』

⑥ 味苦，微寒：《綱目》作『味苦，微寒，無毒』。《大觀》、《政和》對『無毒』二字作黑字《別録》文。

⑦ 陸英：《唐本草》注：『此即蒴藋是也。』《藥性論》云：『陸英一名蒴藋。』《本草衍義》：『蒴藋與陸英性味及出産皆不同，治療又別，自是二物，斷無疑矣。』

⑧ 味苦，寒：《綱目》作『味苦，寒，無毒』。《大觀》、《政和》對『無毒』二字作黑字《別録》文。

三二六　藎草①

味苦，平②。主治久欬上氣，喘逆③久寒，驚悸，痂疥，白秃，瘍氣，殺皮膚小蟲。生青衣川谷。

（劉《大觀》卷十一頁63，柯《大觀》卷十一頁50，人衛《政和》頁281）

三二七　恒山④

味苦，寒⑤。主治傷寒，寒熱⑥，熱發⑦，溫瘧，鬼毒，胸中痰結⑧，吐逆。一名互草⑨。生益州川谷。

（敦煌本《新修》，劉《大觀》卷十頁37，柯《大觀》卷十頁30）

---

① 藎草：《詩經》：「綠竹猗猗。」《毛傳》云：「菉，王芻。」《爾雅》、《說文》：「菉，王芻。」孫炎注：「菉蓐也。」《唐本草》注：「藎草，俗名菉蓐草。」

② 平：其後，《綱目》、《圖考長編》有「無毒」二字。《大觀》、《政和》對「無毒」二字作黑字《別錄》文。

③ 久欬上氣喘逆：「上氣」，《大全》、《圖考長編》作「止氣」。

④ 恒山：劉《大觀》、柯《大觀》、人衛《政和》、《萬安方》、《品彙》、《綱目》、《圖考長編》、顧本作「常山」。敦煌本《新修》、《千金翼》、《醫心方》、《本草和名》、《和名類聚鈔》、狩本、森本、孫本、問本、黃本、曹本、筠默本作「恒山」。《御覽》作「恒」，缺下一横。

⑤ 味苦寒：《綱目》作「味苦，寒，有毒」。《大觀》、《政和》對「有毒」二字作黑字《別錄》文。

⑥ 傷寒寒熱：《御覽》無「寒熱」二字。

⑦ 熱發：敦煌本《新修》作「發」，並朱書爲《本經》文。劉《大觀》、柯《大觀》、成化《政和》、商務《政和》對「熱發」作白字《本經》文。《綱目》、孫本、問本、黃本、王本、森本注「熱發」二字作《本經》文。人衛《政和》對「熱發」二字作黑字《別錄》文。

⑧ 痰結：敦煌本《新修》、森本作「淡結」。劉《大觀》、柯《大觀》、人衛《政和》、《品彙》、《綱目》、孫本、顧本、《本經疏證》、《圖考長編》作「痰結」。

⑨ 互草：《御覽》作「玄草」。黃本作「元草」。《吳普本草》、敦煌本《新修》、《本草和名》、《千金翼》、劉《大觀》、柯《大觀》、人衛《政和》、《綱目》、姜本、孫本、顧本、森本、莫本、筠默本俱作「互草」。

三二八　夏枯草

味苦、辛，寒①。主治寒熱，瘰癧，鼠瘻，頭瘡，破癥，散癭結氣，腳腫濕痹，輕身。一名夕句②，一名乃東。生蜀郡川谷。

（劉《大觀》卷十一頁70，柯《大觀》卷十一頁55，人衛《政和》頁283）

三二九　烏韭③

味甘，寒④。主治皮膚往來寒熱，利小腸膀胱氣。生山谷。

（劉《大觀》卷十一頁55，柯《大觀》卷十一頁44，人衛《政和》頁278）

三三〇　溲疏⑤

味辛，寒⑥。主治身⑦皮膚中熱，除邪氣，止遺溺⑧。可作浴湯⑨。生熊耳川谷。

（《新修》頁161，劉《大觀》卷十四頁40，柯《大觀》卷十四頁34）

---

① 味苦，辛，寒：「辛」，森本、王本無。「寒」，盧本作「微寒」。孫本、顧本、徐本、《圖考長編》、《本經續疏》無「寒」字。「寒」字後，《綱目》有「無毒」二字。《大觀》、《政和》對此二字作黑字《別錄》文。

② 一名夕句：王本無。

③ 烏韭：《廣雅》：「昔邪，烏韭也。」《唐本草》注作「石苔，石衣，石發」。《範汪方》作「烏葫」。「韭」，《本草和名》、《醫心方》、劉《大觀》、柯《大觀》、人衛《政和》作「韮」，《千金翼》、《綱目》、姜本，莫本、孫本、問本、黃本、顧本、森本作「韭」。

④ 味甘寒：《綱目》作「味甘寒無毒」。《大觀》、《政和》對「無毒」二字作黑字《別錄》文。

⑤ 溲疏：陶弘景注：「李當之云：溲疏一名楊櫨，一名牡荊，一名空疏。」

⑥ 味辛，寒：《綱目》作「味辛，寒，無毒」。《大觀》、《政和》對「無毒」二字作黑字《別錄》文。

⑦ 身：《綱目》、《長生療養方》無「身」字。

⑧ 止遺溺：萬曆《政和》作「止氣溺」。「溺」字後，《綱目》有「利水道」三字，並注爲《本經》文。《大觀》、《政和》對「利水道」作黑字《別錄》文。

⑨ 可作浴湯：《綱目》注爲《別錄》文。《大觀》、《政和》作白字《本經》文。

三三一　六畜毛蹄甲①

味鹹，平②。治鬼疰③，蠱毒，寒熱，驚癇，痓④，癲疾，狂走⑤。駱駝毛尤良⑥。

（《新修》頁216，劉《大觀》卷十八頁18，柯《大觀》卷十八頁14）

三三二　鼺鼠⑦

墮胎，生乳易⑧。生山都平谷。

（《新修》頁216，劉《大觀》卷十八頁14，柯《大觀》卷十八頁11）

三三三　麋脂

味辛，溫⑨。主治癰腫，惡瘡，死肌，寒風濕痺⑩，四肢拘緩⑪不收，風頭腫氣，通腠理。

---

① 六畜毛蹄甲：劉《大觀》、玄《大觀》、《大全》無「甲」字。又本條，玄《大觀》、《大全》俱作黑字《別錄》文。

② 味鹹，平：《綱目》作「味鹹，平，有毒」。文中「有毒」二字，《大觀》、《政和》作黑字《別錄》文。「平」，其後，森本有「生平谷」三字。

③ 鬼疰：「疰」，傅本、羅本《新修》無。《大觀》、《政和》、《綱目》、諸家輯本俱有「疰」字。

④ 痓：王本、森本作「痙」。《證類》、《綱目》、孫本、顧本作「痓」。

⑤ 癲疾狂走：「癲疾」，劉《大觀》、柯《大觀》、人衛《政和》、《綱目》、孫本、顧本作「癲痓」，羅本、傅本《新修》作「癲疾」。

⑥ 良：森本其後有「鼺鼠，墮胎，生乳易」七字。森本《考異》云：「鼺鼠原別條，今據陶注所説合此條。」

⑦ 鼺鼠：《爾雅》作「鼯鼠，夷由」。《綱目》、蔡本作「鸓鼠」。又本條無性味。《大觀》、《政和》「諸病主治·難產」引白字鼺鼠作「微溫」。《綱目》、姜本作「微溫，有毒」。

⑧ 生乳易：《證類》、《綱目》、顧本作「令產易」。孫本作「令人產易」。傅本、羅本《新修》、森本作「生乳易」。

⑨ 味辛溫：《綱目》作「味辛，溫，無毒」。《大觀》、《政和》對無毒二字作黑字《別錄》文。

⑩ 寒風濕痺：《千金·食治》、金陵版、江西版、合肥版《綱目》、姜本、莫本作「寒熱風寒濕痺」。盧本作「風寒濕痺」。劉《大觀》、柯《大觀》、人衛《政和》、《千金翼》作「寒風濕痺」。「濕」，傅本《新修》、羅本《新修》訛作「溫」。

⑪ 拘緩：合肥版《綱目》作「拘攣」。

一名宮脂①。生南山山谷。

（《新修》頁217，劉《大觀》卷十八頁6，柯《大觀》卷十八頁5）

三三四　蝦蟆②

味辛，寒③。主治邪氣，破癥堅血，癰腫，陰瘡。服之不患熱病。生江湖。

（劉《大觀》卷二十二頁3，柯《大觀》卷二十二頁1，人衛《政和》頁440）

三三五　石蠶④

味咸，寒⑤。主治五癃，破石淋，墮胎。肉⑥：解結氣，利水道⑦，除熱。一名沙虱⑧。生江漢。

（劉《大觀》卷二十二頁26，柯《大觀》卷二十二頁21，人衛《政和》頁449）

---

① 宮脂：金陵版、江西版、合肥版《綱目》、成化《政和》、萬曆《政和》、商務《政和》、《品彙》、孫本、顧本作「官脂」。傅本、羅本《新修》、《本草和名》、劉《大觀》、柯《大觀》、人衛《政和》、盧本、森本作「宮脂」。

② 蝦蟆：《大觀》、《政和》所講的蝦蟆，實物是蟾蜍；《大觀》、《政和》所講的鼃，其實物是蛙。《綱目》作蛤蟆，另立蟾蜍條，注爲《別錄》。《本草和名》、《醫心方》、《千金翼》、《大觀》、《政和》、孫本俱作「蝦蟆」。

③ 味辛，寒：《綱目》作「味辛，寒，有毒」。《大觀》、《政和》對「有毒」二字作黑字《別錄》文。

④ 石蠶：《御覽》引《本草經》以沙虱爲正名，以石蠶爲異名。《御覽》引李當之云：「類蟲，形如老蠶，生附石。」《開寶本草》另有石蠶條，是礦物，與本條石蠶是同名異物。

⑤ 味咸寒：《綱目》作「味咸，寒，有毒」。《大觀》、《政和》對「有毒」二字作黑字《別錄》文。

⑥ 肉：《綱目》、姜本、莫本作「其肉」。

⑦ 利水道：「水」，《紹興本草》作「血」。

⑧ 沙虱：《御覽》作「石蠶」。

三三六　蛇蛻①

味咸，平②。主治小兒百二十種驚癇，瘈瘲，癲疾③，寒熱④，腸痔，蟲毒⑤，蛇癇⑥。火熬之良⑦。一名龍子衣⑧，一名蛇符⑨，一名龍子單衣，一名弓皮⑩。生荊州川谷。

（劉《大觀》卷二十二頁13，柯《大觀》卷二十二頁9，人衛《政和》頁443）

三三七　蜈蚣⑪

味辛，溫⑫。主治鬼疰、蠱毒，啖諸蛇⑬、蟲、魚毒，殺鬼物、老精，溫瘧⑭，去三蟲。生

---

① 蛇蛻：《山海經·中山經》作「空奪」，郭璞注作「蛇皮脫」，《本草和名》、《醫心方》作「蛇蛻皮」。「蛻」，《千金翼》、敦煌本《集注·七情藥例》、《千金方·七情藥例》、《大觀》、《政和》作「蜕」。

② 味咸平：《綱目》作「味咸、甘，平，無毒」。《大觀》、《政和》對「甘、無毒」作黑字《別錄》文。

③ 癲疾：《綱目》在「瘈瘲」之上。

④ 寒熱：其上《綱目》、姜本、莫本有「弄舌搖頭」四字作《本經》文，《大觀》、《政和》對此四字作黑字《別錄》文。

⑤ 蟲毒：《綱目》、姜本、王本作「蠱毒」。

⑥ 蛇癇：本條上文有「小兒百二十種驚癇」，《別錄》鉤藤條有「小兒寒熱十二驚癇」。

⑦ 火熬之良：《品彙》注爲《別錄》文。《大觀》、《政和》作白字《本經》文。孫本、問本、黃本、顧本、姜本、森本俱輯爲《本經》文。

⑧ 龍子衣：《千金翼》作「石出子衣」。王本僅有「龍子衣」別名。

⑨ 蛇符：《吳普本草》作「蛇附」，盧本、莫本作「龍付」。

⑩ 弓皮：盧本、莫本作「弓衣」。姜本僅有「弓皮」、「龍子衣」別名。

⑪ 蜈蚣：敦煌本《集注·諸病主治·墮胎》、《本草和名》、《醫心方》、森本、筠默本作「吳公」。《爾雅》、《廣雅》作「蝍蛆」。孫本、問本、黃本作「吳蚣」。

⑫ 味辛溫：《綱目》作「味辛，溫，有毒」。《大觀》、《政和》對「有毒」二字作黑字《別錄》文。

⑬ 啖諸蛇：《一切經音義》蜈蚣條引《本草》作「能啖諸蛇」。

⑭ 溫瘧：「瘧」，盧本、莫本作「疫」。

大吳川谷。

（劉《大觀》卷二十二頁21，柯《大觀》卷二十二頁16，人衛《政和》頁446）

三三八　馬陸①

味辛，溫②。主治腹中大堅癥，破積聚，息肉，惡瘡，白秃。一名百足。生玄菟川谷。

（劉《大觀》卷二十二頁36，柯《大觀》卷二十二頁28，人衛《政和》頁453）

三三九　蠮螉③

味辛，平④。主治久聾，欬逆，毒氣，出刺，出汗。生熊耳川谷。

（劉《大觀》卷二十二頁18，柯《大觀》卷二十二頁14，人衛《政和》頁446）

三四〇　雀瓮⑤

味甘，平⑥。主治小兒驚癇⑦，寒熱，結氣，蠱毒，鬼疰。一名躁舍⑧。生漢中。

（劉《大觀》卷二十二頁27，柯《大觀》卷二十二頁21，人衛《政和》頁450）

---

① 馬陸：《爾雅》：「蛝，馬踐。」敦璞注：「馬蠲，俗呼馬蜒。」高誘注《淮南子·時則訓》：「蚈，馬蚿。」又注《兵略訓》：「蚈，馬蠸。」《方言》：「馬蚿，北燕謂之蛆渠，大者謂之馬蚰。」《五行大義》引《本草》作「蚿蛔」。

② 味辛，溫：《綱目》作「味，辛，溫，有毒」。《大觀》、《政和》對「有毒」二字作黑字《別錄》文。

③ 蠮螉：《醫心方》作「蠛螉」。《詩經》作「蜾蠃」，《毛傳》云：「蜾蠃，蒲盧也。」鄭注《禮記》：「蒲盧，土蜂也。」《廣雅》：「土蜂，蠮螉也。」《方言》：「蜂小者謂之蠮螉，或謂之蚴蜕。」

④ 味辛，平：《綱目》作「味辛，平，無毒」。《大觀》、《政和》對「無毒」二字作黑字《別錄》文。

⑤ 雀瓮：《說文》、《爾雅》作「蛅蟖」，其繭名蛅蟖房，即雀瓮。《本草拾遺》：「毛蟲作繭，形似瓮，雀好食之，故有此名。」

⑥ 味甘，平：《綱目》作「味甘，平，無毒」。《大觀》、《政和》對「無毒」二字作黑字《別錄》文。「平」，其下，森本有「生樹枝間」四字。《紹興本草》同。

⑦ 小兒驚癇：《綱目》在「鬼疰」之後。

⑧ 躁舍：《本草和名》作「蟓舍」。

三四一　彼子①

味甘，溫②。主治腹中邪氣，去三蟲，蛇螫，蠱毒，鬼疰，伏尸③。生永昌山谷。

（劉《大觀》卷三十頁21，柯《大觀》卷三十頁17，人衛《政和》頁547）

三四二　鼠婦④

味酸，溫⑤。主治氣癃，不得小便，婦人月閉，血瘕⑥，癇痓⑦，寒熱，利水道⑧。一名負蟠⑨，一名蛜蝛⑩。生魏郡平谷。

（劉《大觀》卷二十二頁42，柯《大觀》卷二十二頁31，人衛《政和》頁455）

---

①　彼子：《千金翼》無「彼子」。「彼」，《綱目》所載《本草經目録》作「披」，榧實條引作「柀」。《醫心方》所載《唐本草目録》、森本列在蟲魚部下品。《綱目》列在果類下品。顧本列在果類中品。《證類》、孫本退在書末。彼子條文中無「補虛羸」等語，應屬下品，本書從《唐本草》。

②　溫：《綱目》下有「有毒」二字。《大觀》、《政和》對「有毒」二字作黑字《別録》文。

③　鬼疰、伏尸：萬曆《政和》作「蠱疰伏生」。

④　鼠婦：《詩經》作「伊威」，《毛傳》云：「伊威，委黍也。」《爾雅》云：「蟠，鼠負。」陶弘景注：「鼠在坎中，背則負之。今作婦字，似乖理。」又云：「一名鼠姑。」《蜀本》注作「鼠粘」。

⑤　味酸，溫：《五行大義》引《本草》作「苦」。《綱目》作「味酸，溫，無毒」。《大觀》、《政和》對「無毒」二字作黑字《別録》文。

⑥　瘕：孫本、問本、黄本、周本作「癥」。

⑦　痓：盧本、森本作「痙」。

⑧　氣癃……利水道：此十九字，金陵版、江西版、合肥版《綱目》注爲《日華子》文。

⑨　負蟠：《大全》、狩本作「員蟠」，顧本作「眉蟠」。《本草和名》、森本作「蟠負」。

⑩　蛜蝛：孫本、問本、黄本、《爾雅》作「蛜威」。《毛詩》、陸璣《詩疏》、《本草和名》、《經典釋文》、《五行大義》、森本作「伊威」。

三四三　螢火①

味辛，微溫②。主明目，小兒火瘡，傷熱氣，蠱毒，鬼疰，通神精③。一名夜光④。生階地。

（劉《大觀》卷二十二頁42，柯《大觀》卷二十二頁32，人衛《政和》頁455）

三四四　衣魚⑤

味咸，溫⑥。主治婦人疝瘕⑦，小便不利⑧，小兒中風⑨，項強背起⑩。摩之。一名白魚。生咸陽平澤。

（劉《大觀》卷二十二頁43，柯《大觀》卷二十二頁32，人衛《政和》頁456）

---

① 螢火：《詩經》作「熠燿」，《毛傳》云：「熠燿，燐。燐，螢火。」《爾雅》：「熒火，即炤。」郭璞注：「夜飛也。」《古今注》作「宵燭」。《吳普本草》云：「一名夜照，一名熠燿，一名救火，一名景天，一名據火，一名挾火」。

② 溫：《綱目》下有「無毒」二字。《大觀》、《政和》對「無毒」二字作黑字《別錄》文。

③ 小兒火瘡，傷熱氣，蠱毒，鬼疰，通神精：此十四字，金陵版、江西版、合肥版《綱目》注爲《別錄》文。孫本脫「精」字。

④ 夜光：《綱目》引《吳普本草》作「即炤，夜炤」。

⑤ 衣魚：《爾雅》、《說文》、《吳氏本草》、《別錄》作「蟫」。敦璞、《廣雅》作「蛃魚」。《御覽》以白魚爲正名。

⑥ 溫：《綱目》下有「無毒」二字。人衛《政和》對「無毒」二字作白字《本經》文，劉《大觀》、柯《大觀》則作黑字《別錄》文。

⑦ 瘕：《御覽》作「疝」。

⑧ 不利：《御覽》作「泄利」。

⑨ 中風：《御覽》作「頭中風」。

⑩ 背起：《御覽》、森本作「皆宜」。《大觀》、《政和》、《紹興本草》、《千金翼》、《綱目》、盧本、孫本、問本、黃本、顧本、姜本、王本俱作「背起」。

三四五　白頸蚯蚓①

味咸，寒②。主治蛇瘕，去三蟲、伏尸、鬼疰、蠱毒，殺長蟲。仍自化作水③。生平土。

（劉《大觀》卷二十二頁14，柯《大觀》卷二十二頁10，人衛《政和》頁445）

三四六　螻蛄④

味咸，寒⑤。主治産難，出肉中刺，潰癰腫，下哽噎⑥，解毒，除惡瘡⑦。一名蟪蛄，一名天螻，一名螜⑧。生東城平澤，夜出者良⑨。

（劉《大觀》卷二十二頁36，柯《大觀》卷二十二頁27，人衛《政和》頁453）

---

① 白頸蚯蚓：孫本作「邱蚓」，《吳普本草》、蔡本作「蚯蚓」，無「白頸」二字。《爾雅》作「螼蚓，蜸蠶」。《說文》作「螾，側行」。《廣雅》作「蜿蟺」。郭璞作「蛩蟺」。

② 寒：《綱目》下有「無毒」二字。《大觀》、《政和》對「無毒」二字作黑字《別錄》文。

③ 仍自化作水：《綱目》作「化爲水」，注爲《別錄》文，改屬下句「療傷寒伏熱」作讀。《大觀》、《政和》作白字《本經》文。

④ 螻蛄：《爾雅》、《夏小正》作「螜，天螻」。《淮南子·時則訓》、《月令》作「螻蟈」。《方言》作「杜狗」。陸璣《詩疏》、《古今注》作「石鼠」。

⑤ 寒：其後《綱目》有「無毒」二字。《大觀》、《政和》對「無毒」二字作黑字《別錄》文。

⑥ 噎：《御覽》作「咽」。

⑦ 除惡瘡：「除」，《御覽》作「愈」。

⑧ 一名天螻、一名螜：此二別名出《爾雅》。

⑨ 夜出者良：《綱目》注爲《別錄》文。劉《大觀》、柯《大觀》、人衛《政和》、孫本、問本、黄本、顧本、森本、王本俱作《本經》文。

三四七　蜣蜋①

味咸，寒②。主治小兒驚癇、瘈瘲、腹脹、寒熱，大人癲疾，狂昜③。一名蛣蜣④。火熬之良⑤。生長沙池澤。

（劉《大觀》卷二十二頁32，柯《大觀》卷二十二頁24，人衛《政和》頁451）

三四八　地膽⑥

味辛，寒⑦。主治鬼疰，寒熱，鼠瘻，惡瘡，死肌，破癥瘕⑧，墮胎。一名蚖青⑨。生汶山川谷。

（劉《大觀》卷二十二頁39，柯《大觀》卷二十二頁30，人衛《政和》頁454）

---

① 蜣蜋：《五十二病方》作『慶良』。《爾雅》、《莊子》作『蛣蜣』。《説文》作『渠蜋、天杜』。《玉篇》作『蜣蜋，啖糞蟲』。《古今注》作『轉丸』。

② 寒：《綱目》下有『有毒』二字。《大觀》、《政和》對『有毒』二字作黑字《別録》文。

③ 狂昜：金陵版、江西版、合肥版《綱目》作『狂陽』。

④ 蛣蜣：此異名出《爾雅》、《莊子》。盧本作『蛣蜋』。姜本、王本無此異名。

⑤ 火熬之良：《大觀》、《政和》、孫本、問本、黄本、森本、顧本、王本俱作《本經》文。《品彙》、《本草經疏》無此文。

⑥ 地膽：《廣雅》作『虵要、青蓋、青蠵』。《御覽》引《本草經》謂『地膽黑，頭赤』。

⑦ 味辛，寒：《御覽》作『味辛，微寒』，《綱目》作『味辛，寒，有毒』。《大觀》、《政和》對『有毒』二字作黑字《別録》文。

⑧ 瘕：盧本、莫本作『堅』。

⑨ 蚖青：《吳普本草》、《御覽》、森本作『元青』。《本草和名》、《和名類聚鈔》、《綱目》、狩本作『芫青』。《千金翼》、劉《大觀》、柯《大觀》、人衛《政和》孫本、問本、顧本作『蚖青』。

三四九　馬刀①

味辛，微寒②。主治③漏下赤白，寒熱，破石淋，殺禽獸、賊鼠④。生江湖⑤池澤。

（劉《大觀》卷二十二頁7，柯《大觀》卷二十二頁4，人衛《政和》頁441）

三五〇　貝子⑥

味咸，平⑦。主治目翳，鬼疰，蠱毒，腹痛，下血，五癃，利水道⑧。燒用之良⑨。生東海池澤。

（劉《大觀》卷二十二頁26，柯《大觀》卷二十二頁20，人衛《政和》頁449）

---

① 馬刀：《藝文類聚》引《本草經》曰：『馬刀，一曰名蛤。』李當之云：『江漢間人名爲單姥。』《吳普本草》作『齊蛤』。

② 味辛微寒：《吳普本草》引《神農》作『咸有毒』。《綱目》、姜本作『味辛，微寒，有毒。得水，爛人腸。又云得水良』。

③ 治：《御覽》下有『補中』二字，《綱目》、莫本有『婦人』二字。

④ 賊鼠：《紹興本草》作『鼠』，無『賊』字。

⑤ 生江湖：《吳普本草》、《御覽》作『生江海』。

⑥ 貝子：《說文》：『貝，海介蟲也。』《爾雅》：『貝小者，鰿。』郭璞注：『今細貝。』《海藥本草》：『貝，用爲錢貨易。』《藝文類聚》、《御覽》引《本草經》曰：『貝子，一名貝齒。』《大觀》、《政和》對『貝齒』二字，作黑字《別錄》文。

⑦ 味咸平：《綱目》作『味咸平，有毒』。《大觀》、《政和》對『有毒』二字作黑字《別錄》文。

⑧ 五癃，利水道：《綱目》在『目翳』之後。

⑨ 燒用之良：《綱目》無此文。《大觀》、《政和》對此文作白字《本經》。孫本、問本、黄本、周本、顧本、森本俱錄此文爲《本經》。

三五一　豚卵①

味甘，溫②。主治驚癇③，癲疾④、鬼疰⑤，蠱毒，除寒熱⑥，賁豚，五癃，邪氣，攣縮。一名豚顛⑦。豬懸蹄⑧：主治五痔，伏熱在腸⑨，腸癰，內蝕。

（《新修》頁218，劉《大觀》卷十八頁2，柯《大觀》卷十八頁1）

---

① 豚卵：《本草圖經》云：「豚卵，當是豬子也。」《綱目》：「豚卵，即牡豬外腎也。牡豬小者多犗去卵，故曰豚卵。」「豚」，《千金·食治》作「豘」。

② 味甘溫：《綱目》作「味甘溫無毒」。《大觀》、《政和》對「無毒」二字作黑字《別錄》文。「甘」，孫本作「苦」。

③ 驚癇：《千金·食治》作「除陰莖中癰，驚癇」。

④ 癲疾：《千金·食治》無。

⑤ 鬼疰：《千金·食治》作「鬼氣」。

⑥ 寒熱：《千金·食治》作「除寒熱」。

⑦ 豚顛：王本無此異名。「顛」，莫本作「癲」。

⑧ 豬懸蹄：《證類》無「豬」字。《新修》有「豬」字。《千金·食治》作「大豬後腳懸蹄甲」。《綱目》作「懸蹄甲」。

⑨ 伏熱在腸：傅本、羅本《新修》、森本作「伏腸」。「腸」，《千金·食治》、《綱目》、姜本作「腹中」。

三五二　燕屎①

味辛，平②。主治蠱毒③，鬼疰④，逐不祥邪氣，破五癃，利小便⑤。生高山平谷⑥。

三五三　天鼠屎⑦

（吐魯番出土《本草經集注》殘簡，劉《大觀》卷十九頁12，柯《大觀》卷十九頁10）

味辛，寒⑧。主治面癰腫，皮膚說說⑨時痛，腹⑩中血氣，破寒熱、積聚，除驚悸。一名鼠

---

① 燕屎：『燕』，《大觀》、《政和》作『鷰』，吐魯番出土《集注》作『鷰』，《爾雅》、《說文》作『乙鳥』，《毛傳》、《禮記》作『玄鳥』，《古今注》作『鷙鳥』，《千金·食治》作『越燕』，陶弘景注、《諸病主治·小便淋》作『胡鷰』。『屎』，《本草和名》、《醫心方》、森本、狩本作『矢』。孫本、問本、黃本列在中品。但本條無『補虛羸』等語，不符合《本經》中品定義，應列在下品。

② 味辛，平：《綱目》作『味辛，平，有毒』。《大觀》、《政和》對『有毒』二字作黑字《別錄》文。

③ 主治蠱毒：《千金·食治》作『殺蠱毒』。

④ 鬼疰：《千金·食治》無『鬼』。

⑤ 蠱毒……利小便：金陵版、江西版、合肥版《綱目》注爲《別錄》文。《大觀》、《政和》作白字《本經》文。

⑥ 生高山平谷：吐魯番出土《本草經集注》殘簡作朱字《本經》文，『高山』，作『高谷山』。劉《大觀》、柯《大觀》、人衛《政和》俱作『高山』，且注爲《別錄》文。

⑦ 天鼠屎：《綱目》將天鼠屎並在伏翼條中。『屎』，孫本、問本、黃本、周本作『屎』，敦煌本《集注·七情藥例》、《本草和名》、《醫心方》、森本、狩本作『矢』，其他各本作『屎』。又本條，金陵版、江西版、合肥版《綱目》列在上品。《千金翼》、《本草和名》、《醫心方》、《大觀》、《政和》、孫本、問本列在中品。森本、顧本列在下品。本條既無『久服不老神仙』，又無『補虛羸』，不符合《本經》上品、中品定義，應列入下品。

⑧ 味辛寒：《綱目》作『味辛寒無毒』。《大觀》、《政和》對『無毒』二字作黑字《別錄》文。『寒』字後，吐魯番出土《集注》殘簡有『有毒』二字，作黑字《別錄》文。

⑨ 說說：《證類》、孫本、森本、顧本、狩本作『洗洗』。《綱目》作『洒洒』。吐魯番出土《本草經集注》作『說說』。

⑩ 腹：孫本、問本、周本作『腸』。

沽，一名石肝①。生合浦山谷②。

（吐魯番出土《集注》殘簡，劉《大觀》卷十九頁14，柯《大觀》卷十九頁11）

三五四　斑貓③

味辛，寒④。主治寒熱，鬼疰，蠱毒，鼠瘻，惡瘡⑤，疽蝕，死肌，破石癃。一名龍尾⑥。生河東川谷。

（劉《大觀》卷二十二頁24，柯《大觀》卷二十二頁19，人衛《政和》頁448）

① 一名鼠沽，一名石肝：人衛《政和》作白字。柯《大觀》作黑字《別錄》文。『沽』，《千金翼》、《證類》、《品彙》、《綱目》、顧本、狩本作『法』。《本草和名》、森本作『姑』。孫本作『沄』（沄疑法之誤）。吐魯番出土《本草經集注》作『沽』。

② 生合浦山谷：吐魯番出土《集注》殘簡作朱書《本經》文，『合』作『令』。《證類》注爲《別錄》文。

③ 斑貓：《綱目》作『斑蝥』。《本草拾遺》、森本作『盤蝥』。《吳普本草》、《千金·七情藥例》、盧本作『班貓』。《本草和名》、《醫心方》、敦煌本《集注·七情藥例》、孫本、問本、黃本、筠默本作『班苗』。《千金翼》、《大觀》、《政和》、《萬安方》、姜本、王本、莫本、顧本、狩本作『斑貓』。《博物志》引《神農經》作『班茅』。

④ 味辛寒：《綱目》作『味辛，寒，有毒』。《大觀》、《政和》對『有毒』二字作黑字《別錄》文。又《吳普本草》引《神農》作『味辛』。

⑤ 惡瘡：『惡』，金陵版、江西版、合肥版《綱目》、姜本俱脫。

⑥ 龍尾：金陵版、江西版、合肥版《綱目》脫此異名。《吳普本草》作『龍蠔』。

三五五　木䖟①

味苦，平②。主治目赤痛③、眥傷、淚出④，瘀血⑤，血閉，寒熱酸㽲，無子。一名魂常⑥。生漢中川澤。

（劉《大觀》卷二十一頁26，柯《大觀》卷二十一頁20，人衛《政和》頁433）

三五六　蜚䖟⑦

味苦，微寒⑧。主逐瘀血，破下血積⑨，堅痞，癥瘕，寒熱；通利血脈及九竅。生江夏川谷。

（劉《大觀》卷二十一頁27，柯《大觀》卷二十一頁21，人衛《政和》頁433）

---

①䖟：《說文》、《千金翼》、金陵版、江西版、合肥版《綱目》、《萬安方》、森本作『蝱』。《大觀》、《政和》、《醫心方》、孫本、問本、黄本、顧本作『䖟』。《大觀》、《政和》、《綱目》、孫本、問本、森本俱在中品。顧本列在下品。本條無『補虛羸』等語，不符合《本經》中品定義，應移入下品。

②味苦，平：《綱目》作『味苦平，有毒』。《大觀》、《政和》對『有毒』二字作黑字《別錄》文。

③痛：盧本作『腫』。

④淚：盧本作『泣』。

⑤瘀：王本作『淋』。

⑥魂常：盧本無。

⑦蜚䖟：『䖟』，《千金翼》、金陵版、江西版、合肥版《綱目》、王本、森本、狩本作『蝱』。《醫心方》、《大觀》、《政和》、孫本、問本、顧本作『䖟』。《大觀》、《政和》、《綱目》、孫本、森本列在中品。顧本列在下品。本條中無『補虛羸』等語，不符合《本經》中品定義，應移入下品。

⑧味苦微寒：《綱目》作『味苦，微寒，有毒』。《大觀》、《政和》對『有毒』二字作黑字《別錄》文。

⑨下血積：『下』，《綱目》、姜本無。

三五七　蜚蠊①

味咸，寒②。主治血瘀③、癥堅④、寒熱⑤，破積聚，喉咽痹⑥，內塞無子⑦。生晉陽⑧川澤⑨。

（劉《大觀》卷二十一頁27，柯《大觀》卷二十一頁21，人衛《政和》頁433）

① 蜚蠊：《說文》作『盧蜰』。《爾雅》、《和名類聚鈔》引《本草》作『蠦蜰』，郭璞注作『負盤』。《廣雅》作『飛蟅』。《唐本草》注作『石薑』。《御覽》、《吳普本草》、孫本、問本、黃本、森本、邢昺《爾雅疏》俱作『蜚廉』。《五行大義》引《本草》作『蜚零』。《證類》、《綱目》、孫本、森本列在中品。顧本列在下品。本條無『補虛羸』，而有『治寒熱，破積聚』，不符合《本經》中品定義，應列入下品。

② 味咸，寒：《御覽》作『味咸』，《五行大義》作『味甘』，《綱目》作『味咸，寒，有毒』。《大觀》、《政和》對『有毒』二字作黑字《別錄》。

③ 血瘀：《綱目》、姜本作『瘀血』。

④ 癥堅：《御覽》作『逐下血』。

⑤ 寒熱：《吳普本草》引《神農》作『治婦人寒熱』。

⑥ 喉咽痹：『咽』，《御覽》無。『痹』《政和》、《綱目》、顧本作『閉』。《千金翼》、《大觀》、《大全》、《品彙》、黃本、盧本、孫本、王本、森本、狩本作『痹』。

⑦ 內塞無子：『塞』，諸書原作『寒』，據藥性改。按：蜚蠊性寒，不可能治寒症；其功用主血瘀、癥堅，能活血、破積聚、通閉塞，應能治內塞無子。

⑧ 晉陽：《御覽》引《本草經》作『晉地』。

⑨ 川澤：《御覽》引《本草經》作『山澤中』。

三五八　水蛭①

味咸，平②。主逐惡血③、瘀血④，月閉⑤，破血瘕、積聚，無子，利水道。生雷澤池澤。

（劉《大觀》卷二十二頁23，柯《大觀》卷二十二頁17，人衛《政和》頁448）

三五九　郁核⑥

味酸，平⑦。治大腹水腫，面、目、四肢浮腫，利小便、水道。根⑧：主治齒齗腫、齲齒，堅齒。一名爵李⑨。生高山川谷。

（《新修》頁156，劉《大觀》卷十四頁20，柯《大觀》卷十四頁16）

---

① 水蛭：《爾雅》作「蛭，蟣」。《說文》作「蝚，至蝚，至掌」。《御覽》引《本草經》：「水蛭，一名至掌。」《大觀》、《政和》對「至掌」二字作黑字《別錄》文。

② 味咸，平：《御覽》作「味咸」，無「平」字。《綱目》、姜本作「味咸、苦，平，有毒」。《大觀》、《政和》對「苦、有毒」三字作黑字《別錄》文。

③ 主逐惡血：《御覽》作「治惡血」，森本同。

④ 血：《御覽》作「結」。

⑤ 月閉：《御覽》作「水閉」。

⑥ 郁核：《說文》作「棣，白棣」。《爾雅》作「常棣，棣」。《綱目》正名作「鬱李」，其分目作「郁核仁」。《醫心方》作「鬱子」。《大觀》、《長生療養方》、人衛《政和》作「鬱李人」。《千金翼》、成化《政和》、萬曆《政和》、商務《政和》、孫本、問本、黃本、顧本作「鬱李仁」。傅本、羅本《新修》、《本草和名》、《醫心方》引《唐本草》目錄、《吳普本草》、森本、曹本作「郁核」。《毛詩》：「六月食鬱及薁。」陸璣《詩疏》：「薁李，一名雀李，一名車下李。」《大觀》、《政和》對「車下李、棣」作黑字《別錄》文。

⑦ 味酸平：《綱目》作「味酸平，無毒」。《大觀》、《政和》對「無毒」二字作黑字《別錄》文。「平」，《圖考長編》作「辛」。

⑧ 根：《品彙》下有「涼」字。《綱目》、姜本有「酸，涼，無毒」四字。

⑨ 爵李：王本無此二字。

三六〇　杏核①

味甘，溫②。主治欬逆上氣，雷鳴③，喉痹，下氣，產乳，金創④，寒心⑤，賁豚。生晉山川谷。

（《新修》頁255，劉《大觀》卷二十三頁37，柯《大觀》卷二十三頁30）

三六一　桃核⑥

味苦，平⑦。主治瘀血⑧，血閉瘕⑨，邪氣，殺小⑩蟲。

---

① 杏核：敦煌本《集注·七情藥例》、《本草和品》、《醫心方》、傅本、羅本《新修》、森本、曹本、筠默本作「杏核」。《千金·七情藥例》、《大觀》、人衛《政和》、《萬安方》作「杏核人」。《千金翼》、成化《政和》、萬曆《政和》、商務《政和》、孫本、問本、黃本、顧本作「杏核仁」。《長生療養方》作「杏人」。《醫心方》作「杏實」。《和名類聚鈔》作「杏子」。《管子》、《淮南子》、《說文》、《綱目》作「杏」。顧本列在中品。但本條無「補虛羸」等語，不應列在中品，應在下品。

② 味甘溫：金陵版、江西版、合肥版《綱目》、姜本作「味甘、苦，溫、冷利，有小毒」。其性味中「苦、冷利、有毒」，《大觀》、《政和》作黑字《別錄》文。

③ 雷鳴：《千金·食治》作「腸中雷鳴」。

④ 創：《證類》、《品彙》、《綱目》、顧本作「瘡」。《新修》、孫本、森本作「創」。

⑤ 寒心：森本《本草經·考注》認爲：「寒心，蓋寒飲在心下之謂。」莫本認爲「心」即「熱」字的剝文。

⑥ 桃核：傅本、羅本《新修》、《本草和名》、《醫心方》引《唐本草》藥物目錄、森本、曹本、筠默本作桃核。《千金·食治》、《大觀》、人衛《政和》、《萬安方》、盧本作「桃核人」。成化《政和》、萬曆《政和》、商務《政和》、孫本、問本、黃本、顧本作「桃核仁」。《長生療養方》作「桃人」。《醫心方》作「桃實」。《爾雅》、《說文》、《玉篇》、《綱目》作「桃」。顧本列在中品。但本條中無「補虛羸」等語，不應列在中品，應入下品。

⑦ 味苦，平：《綱目》、姜本作「味苦、甘，平，無毒」。姜本據《綱目》輯，故其性味同。《大觀》、《政和》對「甘，無毒」作黑字《別錄》文。

⑧ 治瘀血：《千金·食治》作「破瘀血」。

⑨ 血閉瘕：「血」，傅本、羅本《新修》、《千金·食治》、《醫心方》無。「瘕」，《綱目》、盧本、姜本、莫本、顧本作「癥瘕」。

⑩ 小：姜本作「三」。

桃華①：殺疰惡鬼，令人好色②。

桃梟③：微溫④，主殺百鬼、精物。

桃毛⑤：主下血瘕，寒熱，積聚⑥，無子。

桃蠹⑦：殺鬼，辟不祥⑧。

（《新修》頁256，劉《大觀》卷二十三頁33，柯《大觀》卷二十三頁25）

---

① 桃華：《大觀》、《政和》、《綱目》、孫本作「桃花」，傅本、羅本《新修》、森本作「桃華」。「華」字後，《綱目》、姜本有「味苦，平，無毒」作《本經》文，但《大觀》、《政和》作黑字《別錄》文。

② 好色：《證類》、《綱目》、《圖考長編》、孫本、顧本作「好顏色」。傅本、羅本《新修》、《紹興本草》、森本作「好色」。

③ 桃梟：《藝文類聚》、《初學記》、《御覽》作「梟桃」。《齊民要術》、《大觀》、《政和》、《綱目》、《千金翼》、森本、狩本作「桃梟」。「梟」，成化《政和》、萬曆《政和》、商傷《政和》、孫本、問本、周本、顧本作「鳬」。

④ 微溫：森本無。《證類》、《綱目》、孫本、顧本有此二字。

⑤ 桃毛：《大觀》、《政和》「諸病主治・月閉」引桃毛有「平」字，作白字《本經》文。但各本桃毛條正文中俱無「平」字。《綱目》注本條爲《別錄》文，姜本同。

⑥ 聚：孫本、問本、黃本作「寒」。

⑦ 桃蠹：《綱目》、姜本下有「氣味辛，溫，無毒」。

⑧ 辟不祥：人衛《政和》、《綱目》、姜本、孫本、問本、黃本、顧本作「邪惡不祥」。劉《大觀》、柯《大觀》作「闢邪惡不祥」。傅本、羅本《新修》、森本作「辟不祥」。

三六二　瓜蒂①

味苦，寒②。主治大水，身、面、四肢浮腫，下水，殺蠱毒，欬逆上氣。食諸果不消③，病在胸腹中，皆吐下之④。生嵩高平澤。

（《新修》頁264，劉《大觀》卷二十七頁7，柯《大觀》卷二十七頁6）

三六三　苦瓠⑤

味苦，寒⑥。主治大水，面、目、四肢浮腫，下水。令人吐。生晉地川澤。

（《新修》頁280，劉《大觀》卷二十九頁1，柯《大觀》卷二十九頁1）

---

① 瓜蒂：《說文》：「蔕，瓜當也。」傅本、羅本《新修》作「⿱艹衣帶」。《大觀》、《政和》、《綱目》、孫本、問本、黄本、森本列在上品。顧本列在下品。本條文中無「久服輕身，延年不老」等語，故不能列在上品；而有「下水，殺蠱毒」等語，符合《本經》下品定義，應列入下品。

② 味苦寒：《綱目》作「味苦，寒，有毒」。《大觀》、《政和》對「有毒」二字作黑字《別錄》文。

③ 食諸果不消：《大觀》、《政和》、《綱目》、《本草經疏》、《本經疏證》、孫本、顧本、盧本、王本、姜本作「及食諸果」。傅本、羅本《新修》、森本作「食諸果不消」。

④ 病在胸腹中，皆吐下之：《紹興本草》無「腹」字。

⑤ 苦瓠：《說文》、《廣雅》謂「瓠」即「匏」，《爾雅》云：「瓠，棲瓣。」《古今注》：「瓠，壺蘆也。」《國語》作「苦匏」。《綱目》正名作苦瓠，其分目作「瓢及子」。

⑥ 味苦，寒：《綱目》作「瓢及子：氣味苦，寒，有毒」。《大觀》、《政和》對「有毒」二字作黑字《別錄》文。

三六四　馬先蒿①

味苦，平②。主治寒熱，鬼疰，中風，濕痹，女子帶下病，無子。一名馬屎蒿③。生南陽川澤。

（劉《大觀》卷九頁45，柯《大觀》卷九頁34，人衛《政和》頁230）

三六五　腐婢④

味辛，平⑤。主治痎瘧⑥，寒熱，邪氣，泄利，陰不起⑦，病酒頭痛。生漢中。

（《新修》頁301，劉《大觀》卷二十六頁7，柯《大觀》卷二十六頁6）

---

① 馬先蒿：《毛詩》作「蔚」，《爾雅》云：「蔚，牡菣。」陸璣《詩疏》作「一名馬新蒿」。《新修》、《大觀》、《政和》、《綱目》、孫本、問本、黃本、顧本、森本列在中品。本條文中無「補虛羸」等語，不符合《本經》中品定義，應移入下品。

② 味苦，平：《大觀》、《政和》「味」作白字《本經》，「苦」作黑字《別錄》。《大觀》、《政和》、《紹興本草》、孫本、問本、黃本俱作「味平」，不能成句。森本、顧本、盧本、姜本、莫本作「味苦，平」。

③ 馬屎蒿：《本草和名》、森本、姜本作「馬矢蒿」。孫本、問本、黃本作「馬尿蒿」。王本無此異名。

④ 腐婢：《御覽》、《食醫心鏡》、陳承《別說》、《本草圖經》作「小豆花」。《外臺》作「小豆藿」。《藥性論》作「赤小豆花」。

⑤ 味辛平：《綱目》作「味辛，平，無毒」。《大觀》、《政和》對「無毒」二字作黑字《別錄》文。「平」，盧本、莫本作「溫」。

⑥ 痎瘧：《綱目》、姜本作「痰瘧」。盧本、莫本作「欬瘧」。

⑦ 陰不起：《綱目》、姜本下有「止消渴」三字注爲《本經》文。《大觀》、《政和》「止消渴」三字則作黑字《別錄》文，孫本、問本、黃本、森本、顧本皆不取此三字爲《本經》文。

附錄一　古書所引《本草經》校注説明

各種類書及其他諸書所引的《神農本草經》文，其中有不少内容，是出於陶弘景以前流行的各種版本《神農本草經》。這些《神農本草經》雖然亡佚，但它的書名，還存在《隋書·經籍志》中。《隋書·經籍志》收本草有五十五種，題《神農本草經》有六種，題《本草經》有九種。計有：

《神農本草經》三卷　無名氏
《神農本草經》五卷　無名氏
《神農本草經》八卷　無名氏
《神農本草屬物》二卷　無名氏
《神農採藥經》二卷　無名氏
《神農本草經》四卷　雷公集注
《神農經鈔》一卷　談道術
《本草經》四卷　蔡英撰
《本草經》三卷　王季璞撰
《本草經》一卷　趙贊撰
《本草經》一卷　李當之撰
《本草經略》一卷　無名氏

《本草經輕行》一卷　無名氏
《本草經利用》一卷　無名氏
《本草經類用》三卷　無名氏

以上各書均亡佚。歷代類書及文、史、哲古書注文所引《本草經》殘文，俱未注出書名，因此無法分辨各書援引殘文出於何種《本草經》。由於各書所引《本草經》殘文，在内容、體例、文字結構等，俱與陶氏苞綜諸經的《本草經》經文不同，説明諸類書及文、史、哲注文引文，所據的《本草經》，與陶氏苞綜諸經時所據的《本草經》不是同一種本子。

又諸類書及文、史、哲古書注文所引《本草經》殘文，在内容上、體例上、文句結構上，大體相同，因此本書將各類書及文、史、哲古書注文所引《本草經》殘文，輯爲一篇，題名『古書所引《本草經》』。

對每條引文注明文獻出處，併用《證類》（指《大觀》、《政和》）白字《本草經》文校勘，將校勘歧異處，加『按』文列於當藥之下。

『古書所引《本草經》校注』全文原載於1978年5月皖南醫學院鉛印《神農本草經》校點本，今襲用之。

尚志鈞
二〇〇七年五月

附錄二　古書所引《本草經》校注

一、古書所引《本草經》序文校注

《藝文類聚》卷七十五引魏嵇康《養生論》曰：『神農曰：上藥性者，（此文有脱誤）誠知性命之理，因輔養以通也。』

《文選》卷五十三嵇康《養生論》曰：『上藥養命，中藥養性者。』（《御覽》卷七百二十同）

《御覽》引《博物志》云：『《神農經》曰：上藥養性，謂合歡蠲忿，萱草忘憂。』（《御覽》卷九百九十六頁3）

《御覽》引《博物志》云：『《神農經》曰：下藥治病，謂大黄除實，當歸止痛。』

按：現存的《本草》均把『當歸』列入中品。沒有列入下品。

《博物志》引《神農經》曰：『上藥養命，爲五石之練形，六芝之延年也；中藥養性，合歡蠲忿，萱草忘憂；下藥治病，謂大黄除實，當歸止痛。夫命之所以延，性之所以利，痛之所以止，當其藥應其痛也。違其藥，失其應，即怨天尤人……。』（晉張華《博物志》卷四）

《藝文類聚》引《本草經》曰：『太一子曰：「凡藥上者養命，中者養性，下者養病。」』（《藝文類聚》卷八十一頁1379）

《太平御覽》引《本草經》曰：『太一子曰：「凡藥上者養命，中藥養性，下藥養病。神農乃作赭鞭鉤銂，從六陰陽，與太一外巡五嶽四瀆土地所生，草、石、骨、肉、心、皮、毛、羽萬千類，皆鞭（辨）問之，得其所能主治，嘗其五味，一日遇七十餘毒。」』（《御覽》卷九百八十四頁9）

《抱朴子》引《神農四經》曰：『上藥令人身安命延，升天神仙，遨游上下，役使萬靈，體生毛羽，行廚立至。又曰五芝及餌丹砂、玉札、曾青、雄黃、雲母、太一禹餘糧，各可單服之，皆令人飛行長生。又曰中藥養性，下藥除病，能令毒蟲不加，猛獸不犯，惡氣不行，衆夭並辟。』（《御覽》卷九百八十四頁5引《抱朴子》）

《抱朴子·對俗》卷三云：『知上藥之延年，故服其藥以求仙，知龜鶴之遐壽，故效其導引以增年。且夫松柏枝葉，與衆木則別；龜鶴體貌，與衆蟲則殊。』

宋·羅泌《路史·後紀炎帝紀》注引唐代馬總《意林》轉引《神農本草》云：『神農稽首再拜，問於太一（乙）小子曰：「鑿井出泉，五味煎煮，口別生熟，後乃食咀，男女異利，子識其父。曾聞太（上）古之時，人壽過百（一本作壽過百歲），無殂落之咎，獨何氣使然（之使）耶？」太一（乙）小子曰：「天有九門，中道最良，日月行之，名曰國皇，字曰老人，出見南方，長生不死，衆耀同光。」神農乃從其嘗藥，以拯救人命。』（清李遇孫照宋刻《意林》全本補卷六中有此條，題曰《神農本草》六卷）

顧觀光摘録抄本《書鈔》一百五十八云：『神農稽首再拜，問於太一，小子爲衆子之長，矜其飢寒勞苦，晝則弦矢逐狩（獸），求食飲水，夜則巖穴飲處，居無處所，小子矜之，道時風雨，殖種五穀，去溫燥隧，隨逐寒暑，不憂飢寒，風雨疾苦。』（《顧本》卷一頁20）

《養生要略》引《神農經》曰：『五味養精神，強魂魄。五石養髓，肌肉肥澤。諸藥：其味酸者，補肝、養心、除腎病；其味苦者，補心，養脾，除肝病；其味甘者，補脾，養肺，除心病；其味辛者，補肺，養腎，除脾病；其味鹹者，補腎，養肝，除肺病。故五味應五行，四體應四時。夫人性生於四時，然後命於五行，以一補身，不死命神。以母養子，長生延年。以子守母，除病究年。』（《御覽》卷九百八十四頁10引《養生要略》）

《外臺秘要》引《神農本草經》曰：『小兒癇驚有一百二十種，其證候微異於常。』（《外臺》卷三十五，1955年人衛版984頁；《醫心方》卷二十五，1955年人衛版570頁）

《博物志》引《神農經》曰：『藥物有大毒，不可入口、鼻、耳、目者，入即殺人。一曰鉤吻。盧氏曰：陰也，黄精不相連，根、苗獨生者也。二曰鴟，狀如雌雞，生山中。三曰陰命，赤色，著木，懸其子，生海中。四曰內童，狀如鵝，亦生海中。五曰鴆羽，如雀，墨頭赤喙。六曰⿰虫高⿰虫希，生海中，雄曰⿰虫希，雌曰⿰虫高也。』（晉張華《博物志》卷四）

《博物志》引《神農經》曰：『藥毒有五物，一曰狼毒，占斯解之。二曰巴豆，藿汁解之。三曰藜蘆，湯解之。四曰天雄、烏頭，大豆解之。五曰斑茅，戎鹽解之。毒菜害小兒，乳汁解，先食飲二升。』（晉張華《博物志》卷四）

二、古書所引《本草經》藥物校注

玉泉 丹沙 空青 曾青 白青 扁青 石膽 石鐘乳 朴消 消石 礬石 滑石 紫石英 白石英 青石英 赤石英 黄石英 黑石英 青石脂 赤石脂 黄石脂 白石脂 黑石脂 太一禹餘糧 禹餘糧 水銀 雌黄石金 孔公孽 石流黄 石流青 石流赤 陽起石 凝水石 石膏 磁石 長石 礜石 代赭 白堊 青琅玕 石肺 石脾 戎鹽 鹵鹽 鹵鹹 大鹽 鉛丹 青芝 赤芝 黄芝 白芝

黑芝　紫芝　鬼督郵　天門冬　麥門冬　术　青粘　女萎　黃精　地黃　菖蒲　遠志　署豫　菊　甘草
人參　石斛　牛膝　卷柏　細辛　獨活　升麻　茈葫　房葵　蓍實　奄閭　車前實　木香　槩菜（白
英）　肉從蓉　地膚　忍冬　蒺藜　防風　龍須　落石　黃連　沙參　紫參　王不留行　景天　香蒲
草蘭　草決明　芎藭　蘼蕪　續斷　雲實　黃芪　徐長卿　杜若　因塵蒿　翹根　屈草實根　漏蘆　薔
薇　五味　旋華　當歸　秦艽　黃芩　芍藥　麻黃　葛根　栝樓　玄參　苦參　地椹　狗脊　通草　敗
醬　白芷　紫草　紫菀　白鮮　酢漿　淫羊藿　豕首　款冬　牡丹　防己　澤蘭　地榆　王孫　爵床
王瓜　水萍　海藻　綸布　大黃　桔梗　甘遂　芫華　大戟　旋復花　鉤吻　固活　蘘蘆　烏頭　天雄
附子　羊躑躅　射干　貫眾　半夏　虎掌　蜀漆　恒山　狼牙　白及　白頭翁　閭茹　鬼目（羊蹄）
鹿藿　石長生　藎草　陸英　狼毒　萹蓄　商陸　女青　茯苓　松脂　菌桂　漆葉　蕤核　辛夷　枸杞
厚朴　豬苓　枳實　山茱萸　吳茱萸　秦皮　支子　合歡　萱草　衛矛　紫威　蕪荑　桑根　黃環　巴
豆　蜀椒　莽草　郁核　雷公丸　柳華　龍骨　牛黃　麝香　熊脂　膠　犀牛角　靈羊角　鹿茸　麋脂
鸛骨　丹雞　雁肪　䳄鳩　石蜜　食蜜　海蛤　文蛤　石決明　蜚廉　蠐螬　水蛭　烏賊魚骨　蟹
沙虱（石蠶）　馬陸　螢　白魚　蟷蛄　斑貓　地膽　馬刀　貝子　蒲萄　雞頭　梅核　大棗　梟桃
椋　水芝　葵菜　芥菹　胡麻　青蘘　麻蕡　麻子　大豆黃卷　赤小豆　腐婢　神護草　占斯　盧精
勃荊　木蜜　芋　玳瑁　白粱米　陰命　內童　蒿蟒　苴蓴

凡標有『——』號的藥物，《證類本草》都作《名醫別錄》的藥物。

凡標有『～～』號的藥名，皆不見於《證類本草》中。

玉泉　一名玉澧，味甘，平。生山谷。治臟百病，柔筋，強骨，安魂，長肌肉。久服，能忍寒暑，不飢渴，不老神仙。人臨死服五斤，死三年色不變。生藍田。（《御覽》卷九百八十八頁5）

又《御覽》卷八百零五頁9引《本草經》云：『玉泉，一名玉醴。臨死服五斤，色不變。』按：『一名玉醴』，『一名玉澧』，《證類》作『一名玉札』，並注爲《別錄》文。

丹沙　味甘，微寒。生山谷。養精神，益氣，明目。（《御覽》卷九百八十五頁4）

按：『生山谷』，《證類》作黑字《別錄》文。

空青　味甘，寒。生山谷。明目。久服輕身延年。能化銅鉛作金。生益州。（《御覽》卷九百八十八頁4）

又《藝文類聚》卷八十一，引《本草經》曰：『空青，生山谷。久服輕身延年。能化銅鉛作金。生益州。』

按：《證類》空青條，『生山谷』、『生益州』作黑字《別錄》文。

曾青　生蜀郡名山，其山有銅者，曾青出其陽，青者銅之精，能化金銅。（《御覽》卷九百八十八頁4）

按：『生蜀郡名山』，《證類》作『生蜀中山谷』，並作黑字《別錄》文。『其山有銅者……能化金銅。』《證類》無此文。

白青　味甘，平。生山谷。明目，利九竅耳聾，殺諸毒之蟲。久服通神明，輕身延年。出豫章。（《御覽》卷九百八十八頁4～5）

按：《證類》白青條，『生山谷』、『出豫章』作黑字《別錄》文。

扁青　味甘，平。生山谷。治目痛，明目，辟毒，利精神。久服輕身，不老。生朱崖。（《御覽》卷九百八十八頁5）

按：《證類》扁青條，『生山谷』、『生朱崖』作黑字《別録》文。

石膽　一名畢石，一名君石。生秦州羌道山谷大石間，或出句青山。其爲石也，青色多白文，易破，狀似空青。能化鐵爲銅，合成金銀。練餌食之，不老。（《御覽》卷九百八十七頁4）

按：此文中有『其爲石也，青色多白文，易破，狀似空青』等石膽形態的描述。《證類》無此語，《綱目》將此語注爲《別録》文。又『一名君石』，《證類》亦無此文。又『生秦州羌道山谷大石間，或出句青山』《證類》作黑字《別録》文。

石鐘乳　一名留公乳，味甘，溫。生山谷。明目，益精，治欬逆上氣，安五臟百節，通利九竅，下乳汁，生少室。（《御覽》卷九百八十七頁6）

按：《證類》石鐘乳，『一名留公乳』、『生山谷』，『生少室』作黑字《別録》文。

朴消　味苦，寒。生山谷。治百病，除寒熱邪氣，除六腑積聚結癖。山谷之陰有鹹苦之水，狀如芒消而粗，能化七十二種石。練餌服之，輕身，神仙。生益州。（《御覽》卷九百八十八頁2）

按：文中，『狀如芒消而粗』等朴消形狀描述語，《證類》無此文。又文中『生山谷』、『生益州』，《證類》作黑字《別録》文。文中『山谷之陰有咸苦之水』和《證類》中黑字《別録》文，詞異義同。

消石　一名芒消。味酸、苦、寒。生山谷。治五臟積熱。生益州。（《御覽》卷九百八十八頁2）

按：《證類》消石條，『味酸』、『生山谷』、『生益州』作黑字《別録》文。

礬石　一名羽碮。味咸、酸，寒。生山谷。治寒熱泄痢、惡瘡、目痛、堅骨。煉餌久服，輕身不老。生河西。（《御覽》卷九百八十八頁4）

按：『味咸』，《證類》無『咸』字。又『生山谷』、『生河西』，《證類》作黑字《別録》文。又

《山海經》卷二云：『西次二經，女床之山，其陰多石涅。』郭璞注云：『即礬石也，楚人名爲涅石，秦名爲羽涅也。《本草經》亦名曰石涅也。』檢《證類本草》卷三，礬石條白字，有『一名羽涅。』但無『亦名曰石涅』。是郭氏所見《神農本草》與《證類本草》白字不同。

滑石 味苦，寒。生山谷。治身熱泄澼。生棘陽。（《御覽》卷九百八十八頁3）

按：『生棘陽』，《證類》作『生赭陽』，並作黑字《別錄》文。陶弘景注云：『赭陽先屬南陽，漢哀帝（公元前六年至公元前二年）置，明《本經》所出郡縣，必後漢時也。』

紫石英 味甘，溫。生太山山谷。治心腹嘔逆邪氣，補不足，女子風寒在子宮，絕孕十年無子。久服溫中，輕身延年。（《御覽》卷九百八十七頁2，引《本草經》）

按：『生太山山谷』《證類》作黑字《別錄》文。又『嘔逆』，《證類》作『欬逆』。

白石英 味甘，微溫。生山谷。主治消渴，陰痿不足，嘔逆，益氣，除濕痹，隔間久寒。久服輕身長年。生華陰。（《御覽》卷九百八十七頁2，引《本草經》）

按：『生山谷』、『生華陰』，《證類》作黑字《別錄》文。

青石英 形如白石英，青端赤後者是。（《御覽》卷九百八十七頁2）

按：此條文同《吳普本草》的文字。《證類》作『青端名青石英』，並注爲《別錄》文。

赤石英 形如白石英，赤端，故赤澤有光，味苦，補心氣。（《御覽》卷九百八十七頁2）

按：此條同《吳普本草》白石英條文字。《證類》作『赤端名赤石英』，並注爲《別錄》文。

黃石英 形如白石英，黃色如金，在端者是。（《御覽》卷九百八十七頁2）

按：此條同《吳普本草》白石英條文字。《證類》作『其黃端白棱，名黃石英』，並注爲《別録》文。

黑石英　形如白石英，黑澤有光。（《御覽》卷九百八十七頁3）

按：此條同《吳普本草》白石英條文字。《證類》作『黑端名黑石英』。

青石脂　味酸，平，無毒。主養肝膽氣。

赤石脂　味酸，無毒。主養心氣。

黄石脂　味苦，平，無毒。主養脾氣。

白石脂　味甘，無毒。主養肺氣。

黑石脂　味甘，無毒。主養腎氣，強陰陽，蝕腸泄利。（《御覽》卷九百八十七頁4～5）

按：《御覽》所引青石脂、赤石脂、黄石脂、白石脂、黑石脂等資料，在《證類》五石脂條中，皆作黑字《别録》文。

從内容上來看，五石脂中五色入五臟，似有最早歸經的意義。

太一禹餘糧　一名石腦。味甘，平。生山谷。治欬逆上氣，癥瘕血閉，漏下，除邪。久服能忍寒暑，不飢，輕身，飛行千里，神仙。生太山。（《御覽》卷九百八十八頁1）

又三國時吳人薛綜注張衡賦引《本草經》云：『太乙禹餘糧，一名石腦，生山谷。』（李善注《南都賦》引《本草經》文同。）

按『太一禹餘糧』，《證類》無『禹』字。又『生山谷』、『生太山』，《證類》作黑字《别録》文。

禹餘糧　味甘，寒。生池澤。治欬逆、寒熱、煩滿，下利赤白，血閉癥瘕、大熱。久服輕身。生東海。（《御覽》卷九百八十八頁1～2）

按：『生池澤』、『生東海』，《證類》作黑字《別錄》文。

水銀　味辛，寒，無毒。（《御覽》卷九百八十八頁6）

按：《證類》水銀條，『無毒』作『有毒』，並注爲黑字《別錄》文。

雌黃石金　味辛，平。生山谷。治身癢諸毒。（《御覽》卷九百八十八頁3）

按：雌黃石金，《證類》無『石金』二字，又『生山谷』，《證類》作黑字《別錄》文。

孔公孽　一名通石。味辛，溫。生山谷。治食化氣，利九竅，下乳汁，治惡瘡疽瘻。生梁山。（《御覽》卷九百八十七頁7）

按：《證類》孔公孽條，『一名通石』、『生山谷』、『生梁山』作黑字《別錄》文。

石流黃　味酸，生谷中。治婦人陰蝕疽痔，能作金銀物，生東海。（《御覽》卷九百八十七頁3）

按：『生谷中』、『生東海』，《證類》作黑字《別錄》文。

石流青　青白色，主益肝氣，明目。（《御覽》卷九百八十七頁3）

按：『石流青』，《證類》卷三十有名未用玉石類作《別錄》文。

石流赤　生羌道山谷。（《御覽》卷九百八十七頁4）

按：『石流赤』。《證類》卷三十有名未用玉石類作《別錄》文。

陽起石　一名白石。味酸，微溫。生山谷。治崩中，補不足，內攣，臟中血結氣，寒熱腹痛，漏下無子，陰陽不合。生齊地。（《御覽》卷九百八十七頁5）

按：『味酸』，《證類》作『味咸』。又『生山谷』、『生齊地』，《證類》作黑字《別錄》文。

凝水石　味辛，寒。生山谷。治身熱，腹中積聚，邪氣，煩滿，食之不飢。生常山。（《御覽》卷九百

八十七頁5）

按：『生山谷』、『生常山』，《證類》作黑字《別錄》文。

石膏　味辛，微寒。生山谷，治心下逆，驚喘，口乾舌焦不能息。（《御覽》卷九百八十八頁3）

按：『生川谷』，《證類》作黑字《別錄》文。

磁石　一名玄石，味辛，寒。生川谷。（《御覽》卷九百八十八頁3）

按：『生川谷』，《證類》作黑字《別錄》文。

長石　一名方石。味辛。治身熱。（《御覽》卷九百八十八頁5）

礜石　一名青分石，一名立制石，一名固羊石。味辛。生山谷。治寒熱、鼠瘻、蝕瘡，除熱氣，殺百獸。生漢中。（《御覽》卷九百八十七頁7）

按：『生山谷』、『殺百獸』、『生漢中』，《證類》作黑字《別錄》文。

代赭　一名血師，好者狀如雞肝。（《御覽》卷九百八十八頁6）

按：『一名血師』，《證類》作黑字《別錄》文。『好者狀如雞肝』，《證類》無此文。

白堊　白善土也。生邯鄲。（《御覽》卷九百八十八頁6）

按：『白善土』、『生邯鄲』，《證類》作黑字《別錄》文。

青琅玕　一名珠圭。（《御覽》卷八百零九頁1）

按：『一名珠圭』，《證類》作『一名石珠』。

石肺　一名石肝，黑澤有赤文，如覆肝，置水中即乾濡。主益氣明目。生水中。（《御覽》卷九百八十七頁4）

按：『石肺』，《證類》卷三十有名無用玉類，有石肺條，作《別錄》文。條文小異。

石脾　一名胃石，一名腎石，赤文。主治胃中寒熱。（《御覽》卷九百八十七頁4）

按：此條，《證類》卷三十有名未用玉石類作《別錄》文。又『一名腎石』，《證類》作『一名膏石』。

戎鹽　主牢肌骨，去毒蟲也，主明目，去病，益氣也。（《北堂書鈔》卷一百四十六頁4）

一名胡鹽。《呂氏春秋》曰：『本草云：戎鹽，一名胡鹽。』（《御覽》卷八百六十五頁7）

又《御覽》卷八百六十五頁7，及卷九百八十八頁6引《本草經》曰：『戎鹽，主明目，益氣，去毒蟲。』又《博物志》引《神農經》曰：『藥毒有五物，五曰斑茅，戎鹽解之』。

按：『去毒蟲』《證類》作『去毒蠱』。

鹵鹽　味苦，可以治消渴，長肌膚，治大熱，除邪，下毒蟲。（《北堂書鈔》卷一百四十六頁4）

按：『長肌膚』、『下毒蟲』，《證類》作『下蠱毒，柔肌膚』。

鹵鹹　一名寒石，味苦，治大熱，消渴，狂煩。（《御覽》卷八百六十五頁7，及卷九百八十八頁6）

按：《證類》無『一名寒石』。《綱目》注『寒石』爲《吳普》文。

大鹽　一名胡鹽。令人吐也。（《北堂書鈔》卷一百四十六頁2）

又《御覽》卷九百八十八頁6引《本草經》曰：『大鹽，一名胡鹽。令人吐，主腸胃結熱』。

按：《證類》無『一名胡鹽』。又『主腸胃結熱』，《證類》作黑字《別錄》文。

鉛丹　味辛，微寒。生平澤。治吐逆胃反。久服成仙。生蜀都。（《御覽》卷九百八十五頁4）

按：『生平澤』、『生蜀都』，《證類》作墨字《別錄》文。『成仙』，《證類》作『神明』。

青芝　一名龍芝。食之，輕身不老，神仙。生太山山谷，亦生五岳地上。（《御覽》卷九百八十六頁6引《本草經》）

按：『生太山』，《證類》作黑字《別錄》文。又『生山谷亦生五岳地上』，《證類》無此文。

赤芝　一名丹芝。食之，爲神仙。生霍山山谷。（《御覽》卷九百八十六頁6，《藝文類聚》卷九十八頁1700）

按：『生霍山山谷』，《證類》作黑字《別錄》文。

黄芝　一名金芝。食之，神仙。生嵩高山山谷中。（《御覽》卷九百八十六頁6，《藝文類聚》卷九十八頁1700）

按：『生嵩高山山谷』，《證類》作黑字《別錄》文。

白芝　一名玉芝。（《藝文類聚》卷九十八頁1700）

黑芝　一名玄芝，生恒山山谷。（《御覽》卷九百八十六頁6。《藝文類聚》卷九十八頁1700）

按：『生恒山山谷』，《證類》作黑字《別錄》文。

紫芝　一名木芝。久服延年神仙。生山岳地上，色紫，形如桑。（《御覽》卷九百八十六頁6，《藝文類聚》卷九十八頁1700）

按：《證類》紫芝條，無『神仙。生山岳地上，色紫，形如桑。』等十二字。

鬼督郵　一名赤箭，一名離母。味辛，溫。生川谷。殺鬼、精物，治蠱毒、惡氣。久服輕身益力，長陰肥健。生雍州。（《御覽》卷九百九十一頁8）

按：『生川谷』、『生雍州』，《證類》作黑字《別錄》文。

天門冬　一名顛勒。味苦。殺三蟲。（《藝文類聚》卷八十一頁1384）

按：『郭璞注《山海經》云：《本草經》曰：蘴冬，一名滿冬。蘴，今作門，俗字耳。』（《山海經》卷五，頁11下）

《爾雅》云：『薔蘼，蘴冬。』郭璞注云：『今門冬也，一名滿冬。』

《說文解字繫傳通釋》云：『薔蘼，虋冬也，從草牆聲。臣鍇按：《爾雅》注虋冬，一名滿冬，今《本草》有天門冬、麥門冬，並無滿冬之名。』

根據晉代郭璞所見的《本草經》有滿冬。南唐徐鍇說：『今《本草》……並無滿冬之名。』那就在唐代的《本草》就無『滿冬』之名了。

麥門冬 味甘，平。生川谷。治心腹結氣、傷中、胃脈絶。久服輕身，不飢不老。生函谷山。（《御覽》卷九百八十九頁2）

按：『生川谷』、『生函谷山』，《證類》作黑字《別録》文。

术 一名山筋，久服不飢，輕身延年。生鄭山。（《藝文類聚》卷八十一頁1386）

郭璞注《爾雅·釋草》引《本草》云：『术，一名山蓟。』

又《神藥經》曰：『必欲長生，當服山精。』（《御覽》卷九百八十九頁2，《藝文類聚》卷八十一頁1386）

又《抱朴子》引《神農經》曰：『黄精與术，餌之卻粒，或遇凶年，可以絶粒，謂之米脯。』

按：『生鄭山』，《證類》作黑字《別録》文。

青粘 《三國志·華佗傳》云：『青粘生豐沛、彭城及朝歌，一名地節，一名黄芝。主理五臟，益精氣。』

按：地節爲萎蕤的別名。《證類本草》卷六女萎條引陳藏器云：『《魏志·樊阿傳》，青粘，一名黄芝，一名地節，此即萎蕤，極似偏精。本功外，主聰明，調血氣，令人強壯，和漆葉爲散，主五臟，益精氣，去三蟲，輕身不老，變白，潤肌膚，暖腰腳，惟有熱者不可服。晉嵇紹胸中有寒疾，每酒後苦唾，服之得愈。草似竹，取根、花、葉陰乾。昔華佗入山，見仙人所服，以告樊阿，服之壽百歲也。』

馬王堆出土帛書《養生方》云：『爲醪，細斬漆（澤漆）、節（地節）各一斗……。』方中『節』，即是『青粘』。

女萎　一名左眄，一名玉竹。味辛。生川谷。久服輕身能（耐）老。生太山。（《御覽》卷九百九十三頁5）

按：『一名左眄』、『味辛，生川谷』，《證類》無此文。又『一名玉竹』，『生太山』，《證類》作黑字《別錄》文。

黃精　《抱朴子》引《神農經》：『黃精與朮，餌之卻粒，或遇凶年，可以絕粒，謂之米脯。』

按：《證類》卷六黃精條作黑字《別錄》文。

地黃　一名地髓。治傷中，長肌肉。生咸陽。（《御覽》卷九百八十九頁9）

按：『生咸陽』，《證類》作黑字《別錄》文。

菖蒲　生石上，一寸九節者良。久服輕身，明耳目，不忘不迷惑。生上洛。（《御覽》卷九百九十九頁6）

又樊光《爾雅注》引《本草》云：『白蒲，一名苻離，楚南之藥。』

按：『生石上，一寸九節者良』、『生上洛』，《證類》作黑字《別錄》文。

遠志　一名棘宛，一名要繞。久服輕身不忘。葉名小草。生太山及宛句。（《御覽》卷九百八十九頁7，梁·劉孝標注《世說新語》卷下之下）

按：『生太山及宛句』，《證類》作黑字《別錄》文。

薯蕷　一名山芋。益氣力，長肌肉。除邪氣。久服輕身，耳目聰明，不飢延年。生嵩高山。（《藝文類聚》卷八十一頁1385）

又《御覽》引薯蕷云：一名山芋。味甘，溫。生山谷。治傷中虛羸，補中，益氣力，長肌肉，除

邪氣寒熱。久服輕身，耳目聰明，不飢，延年。生嵩高山。（《御覽》卷九百八十九頁8）

按：『生嵩高山』，《證類》作『生嵩高山谷』，並注爲《別録》文。

菊 《御覽》卷九百九十六頁2引《本草經》曰：『菊有筋菊，有白菊、黄菊。花：一名節花，一名傅公，一名延年，一名白花，一名日精，一名更生，一名陰威，一名朱嬴，一名女菊。其菊有兩種，一種紫莖氣香而味甘美，葉可作羹，爲真菊。菊，一種青莖而大，作蒿艾氣，味苦不堪食，名苦薏，非真菊也。』（《初學記》卷二十七菊條所引《本草經》曰，其文同此）

按：『一名傅公，一名延年，一名日精，一名更生，一名陰威』，《證類》作黑字《別録》文。『其菊有兩種……非真菊也』，《證類》作陶隱居的注文。至於『菊有筋菊，有白菊、黄菊』，『一名白花，一名朱嬴，一名女菊』，《證類》無此文。

甘草 一名美草，一名蜜甘。（《御覽》卷九百八十九頁4）

又《爾雅》云：『蘦，大苦』。孫炎《注》云：『《本草》曰：「蘦，今甘草。」』

按：『一名美草，一名蜜甘』，《證類》作黑字《別録》文。又孫炎注《爾雅》引《本草》曰：『蘦，今甘草。』現存各種《本草經》輯本，皆無此文。

人参 味甘，微寒。生山谷。主補五臟，安定精神魂魄，除邪，止驚，明目，開心，益智。久服輕身延年。生上黨。（《御覽》卷九百九十一頁2）

按：『生山谷』、『生上黨』，《證類》作黑字《別録》文。

石斛 一名林蘭，一名禁生。味甘，平。生山谷。治傷中下氣虚勞，補五臟羸瘦。久服除痹，厚腸胃，強陰。出陸安。（《御覽》卷九百九十二頁5）

按：『一名禁生』、『強陰』、『出陸安』，《證類》作黑字《別録》文。

牛膝　一名百倍。味苦，辛。生川谷。治傷寒濕痿痹，四肢拘攣，膝痛不可屈伸。久服輕身能（耐）老。生河内。（《御覽》卷九百九十二頁6）

按：『生川谷』、『生河内』，《證類》作黑字《別録》文。

卷柏　一名萬歲。味辛，溫。生山谷。治五臟邪氣。（《御覽》卷九百八十九頁4）

按：『生山谷』，《證類》作黑字《別録》文。

細辛　一名少辛。味辛，溫。生山谷。治欬逆，明目，通利九竅。久服，輕身。生華陰。（《御覽》卷九百八十九頁7）

按：『生山谷』、『生華陰』，《證類》作黑字《別録》文。

獨活　一名護羌使者。味苦，平。生益州。久服，輕身。（《御覽》卷九百九十二頁7）

按：『生益州』《證類》作『生雍州』。

升麻　一名周升麻。味甘、辛。生山谷。治辟百毒，殺百老殃鬼，辟溫疾瘴邪毒蠱。久服不夭。生益州。（《御覽》卷九百九十頁6）

按：此條，《證類》作黑字《別録》文。

茈葫　一名地重。味苦，平。生川谷。治心腹，祛腸胃結氣。久服，輕身，明目，益精。生弘農。（《御覽》卷九百九十三頁5）

按：『生川谷』、『生弘農』《證類》作黑字《別録》文。

房葵　一名犁蓋。味辛。冬生川谷。久服堅骨髓，益氣。生臨淄。（《御覽》卷九百九十三頁4）

按：『生川谷』、『生臨淄』，《證類》作黑字《別録》文。

蓍實 味苦、酸，平，無毒。主益氣，充肌膚，明目，聰慧，先知，久服不飢，不老，輕身。生少室山谷。八月、九月采實，日乾。（《御覽》卷九百九十三頁5）

按：『味酸、無毒』、『生少室山谷，八月、九月采實，日乾』，《證類》作黑字《別録》文。

奄閭 味苦，微寒。生川谷。治風寒濕痹，身體諸痛。久服輕身不老。生雍州。（《御覽》卷九百九十一頁6）

按『生川谷』、『生雍州』《證類》作黑字《別録》文。

車前實 一名當道，一名牛舌。（《御覽》卷九百九十八頁2）

按：『一名牛舌』，《證類》作『一名牛遺』，並注爲《別録》文。

木香 一名木蜜香。味辛，溫，無毒。治邪氣，辟毒疫溫鬼，強志，主氣不足。久服，不夢寤魘寐，輕身，致神仙。生永昌山谷。（《御覽》卷九百九十一頁9）

按：『一名木蜜香』、『溫無毒』、『主氣不足』、『輕身，致神仙，生永昌山谷』，《證類》作黑字《別録》文。

檕菜 一名白英。味甘，寒。生山谷。治寒熱。久服輕身延年。生益州。（《御覽》卷九百九十一頁9）

按：『檕菜』，《證類》作『穀菜』。又《證類》對此條以『白英』爲正名，以『穀菜』爲異名。又『生山谷』、『生益州』，《證類》作黑字《別録》文。

肉蓯蓉 味甘，微溫。生山谷。治五勞七傷，補中，除莖中寒熱，養五臟，強陰，益精氣，多子，婦人癥瘕。久服，輕身。生河西。（《御覽》卷九百八十九頁8）

按：『生山谷』、『生河西』，《證類》作黑字《別録》文。

地膚　一名地華，一名地脈，一名地葵。（《御覽》卷九百九十二頁8）

按：『一名地華』，《證類》無此文。『一名地脈』，《證類》作『一名地麥』，並注爲《別錄》文。『一名地葵』，《證類》作黑字《別錄》文。

忍冬　味甘。久服輕身。（《御覽》卷九百九十三頁3）

按：『忍冬』條，《證類》作黑字《別錄》文。

蒺藜　一名止行，一名升推，一名傍通，一名水香。（《御覽》卷九百九十七頁7）

按『一名水香』，《證類》無此文。

防風　一名銅芸。味甘，溫。生川澤。治大風頭眩痛，目盲無所見，煩滿，風行週身，骨節疼痛。久服輕身。生沙苑。（《御覽》卷九百九十二頁4）

又《水經·涑水》注云：『地有固活、女疏、銅芸、紫苑之族。』

按：『骨節疼痛』，《證類》作『骨節疼痹』。又『生川澤』、『生沙苑』，《證類》作黑字《別錄》文。

龍鬚《御覽》卷九百九十四頁6引《本草經》曰：『西超之山多龍循，龍鬚也，一名續斷。』

按：此條文字，似《山海經》之文。《山海經·中山經》云：『賈超之山，其中多龍修。』又『龍循』，《證類》作『石龍芻』。又『一名續斷』，《證類》作『一名草續斷』。

落石　一名鯪石。味苦，溫。生川谷。治風熱。久服輕身明目，潤澤，好色，不老延年。生太山。（《御覽》卷九百九十三頁4引）

按：『生川谷』、『生太山』，《證類》作黑字《別錄》文。

黄連　一名王連，味苦，寒。生川谷。治熱氣、目痛、眥傷泣出，明目。生巫陽。（《御覽》卷九百九十一頁5）

又《藝文類聚》卷八十九頁1550引《本草經》曰：『黄蓮，一名王蓮。味苦，寒。治熱。』

按：『生川谷』、『生巫陽』，《證類》作黑字《别録》文。

沙参　一名知母。味苦，微寒。生川谷。治血積，驚氣，除寒熱，補中，益肺氣。生河内。（《御覽》卷九百九十一頁3）

按：『生川谷』、『生河内』，《證類》作黑字《别録》文。

紫參　一名牡蒙。味苦、寒，無毒。治心腹積聚，寒熱邪氣，利大便，通九竅。生河西及宛句。治牛病。生林陽。（《御覽》卷九百九十一頁3）

按：『無毒』、『生河西及宛句』，《證類》作黑字《别録》文。又『治牛病，生林陽』，《證類》無此文。

王不留行　味苦，平。生山谷。久服輕身能（耐）老。生太山。（《御覽》卷九百九十一頁6）

梁·劉孝標注《世説新語·儉瀒》引《本草經》云：『王不留行，生泰山，治金瘡，除風，久服輕身。』

按：『生山谷』、『生太山』，《證類》作黑字《别録》文。

景天　一名戒火，一名水母。花：主明目、輕身。（《御覽》卷九百九十八頁3）

按：『一名水母』，《證類》無此文。

香蒲　一名睢蒲。味苦，平。生池澤。治五臟心下邪氣，堅齒，明目，聰耳，久服，輕身，能（耐）老。生南海。（《御覽》卷九百九十三頁3）

按：『生池澤』、『生南海』，《證類》作黑字《別錄》文。

草蘭　一名水香。久服益氣，輕身不老。（《御覽》卷九百八十三頁3）

草決明　味咸，理目珠精。（《御覽》卷九百八十八頁6）

按：《證類》無『理目珠精』四字。

芎藭　味辛，溫。治中風入頭腦痛，寒痹。生武功。（《御覽》卷九百九十頁6）

按：『生武功』，《證類》作黑字《別錄》文。

蘼蕪　一名微蕪。味辛。（《藝文類聚》卷八十一頁1393）

按：『味辛』，《證類》作『味辛，溫』。

續斷　一名龍豆。味苦，微溫。生山谷。治傷寒，補不足，金瘡癰傷折跌，續筋骨，婦人乳難，崩中漏血。久服益力。生常山。（《御覽》卷九百八十九頁7）

按：『生山谷』、『生常山』，《證類》作黑字《別錄》文。

雲實　味辛，溫。生川谷。治泄利脹癖，殺蟲蠱毒，去邪惡，多食令人狂走。久服輕身，通神明。生河間。（《御覽》卷九百九十二頁9）

按：『生川谷』、『生河間』，《證類》作黑字《別錄》文。

黃芪　味甘，微溫。生山谷。（《御覽》卷九百九十一頁5）

按：《證類》『生山谷』作黑字《別錄》文。

徐長卿　一名鬼督郵。味辛，溫。生山谷。治鬼物、百精、蠱毒、疾疫、邪氣、溫鬼。久服強悍輕身。生太山。（《御覽》卷九百九十一頁6）

按：『生山谷』、『生太山』，《證類》作黑字《別錄》文。

杜若 一名杜蘅。味辛，微溫。久服益氣輕身。（《藝文類聚》卷八十一頁1392）

按：《證類》卷八杜若作墨字《別錄》文。

因塵蒿 味苦。治風濕寒熱、邪氣結、黃疸。久服輕身，益氣能（耐）老。生太山。（《御覽》卷九百九十三頁8）

按：『因塵蒿』，《證類》作『茵陳蒿』。又『生太山』，《證類》作黑字《別錄》文。

翹根 味苦。生平澤。下熱氣，益陰精，令人面悅好，明目。久服輕身能（耐）老。生嵩高。（《御覽》卷九百九十一頁8）

按：『味苦』，《證類》作『味甘，寒、平』。又『生平澤』、『生嵩高』，《證類》作黑字《別錄》文。

屈草實根 味苦，微寒。生川澤。治胸脅下痛邪氣，腹間寒，陰痹。久服輕身，補益能（耐）老。生漢中。（《御覽》卷九百九十一頁9）

按：『屈草實根』，《證類》作『屈草』。又『生川澤』、『生漢中』，《證類》作黑字《別錄》文。

漏蘆 一名野蘭（《御覽》卷九百九十一頁7）

薔薇 一名牛膝，一名薔麻。（《御覽》卷九百九十八頁4）

《藝文類聚》卷八十一頁1397引《本草經》曰：『薔薇，一名牛勒，一名山棗，一名薔蘼。』

按：『一名牛膝』《證類》無此文。又『一名牛勒，一名山棗，一名薔蘼』，《證類》作黑字《別錄》文。

五味　一名會及。（《御覽》卷九百九十頁3）

按：『一名會及』，《證類》作黑字《別錄》文。

旋華　一名蔛根，一名美草，去面皯黑，令人色悅澤。根：主腹中寒熱邪氣。生豫州或預章。（《御覽》卷九百九十二頁2）

按：『一名美草』、『生豫州或預章』《證類》作黑字《別錄》文。

當歸　一名干歸。味甘，溫，生川谷。主治欬逆上氣、溫瘧寒熱。生隴西。（《御覽》卷九百八十九頁6）

《博物志》云：『《神農經》曰：下藥治病，謂大黃除實，當歸止痛。』（《御覽》卷九百八十九頁6）

按：現存各種本草，都把『當歸』列在中品，沒有一本書是把『當歸』列在下品的。又『生隴西』，《證類》作黑字《別錄》文。

秦艽　《證類》引蕭炳曰：『秦艽，《本經》名秦瓜。』（《證類》卷八頁204）

按：《證類本草》白字，無『秦瓜』之名。

黃芩　一名腐腸。味苦，平。生川谷。治諸熱。（《御覽》卷九百九十二頁2）

按：『生川谷』，《證類》作黑字《別錄》文。

芍藥　味苦、辛。生川谷。主治邪氣腹痛。除血痹，破堅積寒熱瘕，止痛。（《御覽》卷九百九十頁7）

又《藝文類聚》卷八十一頁1383引《本草經》曰：『芍藥，一名白犬，生山谷及中嶽。』

按：『一名白犬』，《證類》無此文。又『生山谷及中嶽』，《證類》作『生中嶽川谷』，並注爲《別錄》文。

麻黄 一名龍沙。味苦，溫。生川谷。治中風傷寒出汗，去熱邪氣，破堅積聚。生晉地。（《御覽》卷九百九十三頁4）

按：『生川谷』，《證類》無此文。『生晉地』，《證類》作黑字《別錄》文。

葛根 一名雞齊根。味甘，平。生川谷。治消渴、身大熱、嘔吐。諸痹，起陰氣，解毒。生汶山。（《御覽》卷九百九十五頁3）

按：『生川谷』、『生汶山』，《證類》作黑字《別錄》文。

栝樓 一名地樓。味苦，寒。生川谷。（《御覽》卷九百九十二頁7）

按：『生川谷』，《證類》作黑字《別錄》文。

玄參 一名重臺。味苦，微寒。生川谷。治腹中寒熱，女子乳，補腎氣，令人目明。生河間。（《御覽》卷九百九十一頁3）

按：『生川谷』、『生河間』，《證類》作黑字《別錄》文。又『女子乳』，《證類》作『女子產乳餘疾』。

苦參 一名水槐。（《御覽》卷九百九十一頁3）

地椹 一名石龍芮，一名食果能。味苦，平。生川澤。治風寒。久服輕身，明目不老。生太山。（《御覽》卷九百九十三頁5）

按：『生川澤』、『生太山』，《證類》作黑字《別錄》文。又『食果能』，《證類》作『魯果能』。

狗脊 一名百丈。味苦，平。生川谷。治要背強，開機緩急，風痹寒濕膝痛，利老人。生常山。（《御覽》卷九百九十頁7）

按：『開機緩急』，《證類》作『關機緩急』。又『生川谷』、『生常山』，《證類》作黑字《別錄》文。

通草　一名附支。味辛，平。生山谷。去惡蟲，除脾胃寒熱，利九竅血脈關節，不忘。生石城。（《御覽》卷九百九十二頁6）

按：『生山谷』、『生石城』，《證類》作黑字《別録》文。

敗醬　似桔梗，其臭如敗豆醬。（《御覽》卷九百九十二頁9）

按：『似桔梗，其臭如敗豆醬』，《證類》無此文。

白芷　一名芳香，味辛，溫。生河東。（《御覽》卷九百八十三頁5）

按：『生河東』，《證類》作黑字《別録》文。

宋·吳仁傑《離騷草木疏》云：『按《本草》朱字《神農本草經》云：「白芷，一名芳香。」此固不疑，至黑字云：「一名虈，一名苻離，葉名蒚。」乃諸醫以《爾雅》文傅益者也，是豈據哉。』

紫草　一名地血。（《御覽》卷九百九十六頁7）

按：『一名地血』，《證類》無此文。

紫菀　《水經·涑水》注云：『地有紫菀之族。』

白鮮　治酒風。（《御覽》卷九百九十一頁8）

酢漿　一名酸漿，味酸平，寒，無毒。生川澤及人家田園中。治熱煩滿，定志，益氣，利水道。産難吞其實立産。（《御覽》卷九百九十八頁5）

按：『酢漿』，《證類》作『醋漿』。又『生川澤及人家田園中』，《證類》作黑字《別録》文。

淫羊藿　一名蜀前。味辛，寒。治陰痿傷中，益氣，強志，除莖痛，利小便。生上郡陽山。（《御覽》卷九百九十三頁3）

按：『蜀前』，《證類》作『剛前』。又『生上郡陽山』，《證類》作黑字《別錄》文。

豕首　一名劇草，一名蠡實。（《御覽》卷九百九十二頁8）

又《御覽》卷九百九十二頁8引郭璞注《爾雅》云：『《本草經》曰：「彘盧，一名諸蘭。」今江東呼稀首。』

按：《證類》以『蠡實』爲正名，以『豕首』爲異名。

款冬　一名橐吾，一名顆冬，一名虎鬚，一名菟奚。味辛，溫。（《御覽》卷九百九十二頁1）

又《藝文類聚》卷八十一引《本草經》曰：『款冬，一名顆冬，一名菟爰。生常山。』

按：『一名顆冬，一名菟爰』，《證類》作『一名顆東，一名菟爰』。又『生常山』，《證類》作黑字《別錄》文。

牡丹　一名鹿韭，一名鼠姑。味辛，寒。生山谷。治寒熱癥傷，中風驚邪，安五臟。出巴郡。（《御覽》卷九百九十二頁6）

按：『生山谷』、『出巴郡』，《證類》作黑字《別錄》文。

防己　一名石解。味辛，平，無毒。治風寒、溫瘧、熱氣，通腠理，利九竅。生漢中。（《御覽》卷九百九十一頁5~6）

按：『通腠理，利九竅。生漢中』，《證類》作黑字《別錄》文。

澤蘭　一名虎蘭，一名龍來。味微溫，無毒。生池澤，治乳婦衄血。生汝南，又生大澤傍。（《御覽》卷九百九十頁7）

按：『無毒』、『生池澤』、『生汝南，又生大澤傍』，《證類》作黑字《別錄》文。

地榆　《御覽》引《本草經》曰：『地榆，止汗氣，消酒，明目。』又引《神農本草經》曰：『地榆，味苦，寒。主消酒。生冤句。』（《御覽》卷一千頁8）

按：『主消酒，生冤句』，《證類》作黑字《別錄》文。

王孫　味苦，平。治五臟邪氣濕痹，四肢疼酸。生海西。（《御覽》卷九百九十三頁7）

按：『生海西』，《證類》作黑字《別錄》文。

爵床　生漢中。（《御覽》卷九百九十一頁7）

按：『爵床』，《御覽》原誤作『爵麻』，據《證類》改。又『生漢中』，《證類》作黑字《別錄》文。

王瓜　東漢高誘注《淮南子》云：『王瓜，《本草》作段契。』

按：今本《證類本草》無『段契』之名。

水萍　一名水華。味辛，寒。生池澤水上。療暴熱癢，下水氣，勝酒，長鬚髮，久服輕身。（《御覽》卷一千頁2）

又《藝文類聚》卷八十二頁引《本草經》曰：『水萍，一名水華，味辛，寒。治暴熱，身癢，下水，烏鬚髮。久服輕身，一名水簾。』

按：『下水』，《證類》作黑字《別錄》文。又『長鬚髮』、『烏鬚髮』，《證類》作『長鬚髮』。又『一名水簾』，《證類》作『一名水花』。

海藻　着頸下，破散結。（《御覽》卷九百九十二頁8）

又《御覽》卷一千頁3引《本草》曰：『海藻，一名海羅，生東海中，或生河澤，莖似亂髮。』

按：此文同《爾雅》注。《爾雅》：『薚，海藻。』《注》：『藥草也，一名海蘿，如亂髮，生海中。』

綸布　一名昆布，味酸，寒，無毒。主十二種水腫、癭瘤、聚結氣、瘻瘡。生東海。（《御覽》卷九百九十二頁9）

按：『綸布』，《證類》作『昆布』，並注爲《別錄》藥。

大黃　味苦，寒。生山谷。治下瘀血閉寒熱，破癥瘕積聚，留飲宿食，蕩滌腸胃，安五臟，推陳致新，通利水谷道，調中化食。生河西。（《御覽》卷九百九十二頁4）

按：『生山谷』、『生河西』，《證類》作黑字《別錄》文。

桔梗　味辛，微溫。生山谷。治胸脅痛、腸鳴、驚悸。生嵩高。（《御覽》卷九百九十三頁1）又《莊子·徐無鬼》釋文引晉司馬彪云『桔梗治心腹血瘀瘕痹。』（《山海經》卷二：『西山經，嶓冢之山，有草焉，其本如桔梗。』郝懿行注中引文同。）

按：『生山谷』、『生嵩高』，《證類》作黑字《別錄》文。

甘遂　味苦，寒。生川谷。治大腹疝瘕脹滿，面目浮腫，除留飲宿食。出中山。（《御覽》卷九百九十三頁7）

按：『生川谷』、『出中山』，《證類》作黑字《別錄》文。又『脹滿』，《證類》作『腹滿』。

芫華　一名去水。味辛，溫。治欬逆上氣，殺蟲。生淮原。（《御覽》卷九百九十二頁1）

按：『生淮原』，《證類》作黑字《別錄》文。

大戟　一名邛鉅。（《御覽》卷九百九十二頁7）

旋復花　一名金沸草。（《御覽》卷九百九十一頁7）

鉤吻　一名野葛。味辛，溫。生山谷。主治金瘡中惡風，欬逆上氣，水腫，殺蠱毒，鬼注。（《御覽》

卷九百九十頁5）

晉張華《博物志》引《神農經》曰：『藥有大毒，不可入口、鼻、耳、目者，入者即殺人，一曰鉤吻』。

按：『生山谷』，《證類》作黑字《別錄》文。

固活　《水經·涑水》注云：『地有固活。』

按：《證類本草》卷三十『有名無用類』有姑活，陶隱居注云：『方藥亦無用此者，乃有固活丸，即是野葛一名爾。』又《證類本草》卷十鉤吻條黑字云：『折之青煙出者名固活。』是固活爲鉤吻的別名。

藜蘆　一名葱苒。味辛，寒。生山谷。主治蠱毒。生太山。（《御覽》卷九百九十頁3）

按：『生山谷』、『生太山』，《證類》作黑字《別錄》文。

烏頭　一名烏喙，一名茛毒，一名莨。味辛，溫。生川谷。主治風，中惡，洗出汗，除寒溫，生朗陵。（《御覽》卷九百九十頁2）

又晉張華《博物志》引《神農經》曰：『藥毒有五物，……四曰烏頭，大豆解之。』

按：『一名茛毒』，《證類》作『一名溪毒』。又『生川谷』、『生朗陵』，《證類》作黑字《別錄》文。

天雄　味辛、甘，溫、大溫，有大毒。主大風，破積聚邪氣，強筋骨，輕身健行，長陰氣，強志，令人武勇，力作不倦。一名白幕。生少室山谷。（《御覽》卷九百九十頁2）

又晉張華《博物志》引《神農經》曰：『藥毒有五物，……四曰天雄，大豆解之』。

按：『大溫，有大毒』、『長陰氣，強志，令人武勇，力作不倦』、『生少室山谷』，《證類》作黑字《別錄》文。

附子 味辛，溫。出山谷。治風寒欬逆邪氣，寒濕痹癖，拘緩不起疼痛，溫中，金瘡。生犍爲，爲百藥之長。（《御覽》卷九百九十頁2）

按：『生山谷』、『生犍爲，爲百藥之長』，《證類》作黑字《別錄》文。

羊躑躅 味辛，溫。生川谷。治賊風、濕痹、惡毒。生太行山。（《御覽》卷九百九十二頁2）

按：『生川谷』、『生太行山』，《證類》作黑字《別錄》文。

射干 一名烏扇，一名烏蒲。味苦、辛。生川谷。治欬逆上氣。生南陽。（《御覽》卷九百九十二頁6）

按：『生川谷』、『生南陽』，《證類》作黑字《別錄》文。

貫衆 一名貫節，一名百頭，一名貫渠，一名虎卷，一名扁符。味苦，微寒。生山谷。治腹中邪氣、諸毒，殺三蟲。生玄山，亦生宛句。（《御覽》卷九百九十頁4）

按：『生山谷』、『生玄山』，『亦生宛句』，《證類》作黑字《別錄》文。

半夏 一名地文、水玉。味辛，平。生川谷，生槐里。（《御覽》卷九百九十二頁5）

按：『生川谷』、『生槐里』，《證類》作黑字《別錄》文。

虎掌 味苦，溫。生山谷。治心痛、寒熱。（《御覽》卷九百九十頁4）

按：『生山谷』，《證類》作黑字《別錄》文。

蜀漆 味辛、平。治瘧及欬逆寒熱，腹癥堅邪氣、蠱毒、鬼疰。（《御覽》卷九百九十二頁3）

恒山 一名玄草。味苦，寒。生川谷。主治傷寒，發溫瘧鬼毒，胸中結，吐逆。生益州。（《御覽》卷

九百九十二頁3）

按：『玄草』，《證類》作『互草』。『生川谷』、『生益州』，《證類》作黑字《別錄》文。

狼牙　一名牙子。味苦，寒。生川谷。治邪氣，去白蟲、疥痔。生淮南。（《御覽》卷九百九十三頁3）

按：『生川谷』、『生淮南』，《證類》作黑字《別錄》文。

白及　一名甘根，一名連及草。味苦、辛。治癰腫、惡瘡，敗疽。生北山。（《御覽》卷九百九十頁8）

按：『味辛』、『生北山』，《證類》作黑字《別錄》文。

白頭翁　一名野丈人，一名胡王使者。味苦，溫，無毒。生川谷。治溫瘧、瘿氣、狂易（音羊）。生嵩山。（《御覽》卷九百九十頁8）

按：『生川谷』、『生嵩山』，《證類》作黑字《別錄》文。

閭茹　味辛，寒。生川谷。治蝕惡肉，敗瘡死肌，仍殺疥蟲，除大風，生代郡。（《御覽》卷九百九十一頁7）

按：『生川谷』、『生代郡』，《證類》作黑字《別錄》文。

鬼目　一名東方宿，一名連蟲陸，一名羊蹄。味苦，寒。生川澤。治頭禿、疥瘙、陰熱、無子。生陳留。（《御覽》卷九百九十五頁7，又卷九百九十八頁4）

按：『鬼目』，《證類》以『羊蹄』爲正名，以『鬼目』爲異名。『無子』，《證類》無此二字。『生川澤』、『生陳留』，《證類》作黑字《別錄》文。

鹿藿　味苦、平，無毒。主治蠱毒，女子腰腹痛，不樂，腸癰瘰癧瘍氣。生汶山山谷。（《御覽》卷九百九十四頁7）

按：『無毒』、『生汶山山谷』，《證類》作黑字《別錄》文。又本條全文書寫體例同《證類》。

石長生 一名丹沙草。味咸，微寒。生山谷。治寒熱惡瘡火熱，辟惡氣不祥鬼毒。生咸陽。（《御覽》卷九百九十一頁8）

按：『丹沙草』，《證類》作『丹草』，無『沙』字。

藎草 味苦。（《御覽》卷九百九十一頁9）

陸英 生熊耳山。（《御覽》卷九百九十一頁9）

按：『生熊耳山』，《證類》作黑字《別錄》文。

狼毒 《博物志》引《神農經》曰：『藥毒有五物，一曰狼毒，占斯解之。』（《御覽》卷九百九十頁5）

（校者案，粗檢《御覽》未見此條）

萹萹 一名萹竹。（《御覽》卷九百九十八頁4）

按：『萹萹』，《證類》作『萹蓄』。

商陸 一名夜呼。（《御覽》卷九百九十二頁8）

女青 一名雀翾，味辛，平。生山谷。治蠱毒，逐邪，殺鬼。生朱崖。（《御覽》卷九百九十三頁7）

按：『雀翾』，《證類》作『雀瓢』，又『生山谷』、『生朱崖』，《證類》作黑字《別錄》文。

茯苓 一名茯神。味甘，平。生山谷。治胸脅逆氣，憂患悸驚。生太山。（《御覽》卷九百八十九頁4）

按：『憂患』，《證類》作『憂恚』。又『生太山』，《證類》作黑字《別錄》文。

松脂 一名松膏，一名松肪。味苦。溫中，久服輕身延年。（《御覽》卷九百五十三頁6，《藝文類聚》卷八十八頁1512）

菌桂 晉劉逵注《蜀都賦》云：『《神農本草經》曰：「菌桂，出交趾，圓如竹，爲衆藥通使。」』

按：『出交趾，圓如竹』《證類》作黑字《別錄》文。又『爲衆藥通使』，《證類》作『爲諸藥先聘通使。』

漆葉　服之去三蟲，利五臟，輕身益氣，使人頭不白。（《三國志·華佗傳》中有漆葉青粘散）

蕤核　味甘，溫。生川谷。主治心腹邪結氣，明目，赤痛傷淚出，目腫眥爛，久服益氣輕身。生函谷。（《御覽》卷九百九十二頁8）

按：『目腫眥爛』、『生函谷』，《證類》作黑字《別錄》文。

辛夷　一名辛引，一名矦桃，一名房木。生漢中魏興涼州川谷中，其樹似杜仲，樹高一丈餘，子似冬桃而小。（《御覽》卷九百六十頁2）

按：『生漢中川谷』，《證類》作黑字《別錄》文。又『魏興涼州』、『其樹……而小』，《證類》無此文。

枸杞　一名杞根，一名地骨，一名地輔。服之堅筋骨，輕身耐老。（《御覽》卷九百九十頁8）

厚朴　味苦，溫。生山谷。治中風傷寒熱，血痹死肌，去蟲。生文山。（《御覽》卷九百八十九頁4）

按：『去蟲』，《證類》作『去三蟲』。『生文山』，《證類》作『生交趾』，並注爲《別錄》文。

豬苓　一名豭豬矢。味甘，平。生山谷。治痎瘧，解毒蠱注不祥，利水道，久服輕身，能不老。生衡山。（《御覽》卷九百八十九頁4）

按：『生山谷』、『生衡山』，《證類》作黑字《別錄》文。

枳實　味苦，寒。生川澤。治大風在皮膚中如麻豆苦癢，除寒熱結，止利，長肌肉，利五臟，益氣輕身。生河內。（《御覽》卷九百九十二頁4）

按：『生川澤』、『生河內』，《證類》作黑字《別錄》文。

山茱萸 一名蜀棗。味酸，平。生山谷。治心下邪氣寒熱，溫中，逐寒濕，去三蟲，久服輕身。生漢中。（《御覽》卷九百九十一頁4）

按：『生山谷』、『生漢中』，《證類》作黑字《別錄》文。

吳茱萸 一名藙。味辛，溫。生川谷。開腠理。根：去三蟲，久服輕身。生上谷。（《御覽》卷九百九十一頁4）

按：『去三蟲』，《證類》作『殺三蟲』。『生川谷』、『生上谷』，《證類》作黑字《別錄》文。

秦皮 味苦，微寒。生川谷。治風濕痹寒氣，除熱，目中青翳，久服頭不白輕身。生廬江。（《御覽》卷九百九十二頁3）

按：『生川谷』、『生廬江』，《證類》作黑字《別錄》文。

支子 一名木丹。葉兩頭尖，如樗蒲形，剝其子如璽而黃赤。（《藝文類聚》卷八十九頁1550。《御覽》卷九百五十九頁7）

按：『葉頭尖……而黃赤』，《證類》無此文。

合歡 味甘，平。生川谷。安五臟，和心氣，令人歡樂無憂，久服輕身明目。生益州。又云：合歡生豫州河內川谷，其樹似狗骨樹。（《御覽》卷九百六十頁4，《藝文類聚》卷八十九頁1547）

按：『生川谷』、『生益州』，《證類》作黑字《別錄》文。又『和心氣』，《藝文類聚》作『和心志』。『又云：合歡生豫州河內川谷，其樹似狗骨樹。』《證類》無此文。

萱草 一名忘憂，一名宜男，一名歧女。（《御覽》卷九百九十六頁3）

嵇康《養生論》曰：『萱草忘憂，合歡蠲忿』。（《御覽》卷九百六十頁4）

《博物志》引《神農經》曰：『上藥養性，謂合歡蠲忿，萱草忘憂。』（《御覽》卷九百九十六頁3）

衛矛　一名鬼箭。味苦，寒。生山谷。治女子崩中、下血、腹滿、汗出，除邪，殺鬼毒。生霍山。（《御覽》卷九百九十三頁4）

按：『生山谷』、『生霍山』，《證類》作黑字《别録》文。

紫威　一名芙華，一名陵苕。味咸，微寒，無毒。生川谷。治婦人産乳餘疾、崩中，癥瘕血閉寒熱，養胎。生西海。（《御覽》卷九百九十二頁7）

又《御覽》引《本草經》曰：『陵若，生下濕水中，七、八月華，華紫，似金紫草，可以染帛，煮沐頭髮即黑。』（《御覽》卷九百九十六頁3）

又樊光《爾雅注》云：『陵時，一名陵苕。』又《詩義疏》引《本草》曰：『陵苕，一名陵時，一名鼠毛，似王芻，生下濕水，七月、八月華，紫似今紫草，可以染帛，煮沐頭髮即黑，葉青如蘭而多華。』（《御覽》卷一千頁5）

按：『一名芙華，一名陵苕』、『生川谷』、『生西海』，《證類》作黑字《别録》文。又『陵若生下濕水……煮沐頭髮即黑』，《證類》無此文。

蕪荑　味辛，一名無姑，一名蕨蔣。去三蟲，化食，逐寸白，散腹中嗢嗢喘息。（《御覽》卷九百九十二頁3）

按：『逐寸白，散腹中嗢嗢喘息』，《證類》作黑字《别録》文。『腹』《證類》作『腸』。

桑根　旁行出土上者，名伏蛇，治心痛。（《藝文類聚》卷八十八頁1522，《御覽》卷九百五十五頁7）

又桑根白皮，是今桑樹根上白皮。常以四月采，或采無時，出見地上，名馬領，勿取，毒殺人。（《御覽》卷九百五十五頁7，《事類賦》卷二十五）

按：《證類》卷十三桑根白皮條無此文。

黄環　一名凌泉，一名大就。味苦。生山谷。主治蠱毒、鬼魅邪氣，欬逆寒熱。生蜀郡。（《御覽》卷九百九十三頁6）

按：『生蜀郡』，《證類》作黑字《別録》文。

巴豆　一名巴菽。味辛，温。生川谷。主治温瘧傷寒熱，破癖瘕結堅，通六腑，去惡肉，除鬼毒邪注，殺蟲。生巴蜀郡。（《御覽》卷九百九十三頁2）

又《博物志》引《神農經》曰：『藥毒有五物，……二曰巴豆，藿汁解之。』

按：『生川谷』、『生巴蜀郡』，《證類》作黑字《別録》文。

蜀椒　久服之，頭不白，令寒者熱，熱者輕，輕者重。出武都，赤色者。（《藝文類聚》卷八十九頁1535）

按：『令寒者熱，熱者輕，輕者重』、『赤色者』，《證類》無此文。又『出武都』，《證類》作『生武都』，並注爲《別録》文。

莽草　味辛，温。生山谷。治風頭癰乳，疝瘕結氣，疥瘙疽瘡。生還谷。（《御覽》卷九百九十三頁2）

按：『生山谷』，《證類》作『生上谷』，並注爲《別録》文。『疽瘡』，《證類》作『殺蟲魚』。又『生還谷』，《證類》無此文。

郁核　一名爵李。（《御覽》卷九百九十三頁3）

雷公丸　一名雷矢。味苦，寒。生山谷。（《御覽》卷九百九十頁3）

按：『一名雷矢』，《證類》作黑字《別録》文。

柳華　一名柳絮。（《藝文類聚》卷八十九頁1532。《御覽》卷九百五十七頁4）

龍骨　味甘，平。生山谷。治心腹鬼疰。生晉地。（《御覽》卷九百八十八頁7）

按：『生山谷』、『生晉地』，《證類》作黑字《別錄》文。

牛黃　味苦。生隴西平澤，特牛膽中。治驚寒熱。生晉地。（《御覽》卷九百八十八頁7）

按：『生隴西平澤，特牛膽中』，《證類》無此文。又『生晉地』，《證類》作黑字《別錄》文。

麝香　味辛。辟惡，殺鬼精。生中臺山也。（《御覽》卷九百八十一頁5）

按：『生中臺山也』，《證類》作黑字《別錄》文。

熊脂　一名熊白。味甘，微溫，無毒。主風痹。（《御覽》卷九百零八頁1，《藝文類聚》卷九十五頁1646）

按：『主風痹』，《藝文類聚》卷九十五引《本草經》作『止風痹』。

膠　一名鹿角膠。味甘，平。治傷中，勞絕，腰痛羸瘦，補中益氣，婦人無子。（《御覽》卷七百六十六頁2）

按：『膠』，《證類》作『白膠』。

犀牛角　味咸。治百毒。（《御覽》卷九百八十八頁8）

按：『犀牛角』，《證類》作『犀角』。

靈羊角　安心氣，不魘。（《御覽》卷九百八十八頁8）

按：『靈』，《證類》作『羚』。

鹿茸　強志不老。（《御覽》卷九百八十八頁8）

麋脂　近陰，令人陰痿。（《御覽》卷九百八十八頁8）

按：『近陰，令人陰痿』，《證類》作『近陰令痿』，並注爲《別錄》文。

鸛骨　味甘，無毒。治鬼蠱諸疰，五尸心腹疾。（《御覽》卷九百二十五頁8）

按：鸛骨條，《證類》卷十九作黑字《別錄》文。

丹雞　一名載丹。（《御覽》卷九百一十八頁7）《神農本草經》曰雞卵可作琥珀，其法：『取雞卵殺黃白渾雜者熟煮，及尚軟隨意刻作物，以苦酒漬數宿，既堅，内着杓中，佳者亂真矣。此世所常用，作無不成。』（《御覽》卷八百零八頁2。晉張華《博物志》引文同此）

按：『一名載丹』、『雞卵……作無不成』，《證類》無此文。

雁肪　一名鶩肪。味甘，平。生池澤，治風緊拘急，偏枯，氣不通，久服長髮，益氣不飢，不老輕身。生南海。（《御覽》卷九百八十八頁8）

按：『長髮』，《證類》作『長毛髮』，並注爲《別錄》文。又『生池澤』、『生南海』，《證類》作黑字《別錄》文。

鳶　辟不詳，生淮南。（《御覽》卷九百八十八頁9）又《博物志》引《神農經》曰：『藥物有大毒，不可入口、鼻、耳、目者，入即殺人，……二曰鴟，狀如雌雞，生山中。』

按：《證類本草》卷十九云：『鴟頭，味咸，平，無毒。主頭風眩顛倒癇疾。』並作黑字《別錄》文。又陶弘景注云：『鴟，一名鳶。』又『辟不詳，生淮南』，《證類》無此文。

鴆　生南郡，大毒，入五臟爛殺人。（《御覽》卷九百二十七頁8）

鴆羽：《博物志》引《神農經》曰：『藥物有大毒，不可入口、鼻、耳、目者，入即殺人，……五曰鴆羽，如雀，墨頭，赤喙。』

按：《證類本草》卷三十有名無用類云：『鴆鳥毛，有大毒，入五臟爛殺人，其口主殺蝮蛇毒。一名鴆日，生南海。』並作黑字《別錄》文。非《本經》文。

石蜜　一名石飴。味甘，平。生山谷。治心邪，安五臟，益氣，補中，止痛，解毒。久服輕身不老。生武都。（《御覽》卷九百八十八頁5，卷八百五十七頁2）

按：『生山谷』，『生武都』，《證類》作黑字《別錄》文。

食蜜　益氣，補內，解毒，除煩，主定氣，養脾。（《北堂書鈔》卷一百四十七頁3）

海蛤　味苦，平。生池澤。治欬逆上氣喘煩，胸痛寒熱。（《御覽》卷九百八十八頁7～8）

按：『生池澤』，《證類》作黑字《別錄》文。

文蛤　表有文。味咸，無毒。主除陰蝕惡創五痔，大孔盡血。生東海。（《御覽》卷九百四十二頁2，又卷九百八十八頁8）

文蛤，表有文。（《藝文類聚》卷九十七頁1676）

按：『表有文，味咸無毒』、『大孔盡血，生東海』，《證類》作黑字《別錄》文。

石決明　味酸。理目珠精。（《御覽》卷九百八十八頁6）

按：『理目珠精』，《證類》無此文。

蜚廉　味咸。治血瘀，逐下血，破積聚喉痹。生晉地山澤中，二月采之。（《御覽》卷九百四十九頁8）

按：『生晉地山澤中，二月采之，』《證類》作黑字《別錄》文。

蠐螬　一名蟦齊。主治血痹。（《御覽》卷九百四十八頁6）

按：『主治血痹』，《證類》作『主惡血血瘀痹氣』。

水蛭　一名至掌。味咸。治惡血瘀結月閉，破凝積，利水道。（《御覽》卷九百五十頁6）

按：『瘀結』、『破凝積』，《證類》作『瘀血』、『破血瘕積聚』。

烏賊魚骨　治寒熱驚氣。（《藝文類聚》卷九十七頁1676）

崔豹《古今注》卷中云：『烏賊魚，一名河伯度事小吏。』注云：『《本草》作由事小吏。』

按：《證類》卷二十一烏賊魚條無此文。

蟹　味咸。治胸中邪氣熱結痛。（《御覽》卷九百四十二頁8）

沙虱　一名石蠶。（《御覽》卷九百五十頁8）

按：《證類》以『石蠶』爲正名，以『沙虱』爲異名。

馬陸　一名百足。（《御覽》卷九百四十八頁5）

螢　一名夜光，一名即照，一名熠耀。（《御覽》卷九百四十五頁7）

按：『螢』，《證類》作『螢火』。又『一名即照，一名熠耀』，《證類》作黑字《別錄》文。

白魚　一名衣魚，治婦人疝瘕，小便不利，小兒頭中風，項僵，皆宜摩之。生咸陽。（《御覽》卷九百四十六頁4）

按：《證類》以『衣魚』爲正名，以『白魚』爲異名。又『皆宜』，《證類》作『皆起』。又『生咸陽』，《證類》作黑字《別錄》文。

蟉蛄　一名天螻，一名螀，主產難，出刺在肉中，潰癰腫，下哽咽，解毒，愈惡瘡。（《御覽》卷九百四十八頁6）。陸機云：『《本草》又謂螻蛄爲石鼠，亦五技。』

按：『出刺在肉中』，《證類》作『出肉中刺』。又陸璣《毛詩草木疏》云：『《本草》又謂螻蛄爲石鼠，亦五技。』今《本草》螻蛄條無此文。

斑貓　一名龍尾。味寒。生河東川谷。（《御覽》卷九百五十一頁8）

又《博物志》引《神農經》曰：『藥毒有五物，……五曰斑茅，戎鹽解之。』

按：『生河東川谷』，《證類》作黑字《別錄》文。

地膽 元青，春食芫華，故云元青，秋爲地膽。地膽黑，頭赤。味辛，有毒，主蠱毒風注，秋食葛華，故名之爲葛上亭長。（《御覽》卷九百五十一頁8）

按：『元青……葛上亭長』，《證類》無此文。

馬刀 一曰名蛤。（《藝文類聚》卷九十七頁1676）

又馬刀，味辛，微寒。生池澤。補中，治漏下赤白，留寒熱，破石淋，殺禽獸賊鼠。生江海。（《御覽》卷九百九十三頁7）

按：『生江海』，《證類》作『生江湖池澤及東海』，並注爲《別錄》文。

貝子 一名貝齒。生東海。（《藝文類聚》卷八十四頁1439，《御覽》卷八百零七頁8）

按：『生東海』，《證類》作黑字《別錄》文。

蒲萄 生五原、隴西、敦煌。益氣強志，令人肥健，延年輕身。（《藝文類聚》卷八十七頁1494，《御覽》卷九百七十二頁3）

按：『生五原、隴西、敦煌』，《證類》作黑字《別錄》文。

雞頭 一名雁實。生雷澤。（《御覽》卷九百七十五頁5）

又《齊民要術》卷十引《本草經》曰：『雞頭，一名雁喙。』

按：『一名雁實』、『一名雁喙』，《證類》作『一名雁喙實』。又『生雷澤』，《證類》作黑字《別錄》文。

梅核 能益氣不飢。（《藝文類聚》卷八十六頁1472）

按：『梅核』，《證類》作『梅實』。『能益氣不飢』，《證類》無此文。

大棗 九月采，日乾。補中益氣，久服神仙。（《御覽》卷九百六十五頁5）

按：『九月采，日乾』，《證類》作『八月采，暴乾』，並注爲《別錄》文。又『補中益氣，久服神仙』，《證類》作黑字《別錄》文。

梟桃 在樹不落，殺百鬼。（《藝文類聚》卷八十六頁1467，《御覽》卷九百六十七頁7，《齊民要術》卷四頁70）

按：『在樹不落』，《證類》作『著樹不落』，並注爲《別錄》文。

椋 味苦，令人臆脹，病人不可多食。（《御覽》卷九百七十頁7）

按：『椋』，《證類》作《別錄》藥。『臆脹，病人不可多食』，《證類》作『臚脹，病人尤甚』，並注爲《別錄》文。

水芝 《本草經》曰：『水芝者，是白瓜、甘瓜也。』（《藝文類聚》卷八十七頁1503）

按：《證類》卷二十七，以『白瓜子』爲正名。以『水芝』爲異名，又『甘瓜』，《證類》無。

葵菜 《神農經》云：味甘，寒。久食利骨氣。（《醫心方》卷三十頁706）

芥葅 一名水蘇。（《御覽》卷九百七十七頁7）

按：《證類》以『水蘇』爲正名，以『芥葅』爲異名，並注『水蘇』爲《本經》文，『芥葅』爲《別錄》文。

胡麻 一名巨勝。味甘平。生川澤。治傷中虛羸，補五臟，益氣，久服輕身不老。生上黨。（《御覽》卷九百八十九頁6）

按：『生川澤』、『生上黨』，《證類》作黑字《別錄》文。

青蘘《齊民要術》卷二引《本草經》曰：『青蘘，一名巨勝，一名鴻藏。』（《齊民要術》卷二頁33）

按：『一名鴻藏』，《證類本草》作黑字《別録》文。

麻蕡　一名麻勃，味辛，平。生川谷。治七傷，利五臟，下血氣。多食令人見鬼狂走，久服輕身通神明。（《御覽》卷九百九十五頁2）

按：『生川谷』，《證類》作黑字《別録》文。

麻子　味甘，無毒。主補中益氣，令人肥健。（《御覽》卷八百四十一頁8）

又麻子，補中益氣，久服肥健不老。生太山。（《御覽》卷九百九十五頁2）

又《養生要集》曰：『麻子，味甘，無毒。主補中益氣，服之令人肥健。麻子，一名蕡，一名麻勃。』（《御覽》卷八百四十一頁8）

按：『生太山』、『無毒』，《證類》作黑字《別録》文。

大豆黃卷　味甘，平。生平澤。治濕痹、筋攣、膝痛。生大豆，張騫使外國，得胡麻、胡豆，或曰戎菽，塗癰腫。煮汁飲之，殺鬼毒，止痛。（《御覽》卷八百四十一頁6；《齊民要術》卷二頁21大豆條）

又《博物志》引《本草經》曰：『藥毒有五物，……四曰天雄、烏頭，大豆解之。』

按：『生平澤』，《證類》作黑字《別録》文。又：『張騫使外國，得胡麻、胡豆，或曰戎菽』，《證類》無此文。但《齊民要術》卷二頁21大豆條注云：『《本草經》曰：「張騫使外國，得胡豆。」』是『胡豆』似爲『大豆』的別名。

赤小豆　下水，排癰腫血。生太山。（《御覽》卷八百四十一頁6）

按：『生太山』，《證類》無此文。

腐婢　小豆花也。（《御覽》卷九百九十三頁3）

按：『小豆花也』，《證類》作黑字《別録》文。

神護草　《御覽》引《神農本草》曰：『常山有草，名神護，置之門上，每夜叱人。』（《御覽》卷三十九頁8，《初學記》卷五）

按：《證類本草》卷三十有名未用類云：『神護草，可使獨守，叱咄人，寇盜不敢入門，生常山北，八月采。』作黑字《別録》文。

占斯　《御覽》引《本草經》曰：『占斯，一名虞及，味苦。』（《御覽》卷九百九十一頁5）

又《博物志》引《神農經》曰：『藥毒有五物，一曰狼毒，占斯解之。』

按：『占斯』，《證類》卷三十有名未用類作黑字《別録》藥。

盧精　《御覽》引《本草經》曰：『盧精，治蠱毒。味辛，平。生益州。』（《御覽》卷九百九十一頁9）

按：『盧精』《本草綱目》卷二十一草部對『盧精』注爲《別録》藥。森本《考異》云：『膚青，《御覽》作「盧精」。』又《黄本》注云：『膚青，按《御覽》引作「盧精」。』而《綱目》視『盧精』爲植物，列在草部。森本、黄本視『盧精』爲礦物，作爲『膚青』異名。

勃莿　《太平御覽》引《本草經》曰：『勃莿，一名石芸。』（《御覽》卷九百九十三頁7）

按：《證類》卷三十有名未用類『石芸』條末引掌禹錫等謹按《爾雅》注云：『莿，勃莿。郭注云：「一名石芸。」』據此，則『勃莿』應是《別録》藥。而《御覽》所引的《本草經》恐系一般綜合性《本草》的泛稱。（校者案，《御覽》卷九百九十三『石芸』條下引《爾雅》并郭璞注，并未出現『本草經』三字。）

木蜜　《御覽》引《本草經》曰：『木蜜，一名蜜香，味辛，溫。』（《御覽》卷九百八十二頁4）

按：木蜜，唐·陳藏器《本草拾遺》蜜香條云：『蜜香，味辛，溫，……樹如椿。按《法華經》注云：「木蜜，香蜜也，樹形似槐而香。」』《本草綱目》卷三十四蜜香條，謂木蜜爲蜜香的別名。若《太平御覽》所云木蜜即蜜香，則《御覽》所引的《本草經》，即不是古代真正的《神農本草經》，而是一般綜合性《本草》的泛稱。

芋　土芝，八月采。（《藝文類聚》卷八十七頁1494，《御覽》卷九百七十五頁3）

按：芋，《證類》作黑字《別錄》藥。又『八月采』，《證類》無此文。

玳瑁　《太平御覽》引《本草經》云：『玳瑁，解毒，兼云辟邪。』（《御覽》卷九百四十三頁7）

按：玳瑁亦作瑇瑁。漢饒歌《有所思曲》云：『雙珠瑇瑁簪。』唐代沈佺期詩云：『盧家少婦鬱金堂，海燕雙棲玳瑁梁。』瑇瑁入藥，最早見錄於唐·陳藏器《本草拾遺》，《開寶本草》正式作正品藥收入書中。（見《證類本草》卷二十頁415）據此，『玳瑁』並非《神農本草經》藥物。則《御覽》所引的《本草經》恐指一般綜合性《本草》而言。

白粱米　《初學記》引《本草經》曰：『白粱，味甘，微寒，無毒。主除熱益氣。有襄陽竹根者最佳。』（《初學記》卷二十七）

按：『白粱米』，《證類》卷十五作黑字《別錄》藥。『白粱米，味甘，微寒，無毒。主除熱益氣』，《證類》作黑字《別錄》文。

又『有襄陽竹根者最佳』，是屬陶弘景的注文。據此，則《初學記》所引《本草經》，恐系一般綜合性《本草》的泛稱。

陰命　《博物志》引《本草經》曰：『藥物有大毒，不可入口、鼻、耳、目者，入即殺人，……三

曰陰命，赤色著木，懸其子，生海中。』（《御覽》卷九百九十頁5）（校者案，粗檢《御覽》未見此條）

按：《證類本草》引陳藏器云：『蔭命，鉤吻注，陶云：有一物名陰命，赤色，著木，懸其子，生海中，有毒。又云：海薑，生海中，赤色，狀如龍芮，亦大毒，應是此物，今無的識之者。』

內童 《博物志》引《神農經》曰：『藥物有大毒，不可入口、鼻、耳、目者，入即殺人，……四曰內童，狀如鵝，亦生海中。』（《御覽》卷九百九十頁5）（校者案，粗檢《御覽》未見此條）

按：《證類本草》無此文。

鴗蟜 《博物志》引《神農經》曰：『藥物有大毒，不可入口、鼻、耳、目者，入即殺人，……六曰鴗蟜。生海中。雄曰蟜，雌曰鴗也。』

按：《證類本草》無此文。

苴蓴 漢·王逸注《離騷·大招》云：『苴蓴，音博，蘘荷也，見《本草》。』（《本草綱目》卷十五）

按：蘘荷，《證類本草》作《別錄》藥。但蘘荷文獻記載很早。《周禮》庶氏以嘉草除蠱毒，宗懍以謂嘉草即蘘荷是也。西漢黄門令史游作《急就篇》，已有蘘荷記載云：『蘘荷冬日藏。』王逸注《離騷》云見《本草》。李時珍謂：『今《本草》無之，則脫漏亦多矣。』又日本鈴木素行亦云：『今本王注《楚辭》不載此注，蓋亦脫漏也。』

尚志鈞校注
二〇〇七年五月

附錄三　陶弘景整理《本草經》藥物目錄考訂

内容提要： 本文揭示《唐本草》在編纂時，把陶弘景所並條的錫銅鏡鼻、文蛤、蕹、赤小豆四條分出，使《唐本草》中的《本經》藥由三百六十五種增加爲三百六十九種。後又把陶弘景分條的麻子歸併到麻蕡條中，又誤升麻爲《别錄》藥，使三百六十九減少兩種，就成三百六十七種。《證類本草》沿襲《唐本草》舊例，其白字《本經》藥總數亦是三百六十七種。又由於三品位置移動，所以《證類本草》白字《本經》藥三品位置皆不符上品一百二十種，中品一百二十種，下品一百二十五種的陶弘景整理體例。本文以《本經》三品定義，對照《本經》各藥條文内容，重新確定各藥三品位置，擬定一個《本經》目錄。

《神農本草經》（以下簡稱《本經》）是我國最早的一部藥物學專著。原書久佚。它的内容，通過《本草經集注》、《唐本草》、《開寶本草》、《嘉祐本草》，保存在《證類本草》中。《證類本草》白字即現存《本經》的經文。明清國内外學者所輯的幾種《本經》，其條文皆取之於《證類本草》白字《本經》文。

各家輯本所用的《本經》目錄，有三種情況，一是用《證類本草》白字藥物次序爲目錄，如孫星衍等輯本即是。二是用《本草綱目》卷二所載的《本經》目錄，如盧復、顧觀光等輯本即是。三是用《唐本草》所載《本經》藥物目次，如日本森立之輯本即是。

這三種目録都存在一些問題。或藥物總數不符合三百六十五種數字，或符合三百六十五種總數，但涉及某些具體藥物則不相同，或上、中、下三品數字不同，或上、中、下三品藥物位置不同。所以討論《本經》目録，就牽涉到《本經》藥數，現行各種輯本藥物三品分類現狀，如何用《本經》上、中、下三品定義來衡量《本經》藥三品位置，以及如何釐定《本經》藥物目録等問題。現在把這幾個問題分别討論如下：

一、《本經》藥物總數的討論

《證類本草》卷一白字序文云：『上藥一百二十種，……中藥一百二十種，……下藥一百二十五種。』合共三百六十五種。但統計全書白字藥名是三百六十七種。《證類本草》所載《唐本草》注，亦説是三百六十七種。爲什麼會多出二種呢？這要從《本草經集注》説起。

陶弘景作《本草經集注》時，所選三百六十五種藥名，其中有四個藥名，是由兩個藥合併組成的。例如：《證類本草》卷五錫銅鏡鼻條，陶注（即陶隱居注。下同）云：『此藥與胡粉（粉錫）異類，而今共條。』同書卷二十五赤小豆條，陶注云：『大、小豆共條，猶如葱、薤義也。』同書卷二十八薤條，陶注云：『葱、薤異物，而今共條。』同書卷二十文蛤條，陶注云：『此既異類而同條，若别之，則數多，今以爲附見，而在副品限也。凡有四物如此。』從陶注可以看出，陶弘景作《本草經集注》時，所選用的三百六十五種《本經》藥，其中赤小豆、文蛤、錫銅鏡鼻、薤，分别並在其他藥中的。到唐代蘇敬作《唐本草》時，把其中歸併的藥又分開。

如《證類本草》卷二十五赤小豆條，《本草圖經》曰：『赤小豆舊與大豆同條，蘇恭（即蘇敬）分之。』文中『舊』之，即指《本草經集注》言。《本草經集注》是大、小豆共條的。蘇敬修《唐本草》時，把赤小豆從大豆條中分出。

查卷子本《新修本草》卷十九，大豆和赤小豆是分立爲兩條的。同書卷五，粉錫和錫銅鏡鼻亦分立爲兩條。同書卷十八，葱實、薤亦分立爲兩條。並在薤條下注云：『謹按：薤乃是韭類，葉不似葱，今云同類，不識所以然，……今別顯條於此。』從《唐本草》注可知，薤條是從《本草經集注》葱實條中分出的。

又《醫心方》載有《唐本草》卷十六蟲魚類目録。其中海蛤、文蛤亦是分立爲二條。由此可見，陶弘景所歸併的藥，到《唐本草》時，蘇敬均分開了。當赤小豆、錫銅鏡鼻、文蛤、薤被分條後，皆獨立成條，這樣，就使《本經》藥物總數在《唐本草》書中變多了，由三百六十五種加上四種，即成三百六十九種。

前面《唐本草》注講過，《唐本草》收載《本經》藥數是三百六十七種。這比三百六十九種要少兩種。爲什麽會少兩種呢？因爲《唐本草》對另一些藥進行合併的結果。

例如卷子本《新修本草》卷十九麻蕡條，《唐本草》注云：『蕡即麻子，非花也，陶以爲花，重出子條，誤矣。』《唐本草》注所云：重出子條，就意味著麻子在陶氏《本草經集注》中，是單獨立爲一條的。因爲麻子和麻蕡在古代本草中是各自單獨爲一條的。《太平御覽》卷九百九十五引《吳普本草》既有麻子條，又有麻蕡條。又如《證類本草》卷一諸病主治藥，在髮秃落和虛勞兩病名下，均有『麻子』藥名。説明麻子在古代是單獨作一味藥來用的。蘇敬認爲麻子和麻蕡是同物異名，所以蘇敬作《唐本草》時，把麻子併入麻蕡條中，使原來兩條就變成一條了。

另外一種情況，即《本經》、《別錄》標記有誤。《唐本草》對《本經》藥標以朱字，對《別錄》藥標以墨字。由於傳抄的錯誤，朱墨標記也會發生舛錯。所以《開寶重定序》云：『朱字墨字，無本得同。』宋代《本草》，用白字標記《本經》，用墨字標記《別錄》。人民衛生出版社影印《政和本草》卷三曾青條即無白字標記。商條印書館影印《政和本草》卷六菖蒲、龍膽、白英，卷十六麝香，卷十七鹿茸，卷三十姑活等條，均無白字標記。由此可見《本經》藥，亦可因標記混亂或脫漏，而誤爲《別錄》藥。

例如升麻，就因爲標記的錯誤，使升麻難以確定是《本經》藥，還是《別錄》藥。《太平御覽》、《本草綱目》、孫星衍輯《本草經》、森立之輯《本草經》、葉天士《本草經解》均視升麻爲《本經》藥。《本草綱目》所載《本草經》目錄，盧復輯《本草經》、顧觀光輯《本草經》皆不收升麻爲《本經》藥。《證類本草》升麻條無白字標記，但是同書卷一諸病主治藥口瘡病名下，有『升麻』，又作白字《本經》藥。

由於《唐本草》把麻子併入麻蕡中，同時因《本經》標記發生舛錯，使升麻變成非《本經》藥。這樣就會使《唐本草》書中所載《本經》藥少兩個。使《本經》藥物總數由三百六十九種（其中有四味藥被分條）變成三百六十七種。

宋代《開寶本草》、《嘉祐本草》、《證類本草》都是在《唐本草》基礎上發展的，所以宋人《本草》有關《本經》藥標記，都承襲《唐本草》標記，今日《證類本草》所載《本經》藥，經統計也是三百六十七種。在這三百六十七種內，其中錫銅鏡鼻、文蛤、薤、赤小豆皆分別獨立成條。如果把錫銅鏡鼻附在粉錫條內，文蛤附在海蛤條內，薤附在葱實條內，赤小豆附在大豆黃卷條內，其總數即變成三百六十三種。再把《證類本草》卷二十四麻蕡條内的麻子拆出，又確認升麻爲《本經》藥。則《本經》藥物總數，即由三百六十三種加上升麻和麻子兩條，就變成三百六十五種。

《神農本草經》藥物總數確定後，我們再來研究《神農本草經》藥物三品的位置。

二、《本經》藥物三品分類的現狀

關於《本經》藥物三品分類，可以從《本草經集注序録》中七情畏惡藥物，和《唐本草目録》及《證類本草》藥物三品分類來考察之。

《本草經集注》僅有敦煌石室出土的序録殘卷，其中，有七情畏惡藥物群（簡稱『七情藥』）（1955年群聯出版社影印，見該影印本81～90頁）。這個『七情藥』和《醫心方》21～24頁、《千金方》5～9頁所録『七情藥』大體相同。

《唐本草目録》載於《本草和名》、《醫心方》及《千金翼方》中。

《證類本草》可以《大觀本草》、《政和本草》爲代表。

《唐本草目録》和《證類本草》藥物三品類别大體是相近的，與『七情藥』三品類别不同。

例如水銀、石龍芮、秦椒，『七情藥』列在上品，《唐本草》、《證類本草》列在中品。石鐘乳、防風、黄連、沙參、丹參、決明子、桑螵蛸、海蛤、龜甲、蘗木、五味子、芎藭、續斷、黄芪、杜若、薇銜，『七情藥』列在中品，《唐本草》、《證類本草》列在上品。巴戟天、飛廉、五加，『七情藥』列在下品，《唐本草》、《證類本草》列在上品。桔梗，『七情藥』列在中品，《唐本草》、《證類本草》列在下品，款冬花、牡丹、防己、女菀、澤蘭、地榆，『七情藥』列在下品，《唐本草》、《證類本草》列在中品。

按《本草經集注》中『七情藥』藥物，是現存最早的三品分類，其次是《唐本草》，再次是《證類本草》。從上列舉藥物舉三品的差異，可以看出《唐本草》和《證類本草》是一致的。《本草集注》的『七情藥』三品分類與它們不同。這種不同的原因，有些可能出於傳抄的舛錯，有些可能出於對三品看法有所不同。

例如水銀，古代人認爲它能煉丹，可以久服成仙，故列爲上品。黄芪、續斷並不能久服成仙，衹有補虚羸，故列入中品。巴戟天、飛廉衹能治愈疾病，故列入下品。但後人發現水銀有毒，並不能多服久服，故改入中品。黄芪、續斷、巴戟天無毒，能多服久服，故移入上品。由於人們對藥物的作用和毒性認識不同，因此對藥物三品分類也就産生了差異。這就是《唐本草》對前代本草三品分類更改原因之一。

由於《唐本草》對前代藥物三品分類作了變動，而《證類本草》是沿襲《唐本草》之舊，所以《證類本草》藥物三品分類和『七情藥』也就有所不同了。

《證類本草》藥物三品分類，雖然是沿襲《唐本草》之舊，但也不完全相同。例如燕矢，《唐本草》列在下品，而《證類本草》改在中品。又如水蛭，《唐本草》列在中品，而《證類本草》列在下品。

宋代以後，由於《本草經集注》和《唐本草》失傳，人們所能見到的是《證類本草》，故宋代以後諸家本草摘録《本經》資料，皆從《證類本草》白字而來的。

又由於《證類本草》版本很多，各種不同版本《證類本草》也互有出入。因此各個醫家所據《證類本草》版本不同，抄錄《本經》資料也不盡相同。加以傳抄翻刻的舛錯和各個醫家主觀意見的摻雜，使《本經》藥物三品分類就越來越混亂。

例如《本草綱目》、《本草品彙精要》，明清以來諸家所輯的《神農本草經》，皆是摘錄《證類本草》白字而成的。試比較這些書中三品分類，幾乎很少是完全相同的。

這裏值得提的是，《本草綱目》卷二記載一個『神農本草經目錄』，在這個目錄中，藥物三品分類變動更多，它和《本草綱目》全書中《本經》藥物三品分類亦大不相同。

茲以孫本、森本、顧本三書爲例，將各書藥物三品分類不同者，比較如下：

甲　石膽、白青、扁青、柴胡、芎藭、茜根、白兔藿、蓍實、木蘭、髮髲、牛黄、丹雄雞、雁肪、蠡魚、鯉魚膽，孫本、森本列在上品，顧本列在中品。

乙　瓜蒂，孫本、森本列在上品，顧本列在下品。

丙　殷孽、孔公孽、鐵、鐵精、鐵落、松蘿、蝟皮、蟹、樗雞、蛞蝓、木虻、蜚虻、蜚蠊、䗪蟲、大豆黄卷等藥物，孫本、森本列在中品，顧本列在下品。

丁　桃核、杏核、豚卵、水靳、麋脂等藥物，孫本、森本列在下品，顧本列在中品。

戊　薇銜、蘗木、海蛤、文蛤，孫本列在上品，森本、顧本列在中品。

己　燕矢、天鼠矢，孫本列在中品，森本、顧本列在下品。

庚　五加，孫本列在上品，顧本列在中品，森本列在下品。

又如《綱目》、《品彙》、孫本、黄本、王本原與《證類本草》白字分類相近，但是他們之間對於《本經》藥物三品分類也略有差異。茲列表如下：

	《證類》	《品彙》	《綱目》	孫本
石鐘乳	上	中	上	上
龍膽	上	上	中	上
白膠	上	中	中	上
白芷	中	中	上	中
龍眼	中	下	中	中
白馬莖	中	上	中	中
牛角䚡	中	上	中	中
麋脂	下	中	下	下
鹵鹹	下	中	下	下
石灰	下	下	中	下
皂莢	下	下	中	下
伏翼	中	中	上	中

總之，按現存諸家本草，凡錄有《本經》藥物三品類別者，大致可分爲以下四類：

其一，《本草經集注》序錄中『七情藥』類：包括《醫心方》、《千金方》所載的『七情藥』。

其二，《唐本草》類：包括《醫心方》所載『唐本草目錄』，《千金翼方》所錄《唐本草》藥物，森立之輯《神農本草經》、狩穀望之志輯《神農本草經》，它們的三品分類，大體同《唐本草》。

其三，《證類本草》類：包括《本草綱目》、《本草品彙精要》、孫星衍輯本、黃奭輯本、王闓運輯本，這些書中藥物三品分類，大體同《證類本草》。

其四，《本草綱目》卷二所載『本草經目錄』類：包括盧復輯本、顧觀光輯本、姜國伊輯本。這些輯本藥物三品分類，基本上同《本草綱目》卷二所載的『本草經目錄』。

在這四類中，第一類是比較原始的分類，第二、三類已有所變動，以第四類變動最大。換句話說，《本經》藥物三品分類，隨着歷代傳抄次數的增多，使得三品分類越到後來就越混亂。蓋陶弘景《本草經集注》以後，諸家本草采集前人的書，多少都帶一些主觀的看法，加以删改。而且在唐代以前，書的流傳又是靠手工抄寫的，各人抄時所據的本子又不盡相同，加以歷代傳寫翻刻的脱誤等，很難保持原來的面目。因此各家所引據《本經》資料，在藥物三品分類上，當然就會產生混亂的現象。

本文所用的三品分類，主要是以《本草經集注》所載『七情藥』爲主，如『七情藥』中所缺，則依『唐本草目錄』次序補之，並參考《證類本草》白字序文上、中、下三品定義擬訂之。

例如：地榆、黃芪，《證類本草》列在上品，水銀、秦椒、女菀列在中品，桔梗列在下品，本書根據『七情藥』三品分類，將水銀、秦椒列在上品，黃芪、桔梗列在中品，地榆、女菀列在下品。

又如《唐本草》退的姑活、別羈、淮木、屈草、翹根、石下長卿，和《開寶本草》退的彼子，在《證類本草》中列在卷末有名無見類，沒有注明三品類別。孫本、顧本、森本對此等藥所標注的品類，各不相同。

茲將其三書品類比較如下：

	姑活	別羈	淮木	屈草	翹根	石下長卿	彼子
森本	下	下	下	下	下	下	下
顧本	下	下	下	下	中	下	中
孫本	上	上	上	上	中		下

森本對上述七味藥全作下品，孫本缺石下長卿，將翹根列爲中品，彼子列爲下品，其餘皆爲上品。

孫、顧、森三家對上述七味藥所訂的品屬，似無標準，很可能各隨自己主觀意志來訂的。本文根據《證類本草》白字序文上、中、下三品的定義，認爲：姑活、屈草、翹根三藥條文中均有『久服輕身益氣耐老』等語，符合序文上品定義，應列爲上品。別羈、石下長卿、彼子條文中有『治寒熱邪氣愈疾』

列入中品。

等語，符合序文下品定義，應列入下品。淮木條中有『治傷中虛羸』等語，符合序文中中品定義，應

三、對照《本經》序文三品定義來確定《本經》藥物三品位置

《本經》云：『上品一百二十種，中品一百二十種，下品一百二十五種。』

但《證類本草》目録白字《本經》藥，經統計，上品是一百四十一種，多二十一種；中品一百一十三種，少七種；下品一百零五種，少二十種。

爲什麼會有多有少呢？就是因爲三品位置被移動的緣故，使《本經》藥物三品數字不符。爲着使《本經》藥物三品數字符合，對《證類本草》白字本經藥三品位置，必須重新研究。研究的方法，就是用《證類本草》白字序文上、中、下三品定義，對《證類本草》白字《本經》條文，進行考察。凡藥物白字條文中有『久服輕身益氣，不老延年』等語，即歸屬上品；凡藥物白字條文中有『補虛羸』等語，即歸屬中品；凡藥物白字條文中有『除寒熱，破積聚』等語，即歸屬下品。

查《證類本草》白字條文《本經》藥，其三品位置，絕大部分是符合三品定義的，但也有些藥物，其白字條文對照定義，不符合所在品類的位置。兹將不符合三品定義的藥物，討論如下：

（一）不符合上品定義的藥

1 在《唐本草》、《證類本草》所言上品藥中，凡條文無『久服輕身益氣，延年不老』，僅有『補虛』的含義，即移入中品。兹將此等藥列舉如下（藥名後頁次指1957年人衛版影印《政和本草》的頁次）：

石鐘乳（83頁）：有『益精』，符合中品定義，應入中品。
巴戟天（165頁）：有『補中益氣』，應入中品。
黄連（175頁）：有『久服令人不忘』，應入中品。
五味子（185頁）：有『主羸瘦，補不足』應入中品。
芎藭（174頁）：無『久服輕身益氣，延年不老』，不能列在上品，應入中品。
丹參（183頁）：有『益氣』，應入中品。（按：丹參，古人不認識其有補血之功，後人發現丹參有四物湯之功，故後人把它列入上品。）
沙參（189頁）：有『補中益肺氣』，應列入中品。
五加（301頁）：本條無『久服輕身益氣，延年不老』，不能列在上品，應入中品。（其黑字有『久服輕身耐老』，如確認本條爲上品，則此等黑字應改爲白字。）
白菟藿（190頁）：本條無『久服輕身益氣延年不老』，不能列入上品。
營實（182頁）：本條無『久服輕身益氣延年不老』，不能列入上品。（其黑字有『久服輕身益氣』。）
薇銜（190頁）：本條無『久服輕身益氣延年不老』，不能列在上品。（其黑字有『久服輕身明目』。）
髮髲（363頁）：本條無『久服輕身益氣延年不老』，不能列在上品。
牛黄（370頁）：本條無『久服輕身益氣延年不老』，不能列在上品。（本條黑字有『久服輕身增年』，《集注》、《唐本草》、《證類本草》均列入上品。如果本條確認爲上品，則此等黑字應改爲白字。）

丹雄雞（397頁）：有『補虛』二字，並無『久服輕身益氣延年』，應入中品。

桑螵蛸（415頁）：有『益精生子』，並無『久服輕身益氣延年』，應入中品。

海蛤（416頁）：本條無『久服輕身益氣延年』，不能列在上品。

蠡魚（417頁）：本條無『久服輕身益氣延年』，不能列在上品。

橘柚（461頁）：本條有『久服去臭下氣通神』，應列入中品。（其黑字有『久服輕身長年』，如確認本條爲上品，則此等黑字應改爲白字。）

防風（179頁）：有『久服輕身』，但無『益氣延年不老』，應入中品。

決明子（183頁）：有『久服輕身』，但無『益氣延年不老』，列上品不夠，應列入中品。

景天（187頁）：有『花，輕身明目』，但無『久服益氣延年不老』，應入中品。（另有黑字『久服通神不老』，如列上品，此等黑字應改爲白字。）

續斷（181頁）：有『補不足，久服益氣力』，但無『久服延年不老』，應入中品。（《集注》列在中品。）

蘼蕪（175頁）：有『久服通神』，但無『久服輕身益氣延年不老』，不好列入上品。應列入中品。

飛廉（184頁）：有『久服令人輕身』，《集注》入下品，《唐本草》、《證類本草》列上品。按白字不應入下品，入上品也不夠，本書列入中品。

木香（160頁）：有『久服不夢寤魘寐』，應入中品。（但黑字有『輕身致神仙』。）

麝香（369頁）：有『久服除邪不夢寤魘寐』，無『久服輕身益氣延年』等語。應入中品。）

黃蘗（299頁）：《唐本草》、《證類本草》入上品。但本條白字無『久服輕氣益氣延年不老』，《集注》入中品，本書從《集注》。（本條黑字有『久服輕身延年通神』如果確認本條爲上品，則此等黑字應改爲白字。）

龜甲（413頁）：《唐本草》、《證類本草》入上品。有『久服輕身不飢』，《集注》入中品，本書從《集注》。

2 在《唐本草》、《證類本草》所列上品藥中，既無『久服輕身益氣延年不老』又無『補虛羸』等語，即移入下品。茲舉例如下：

木蘭（306頁）：《唐本草》、《證類本草》俱入上品。但本條白字祇有『明耳目，主身火熱』，並無『久服輕身益氣延年不老』，又無『補虛羸』，不能入上、中品，應入下品。

瓜蒂（503頁）：有『下水、吐下』，並無『久服輕身益氣延不老』，又無『補虛羸』，應入下品。

（二）不符合中品定義的藥

1 《唐本草》、《證類本草》所列在中品，其條文白字，有『久服輕身益氣延年不老』等語，符合上品定義，應入上品。如果仍列入中品，則『久服輕身延年不老』等語，應作黑字《別錄》文，不應作白字《本經》文。如果承認此等白字確屬《本經》文，則此等藥入中品，必由《唐本草》、《證類本草》所移動。今按《本經》序文三品定義，把《證類本草》的中品白字條文具有『久服輕身益氣延年不老』等語的藥物，皆移入上品，茲舉例如下：

水銀（107頁）：有『久服神仙不死』，應列入上品。

龍眼（330頁）：有『久服輕身、不老，通神明』，應入上品。

豬苓（328頁）：有『久服輕身、耐老』，應入上品。

石龍芮（208頁）：有『久服輕身不老』，應入上品。

水蘇（514頁）：有『久服輕身耐老』，應入上品。

秦椒（326頁）：有『久服輕身好顏色，耐老增年』，應入上品。

合歡（332頁）：有『久服輕身』，本書移入上品。

2　《唐本草》、《證類本草》所列入中品藥，凡白字無『補虚羸』，且白字有『除寒熱，破積聚』，皆移入下品。茲舉例如下：

燕屎（401頁）：《證類本草》入中品。本條有『逐邪氣，破五癃』，應入下品。（《唐本草》亦在下品。則此條入中品，當由《證類本草》所移。）

天鼠屎（402頁）：《唐本草》、《證類本草》入中品。但本條白字有『破寒熱積聚』，符合下品定義，應入下品。

木虻（433頁）：《唐本草》、《證類本草》入中品。但本條白字有『主血閉寒熱』，符合下品定義，應入下品。

蜚虻（433頁）：《唐本草》、《證類本草》入中品。但本條白字有『破癥瘕寒熱』，符合下品定義，應入下品。

蜚蠊（433頁）：《唐本草》、《證類本草》入中品。但本條有『主血瘀癥堅寒熱，破積聚』，符合下品定義，應入下品。

水蛭（448頁）：《唐本草》、《證類本草》入中品。但本條有『破血瘕積聚』，符合下品定義，應入下品。

馬先蒿（230頁）：《唐本草》、《證類本草》入中品。但本條有『主寒熱』，符合下品定義，應入下品。

膚青（117頁）：《唐本草》、《證類本草》入中品，但本條白字無『補虛羸』（中品定義），本書列入下品。

當歸（199頁）：《集注》、《唐本草》、《證類本草》俱入中品。但本條白字有『主寒熱』，應屬下品。張華《博物志》引《神農經》曰：『下藥治病，謂大黄除實，當歸止痛。』據此應入下品。

假蘇（513頁）：本條白字有『主寒熱，破積聚』，符合下品定義，應入下品。

麻黄（199頁）：本條白字有『除寒熱，破癥堅積聚』，應入下品。但《集注》、《唐本草》、《證類本草》俱入中品。如果確認麻黄爲中品，則此等白字應爲黑字之誤。或則麻黄入中品，當由《集注》、《唐本草》、《證類本草》所改動。本書根據現有的白字，移入下品。

積雪草（233頁）：本條白字有『主火熱身熱』，符合下品定義，應入下品。

款冬（226頁）：本條白字有『主寒熱邪氣』，符合下品定義，應入下品。

牡丹（227頁）：本條白字有『主寒熱邪氣，除癥堅』，符合下品定義，應入下品。

防己（223頁）：本條白字有『主寒熱除邪』，符合下品定義，應入下品。

黄芩（207頁）：本條白字有『主諸熱……逐水，下血閉』，符合下品定義，應入下品。

女菀（237頁）：本條白字有『主風寒寒熱』，符合下品定義，應入下品。

地榆（220頁）：本條白字有『除惡肉』，應入下品。

蜀羊泉（237頁）：本條白字有『主惡瘡熱氣』，應入下品。

澤蘭（222頁）：本條白字有『主金瘡癰腫瘡腫』，應入下品。

紫參（211頁）：本條白字有『主心腹積聚寒熱邪』，應入下品。（《集注》亦入下品。）

海藻（221頁）：本條白字有『破散結氣癰腫癥堅』，應入下品。

敗醬（210頁）：本條白字有『主暴熱火瘡』，應入下品。

（三）不符合下品定義的藥

《唐本草》、《證類本草》所言下品藥內，其白字有『補虛羸』中品含義者，應入中品。茲舉例如下：

鉛丹（126頁）：有『久服通神明』等白字。此等白字符合中品定義，不應列在下品，應入中品。如果要列在下品，則此等白字應改成黑字。如果確認『久服通神明』白字爲《本經》文，則鉛丹入下品，當由《唐本草》、《證類本草》所移動。今以現有白字爲根據，將本條移入中品。

莨菪子（249頁）：有『久服輕身益力』。（按：莨菪子有毒，中毒時產生幻覺。古人不認識，誤幻覺爲仙的徵兆。後人認識它有毒，故入下品。）

蜀椒（340頁）：有『久服之，頭不白，輕身增年』，按此等白字內容，應入上品。但《集注》、《唐本草》、《證類本草》俱列在下品。疑此等白字，爲黑字之誤；如不誤，應改入上品。本書暫入中品。

藥實根（357頁）：有『續絕傷，補骨髓』，並無『除寒熱邪氣破積聚』等語。應入中品。

水靳（519頁）：有『益氣令人肥健嗜食』，陶注云：『論主治合是上品，未解何意乃在下。本書據三品定義，列入中品。』

桔梗（249頁）：本條白字無『除寒熱，破積聚』，不應入下品，應入中品。本條《集注》亦入中品。

杜若（189頁）：本條白字有『久服輕身』，應入中品。

（四）其他一些《本經》藥三品的討論

1《唐本草》退在有名無用中的藥，三品的厘訂：

姑活（545頁）：有『久服輕身益壽耐老』，符合上品定義，應入上品。

屈草（546頁）：有『久服輕身益氣耐老』，符合上品定義，應入上品。

翹根（546頁）：有『久服輕身耐老』，符合上品定義，應入上品。

別羇（545頁）：有『主風寒』，符合下品定義，應入下品。

石下長卿（546頁）：有『主邪惡氣』，符合下品定義，應入下品。

淮木（546頁）：有『主虛羸』，符合中品定義，應入中品。

2 宋退的彼子（547頁）：有『主邪氣』，符合下品定義，應入下品。

3 增的升麻（158頁）：根據《太平御覽》引《本經》曰，有『久服不夭』，符合中品定義，應入中品。本條《證類本草》作黑字《別錄》藥。本書據《御覽》引《本經》曰，訂爲《本經》藥。

4 分條的麻子（482頁）：有『補中益氣久服肥不老』，符合上品定義，應入上品。

附録四　輯録底本、主校本、參校本簡稱

《本經》原書久佚，其文存歷代類書，古典文、史、哲古書注，及歷代主流本草中。今日所見單行本《本經》，是明、清以來國内外諸家輯本，其文均取自《證類本草》（以下簡稱《證類》）白字《本草經》經文。由於《證類》版本不同，其白字標記互異，加以原書久佚，無目録可據，因此各家輯本在目録、藥數、三品分類、内容、條文體例、詞句結構……等，差異極大，因此明、清諸輯本俱不能作底本選用。衹能從歷代主流本草含《本經》佚文的本子，作爲底本選用。

歷代主流本草含的《本經》文，向上推溯源於陶弘景《本草經集注》（以下簡稱《集注》）朱書《本經》文，其文是陶氏苞綜諸經（指陶氏用多種《本經》整理）而成。《集注》朱書《本經》文，通過《唐本草》、《開寶本草》、《嘉祐本草》，保存在《證類》白字中。但《證類》以前諸本草或亡或殘缺。如《集注》僅有出土殘卷與斷簡，《唐本草》僅有出土卷十殘本及日本傳抄殘缺卷子本，《證類》有數十種版本，其間差異訛誤亦多。此次輯校，尊從現存最早的本子選爲底本，如最早本缺，以後出本擇善爲底本，用同種本爲主校本，用其他本作參校本。今將底本、主校本、參校本列舉如下：

底　本

《集注》斷片　吐魯番出土的《本草經集注》，僅存豚卵、燕屎、天鼠屎、鼴鼹鼠及部分注文。1952 年羅福頤影鈔收入《西陲古方技書殘卷彙編》。

《集注·序録》 1900年敦煌出土《本草經集注·序録》（無具體藥物條文），1955年群聯出版社影印。

敦煌本《新修》 敦煌出土《新修本草》殘卷，（僅存草部下品之上，即自甘遂至白斂等三十味藥），1952年羅福頤影鈔收入《西陲古方技書殘卷彙編》。

傅本《新修》 1955年群聯出版社據光緒十五年（1889）傅雲龍在日本摹刻卷子本《新修本草》影印（缺草類、蟲魚類）。

劉《大觀》 南宋嘉定四年（1211）劉甲據宋淳熙十二年刊本校刻《經史證類大觀本草》。

柯《大觀》 清光緒三十年（1904）武昌柯逢時影宋並重校刊《經史證類大觀本草》。

人衛《政和》 1957人民衛生出版社據揚州季范氏藏晦明軒刻《重修政和經史證類備用本草》影印。

主校本

《本草和名》 日本深江輔仁撰，日本古典全集刊行會影印。

武本《新修》 1963年日本武田長兵衛用珂羅版複製印《新修本草》（僅存卷四、五、十二、十五、十七、十九）。

羅本《新修》 1985年上海古籍出版社據上虞羅氏藏日本森氏舊藏影寫卷子本《新修本草》影印（缺玉石上品、草類、蟲魚類）。

玄《大觀》 1775年日本望草玄翻刻元大德六年宗文書院刻《經史證類大觀本草》。

《大全》　明萬曆五年（1577）宣郡王大獻刻《經史證類大全本草》。

成化《政和》　明成化四年（1468）原傑據晦明軒刻《重修政和經史證類備用本草》重刊。

萬曆《政和》　明萬曆十五年丁亥（1587）經廠刻本《重修政和經史證類備用本草》。

商務《政和》　1921～1929 年商務印書館縮印金太和刊《重修政和經史證類備用本草》。

《醫心方》　日本天元五年（982）丹波康賴撰，1955 年人民衛生出版社據淺倉屋藏版影印。該書收錄我國隋、唐及其以前中醫古籍，並包含有亡佚古籍的佚文。

《千金方》　唐·孫思邈撰，1955 年人民衛生出版社據江戶醫學影北宋本影印。該書卷二十六《千金食治》篇載有古本草資料。

《真本千金方》　唐·孫思邈撰，日本天保三年（1832）影刻卷子本，僅存卷一。該卷載有七情畏惡藥例資料。

《千金翼》　唐·孫思邈《千金翼方》，1955 年人民衛生出版社影印。

《御覽》　李昉等《太平御覽》，1935 年上海商務《四部叢刊·三編》影宋本。1960 年中華書局據該本縮印。其中藥部、百卉部、珍寶部、飲食部、獸部、羽族部、鱗介部俱載有《本草經》資料。所引《本草經》藥物條文都是節錄的殘文，而條文和體例與主流本草中《本經》經文不同。

參校本

《本草衍義》　宋·寇宗奭撰，1937 年商務印書館出版。

《圖經衍義》　宋·寇宗奭撰，1924 年上海涵芬樓影印明正統《道藏》本。

《品彙》 明·劉文泰《本草品彙精要》，1936年商務印書館排印本。

金陵版《綱目》 明·李時珍《本草綱目》，南京胡承龍首刻本。上海圖書館、中國中醫科學院圖書館珍藏。該書是現存各種版本《綱目》的祖本。

江西版《綱目》 明·李時珍《本草綱目》，明萬曆三十一年癸卯（1603）夏良心、張鼎思等重刊本。

合肥版《綱目》 明·李明珍《本草綱目》，清光緒十一年（1885）合肥張氏味古齋重校刊本。1957年人民衛生出版社據該本縮印。

《本草經疏》 明·繆希雍撰，光緒十七年辛卯（1891）皖南建德周學海校刊。

《本經疏證》 清·鄒澍撰，1959年上海科學技術出版社鉛印本。

《本經續疏》 清·鄒澍撰，1959年上海科學技術出版社鉛印本。

《本草經解》 清·葉天士撰，1957年上海科技衛生出版社排印。

問本 清·孫星衍等輯《神農本草經》，清嘉慶四年（1799）陽湖孫氏刊《問經堂叢書》本。

周本 清·孫星衍等輯《神農本草經》，清光緒十七年（1891）池陽周學海據問本刊刻《周氏醫學叢書》初集本。

孫本 清·孫星衍等輯《神農本草經》，1955年上海商務印書館據問本排印。

黃本 清·黃奭輯《神農本草經》，清光緒十九年（1893）黃奭刊刻《漢學堂叢書·子史鉤沈》本。實際上是黃氏據孫氏問本重刊，並非黃氏本人所輯。

顧本 清·顧觀光輯《神農本草經》，刊在武陵山人遺書中，1955年人民衛生出版社據以影印。

森本　日本嘉永七年（1854）福山森立之輯《神農本草經》，1955年群聯出版社影印，1957上海衛生出版社據此重印。

汪本　汪宏輯注《注解神農本草經》，光緒十四年（1888）刊本。

蔡本　蔡陸仙輯注《神農本草經》，1940年中華書局排印本，收在《中國醫藥彙海》中。

曹本　曹元宇輯《本草經》，1987年上海科技出版社。

尚本　尚志鈞校點《神農本草經校點》，1981年皖南醫學院排印。

王筠默本　王筠默輯注《神農本草經校證》，1988年吉林科技出版社。

《別錄》　尚志鈞輯《名醫別錄》，1986年人民衛生出版社。

《集注》　梁·陶弘景編《本草經集注》，尚志鈞、尚元勝輯校，1994年人民衛生出版社。

《新修》　唐·蘇敬等撰《新修本草》，尚志鈞輯校，1981年安徽科技出版社出版。

《藥對》　北齊·徐之才撰《雷公藥對》，尚志鈞、尚元勝輯，1994年安徽科技出版社出版。

《炮炙論》　南朝劉宋·雷斅撰《雷公炮炙論》，尚志鈞輯，1991年安徽科技出版社出版。

《海藥》　五代·李珣《海藥本草》，尚志鈞輯校，1997年人民衛生出版社出版。

藥性論　唐·甄權撰，尚志鈞輯校，1983年皖南醫學院油印本。

拾遺　唐·陳藏器撰《本草拾遺》，尚志鈞輯校，1983年皖南醫學院油印本。

日華　五代·日華子撰《日華子諸家本草》，尚志鈞輯校，1983年皖南醫學院油印本。

病方藥考　尚志鈞撰《五十二病方藥物考釋》，1983年皖南醫學院油印本。

說郛　元·陶宗儀輯，明·陶珽續輯《說郛三種》，1988年上海古藉出版社將涵芬樓百卷本、明刻一百二十卷本及續編四十六卷本匯集影印本。

肘後　晉・葛洪著，梁・陶弘景增補，尚志鈞輯校《補輯肘後方》，1983 年安徽科技出版社出版。

開寶　宋・馬志等編，尚志鈞輯《開寶本草》，1998 年安徽科技出版社出版。

證類　宋・唐慎微著，尚志鈞、鄭金生等校點《證類本草》，1993 年華夏出版社出版。

圖經　宋・蘇頌撰，尚志鈞輯校《本草圖經》，1994 年安徽科技出版社出版。

尚輯本　尚志鈞輯《神農本草經》，1994 年華夏出版社出版，刊入《中醫八大經典全注》內。

馬本　馬繼興、謝海州、尚志鈞《神農本草經輯注》，1995 年人民衛生出版社出版。

狩本　日本狩穀望之志輯《神農本草經》，澀江籀齋訂，南京古籍圖書館收藏抄本。

盧本　明・盧復輯《神農本草經》，日本寬政十一年（1799）新鐫。

徐本　清・徐大椿《神農本草經百種錄》，1956 年人民衛生出版社影印。

王本　清・王闓運輯《神農本草經》，清光緒十一年（1885）成都尊經書院刻本。

莫本　清・莫文泉輯《神農本草經校注》，清光緒二十六年（1900）莫氏家刻本。

姜本　清・姜國伊輯《神農本草經》清光緒十八年（1892）成都黄氏茹古書局刊《姜氏醫學叢書》本。該叢書有五種，其中第三種是《神農本草經》。

《本經逢原》　清・張璐纂述，1959 年上海科學技術出版社出版。

《圖考》　清・吳其濬《植物名實圖考長編》，1959 年商務印書館重印本。該書收集很多植物資料。

《草木典》　清康熙時敕修《古今圖書集成・博物彙編・草木典》，中華書局影印本。該書收集很多植物藥資料。

《禽蟲典》 清康熙時敕修《古今圖書集成·博物彙編·禽蟲典》，中華書局影印本。該書收集很多動物藥資料。

《食貨典》 清康熙時敕修《古今圖書集成·博物彙編·食貨典》，中華書局影印本。該書收集很多礦物藥資料。

《爾雅》 晉·郭璞《爾雅注》，商務印書館《四部叢刊》本。該書郭璞注時所引本草資料，與現存古本草中內容不同。

《爾雅注疏》 宋·邢昺對《爾雅注》作疏，中華書局聚珍仿宋版《四部備要》本。該書邢昺對郭璞《爾雅》注文作疏，引本草資料，與宋代本草內容同。其中釋草、釋木引本草資料較多。

《廣雅疏證》 清·王念孫注《廣雅疏證》，中華書局聚珍倣宋版《四部備要》本。該書卷十引有本草資料。

《急就篇》 漢·史游撰，唐·顏師古注，宋·王應麟補注。光緒五年（1879）福山王氏刻本（天壤閣叢書）。該書記有西漢時藥名、病名。

《淮南子》 西漢淮南王劉安撰，東漢高誘注。《諸子集成》本。該書收有自然科學史料，記有西漢時期名物。

《釋名》 東漢·劉熙撰，《四部叢刊》影印明復宋陳道人刊本。該書記有釋疾病名。

《内經》 唐·王冰注《黃帝内經素問》，1956 年人民衛生出版社影印本。

《難經》 《難經集注》，1956 年人民衛生出版社影印。

《注解傷寒論》 漢代張仲景撰《傷寒論》，金·成無己注解，1955 年人民衛生出版社鉛印。

《金匱要略》 漢張仲景撰，1956 年人民衛生出版社影印。
《肘後方》 東晉葛洪撰，梁·陶弘景增補，1956 年人民衛生出版社影印。
《諸病源》 隋·巢元方《巢氏諸病源候論》，清宣統周澂之校刻《醫學叢書》本。
《古代疾病名候疏義》 近人余雲岫編著，1953 年人民衛生出版社排印。
《外臺秘要》 唐·王燾著，1955 年人民衛生出版社影印。
《史諱舉例》 近人陳垣著，1958 年科學出版社排印。
《毛詩草木鳥獸蟲魚疏》 吴·陸璣撰，清·丁晏校《頤志齋叢書》本。
《博物志》 晉·張華撰。清·黄丕烈據汲古閣影宋本翻刻，收入《士禮居黄氏叢書》本。
《齊民要術》 後魏·賈思勰撰，商務印書館《叢書集成初編》本。
《顏氏家訓集解》 北齊·顏之推撰，王利器集解，1982 年上海古籍出版社出版。
《抱朴子》 晉·葛洪撰，清光緒十一年（1885）《平津館叢書》本。
《養生論》 晉·嵇康撰，收在《嵇中散集》內，清末掃葉山房印本。
《範子計然》 清光緒十年（1884）李氏重刊《玉函山房輯佚書》本。
《藝文類聚》 唐·歐陽詢等著，1959 年中華書局影宋紹興本，該書卷八十一～九十七有本草資料。
《初學記》 唐·徐堅撰，1962 年中華書局點校排印本。
《北堂書鈔》 唐·虞世南撰，孔忠愍侯祠堂舊校影宋本，清光緒十四年（1888）南海孔廣陶校注。
《白孔六帖》 唐·白居易撰，宋·孔傳續撰，明刊本。
《扁珠》 隋大業四年（608）杜瞻纂修。清康熙三十七年（1689）高士奇刻巾箱本。據張心澂

《僞書通考》944 頁云是僞書。

《海錄碎事》 宋紹興十九年（1149）葉廷珪撰，明萬曆二十六年戊戌（1598）刊本。是書卷十四～二十二有本草資料。

《事類備要》 宋・謝維新撰《古今合璧事類備要》，明嘉靖三十五年丙辰（1556）夏氏據宋本復刻。是書分前集、後集、續集、別集、外集五部分，其中別集有本草資料。

《事類賦》 宋・吳淑撰，清嘉慶十八年癸酉（1813）聚秀堂翻刻劍光閣本。

《事文類聚》 宋・祝穆撰《新編古今事文類聚》，明翻刻元刊本。

《記纂淵海》 宋・潘自牧撰，明・萬曆己卯（1579）胡維新刻本。是書卷九十～九十九有本草資料。

《翰墨全書》 宋末・劉省軒《新編事文類聚翰墨全書》，元刊本。是書分前集、後集兩部。前、後集各按甲、乙、丙……分爲十集，共二十集。其中後戊集卷一～四有本草資料。

《玉海》 南宋・王應麟編，清光緒年間浙江書局重刊本。

《永樂大典》（殘本） 明・解縉、姚廣孝等編，1960 年中華書局將徵集到七百三十卷影印出版，1986 年又影印出版新徵集的六十七卷。其中引醫藥書資料很多。

《錦繡萬花谷》 佚名，《四庫全書簡明目錄》謂該書原本成於南宋淳熙中（1174～1189），明嘉靖十四年（1535）徽藩刊本。是書分前集、後集、續集三部。前集卷三十～三十九有本草資料。

《淵鑒類函》 清康熙四十九年（1710）張英等奉敕纂，民國六年（1917）同文圖書館複印本。

《昆蟲草木略》 宋・鄭樵撰《通志略・昆蟲草木略》，中華書局聚珍倣宋版本。

《周易參同契考異》 宋·朱熹注，《四部備要》守山閣本。原書是東漢魏伯陽撰《周易參同契》，爲古代煉丹專著。

《石藥爾雅》 唐元和（807～820）中西蜀梅彪撰，1933年上海商務印書館《叢書集成初編》本。

《和名類聚鈔》 日本源順撰，清光緒三十二年丙午（1906）龍璧勤刊印楊守敬所得抄本。

《夢溪筆談校證》 宋·沈括撰。今人胡道靜校注，1957年上海古典文學出版社出版。是書卷二十六《藥議》記有本草資料。

《類編》 宋·司馬光撰，1987年上海古籍出版社據汲古閣本影印。

《經典釋文》 唐·陸德明撰，1985年上海古籍出版社影印宋刻元修本。

《世説新語》 南朝劉宋·劉義慶編撰，梁·劉孝標注。《四部叢刊》影印明·袁褧嘉趣堂仿宋刊本。

《文選》 梁·昭明太子撰，唐·李善注，中華書局聚珍仿宋版《四部備要》本。

《國語》 相傳爲春秋左丘明傳，三國吳·韋昭注，1978年上海古籍出版社出版校點本。

《山海經》 作者不詳，1979年上海古籍出版社出版袁珂《山海經校注》。

《莊子》 戰國·莊周撰，清末掃葉山房石印郭慶藩輯《莊子集釋》。

《荀子》 戰國·荀況撰，1976年文物出版社影印宋浙刻本。

《管子》 舊題春秋管仲撰，1956年科學出版社出版郭沫若等《管子集校》。

《楚辭》 西漢·劉向編屈原、宋玉等人作品爲集。東漢王逸《楚辭章句》，清光緒十七年（1891）湖北三餘草堂刊湖北叢書本。

《呂氏春秋》 秦·呂不韋撰，《四部叢刊》本。

《史記》 漢·司馬遷撰，1959 年中華書局出版標點本。

《漢書》 漢·班固撰，1962 年中華書局出版標點本。

《後漢書》 南朝劉宋·范曄撰，1965 年中華書局出版標點本。

《三國志》 晉·陳壽撰，1959 年中華書局出版標點本。

《論衡》 東漢·王充撰，1974 年上海人民出版社排印本。

《潛夫論》 後漢·王符撰，1979 年中華書局出版彭鐸《潛夫論箋校正》。

《說文》 東漢·許慎撰，1981 年上海古籍出版社出版清·段玉裁《說文解字注》。1986 年中華書局出版南唐·徐鍇《說文解字繫傳》。

《廣韻》 宋·丘雍、陳彭年奉詔修《大宋重修廣韻》，1982 年北京中國書店據清·張士俊澤存堂刻本影印。

《集韻》 宋·丁度撰，1985 年上海古籍出版社據述古堂影宋鈔本影印。

《一切經音義》 ①唐·釋玄應撰二十五卷本，②唐·釋慧琳撰一百卷本，③宋·太宗時遼釋希麟撰《續一切經音義》。1987 年上海古籍出版社，將釋慧琳、釋希麟二書合印爲《正續一切經音義》。

《水經注》 北魏·酈道元撰，1985 年巴蜀書社影印王氏合校本。

《中國歷史地圖集》 譚其驤主編，1982 年地圖出版社出版第一至第六冊。含自古到宋遼金各個朝代古地名的分佈。

《十三經注疏》 1980 年中華書局影印本。

《雙溪文集》 宋・王炎著，《四庫全書》本。

《校讎通義》 清・章學誠撰，1985 年中華書局出版。

《廣校讎略》 張舜徽撰，1963 年中華書局出版。

《五十二病方》 1979 年文物出版社出版。

《治百病方》 武威漢代醫簡，1974 年文物出版社出版。

在輯校中，有些書名是轉引，並非注者直接參閱過的原書，如《蜀本》（《蜀本草》）、《徐儀藥圖》等，此處俱不作介紹。

附録五 《神農本草經》輯校後記

一、《神農本草經》書名不見於先秦文獻

《神農本草經》，相傳爲先秦神農所作，其書名應見於先秦。但是中國最早圖書目録《漢書·藝文志》，未收載《神農本草經》的書名。

《漢書·藝文志》『方技略』，收載醫書有四類，即醫經、經方、房中、神仙。醫經七家二百一十六卷，經方十一家二百七十四卷，房中八家一百八十六卷，神仙十家二百零五卷，共計三十六家八百六十八卷。唯獨没有《本草》類。

按：《漢書·藝文志》源於劉歆《七略》，劉歆《七略》源於劉向《别録》。《漢書·成帝紀》：『河平三年（公元前26年）秋，八月，劉向校中秘書』。由此可知，劉向校書是從公元前26年開始的。

劉向校的書，是陳農從全國各地搜集來的。《漢書·藝文志》序云：『成帝時（公元前32~前7年），以書頗散亡，使謁者陳農求遺書於天下，詔光禄大夫劉向校……。』由於當時陳農未徵求到《本草經》，所以劉向《别録》中亦無《本草經》。《漢書·藝文志》中《七略》沿襲《别録》舊例，亦無《本草經》。

劉向校書，是從漢成帝河平三年（公元前26年）開始的，則陳農求遺書於天下，當在公元前26年之前已有了。陳農徵求不到《本草經》，説明在公元前26年，《本草經》或無，或流行極少，所以陳

農徵求不到《本草經》。

1972年馬王堆出土醫書十四種，其中亦無《本草經》。馬王堆三號墓主，生前是西漢初年長沙國國相軑侯利蒼之子，死於漢文帝十二年（公元前168年），年方三十餘歲。死者隨葬很多帛書、竹木簡，其內容有歷史、天文、地理、哲學、軍事、醫學等二十餘種，約有十二萬字。其中醫籍十四種，約三萬字（內有帛書五張，抄寫十種醫書。竹木簡二百枚，抄寫醫書四種）。

馬王堆出土醫書，同《漢書·藝文志》『方技略』相比，十分相近，茲比較如下（表1）：

表一　《漢書·藝文志》與馬王堆醫書所載醫書類別比較

漢書·藝文志	馬王堆醫書
醫經類	《足臂十一脈灸經》、《陰陽十一脈灸經》、《脈法》、《陰陽脈死候》
經方類	《五十二病方》、《胎產書》、《雜療方》、《雜禁方》
房中類	《十問》、《天下至道談》、《合陰陽方》
神仙類	《卻穀食氣》、《導引圖》、《養生方》

以上馬王堆出土十四種醫書，按書的種類分，與《漢書·藝文志》『方技略』醫經、經方、房中、神仙四類十分脗合，亦無《本草經》。

按：馬王堆墓主，三十餘歲即死，應是早亡，墓主是利蒼軑侯之子，當屬貴族公子，他不是醫家而收集許多醫書，說明貴公子平日是多病，想從當時最先進的醫學文獻中，求得醫療其疾的效方。因此貴公子所收的醫書幾乎與後來陳農徵求到的醫書情況相似。二者均未收到《本草經》。由此可見，當時是無《本草經》存在。

或者有藥書存在，由於質量低下，不爲貴公子所重視，因而未能同一般醫書作爲隨葬品入墓。蓋墓穴空間有限，不可能將貴公子生前所有的東西均入墓，衹能選擇其平日最喜愛的珍品作爲隨葬品入墓。這種設想，可從下列事實推測之。

先秦雖無《本草經》，蓋『藥論』是有的。《史記》卷一百零五《扁鵲倉公列傳》：『太倉公，高后八年（公元前 180 年），受師同郡元里公乘陽慶，慶傳黄帝、扁鵲脈書、五色診病及《藥論》。』説明在公元前 180 年已有《藥論》書存在。

1977 年安徽阜陽出土西漢文帝十五年（公元前 165 年）汝陰侯夏侯灶的隨葬品中，有漢代醫簡一百三十三枚，定名爲《萬物》，各簡所記事物多是孤立的。所記内容，醫藥占十分之九，非醫藥占十分之一。在醫藥内容中，或以病爲主（似方書），或以藥爲主（似藥書）。以病爲主的，一病用一藥治之有二十七簡，一病用兩藥治之有二十五簡。以藥爲主的，記述一藥治一病，或記述藥物製備。

在一百三十三簡中，可辨出藥名有一百一十多種，有些藥名殘缺，實際當不止一百一十種。所記藥名，或在病名之前，或在病名之後，僅與病或症狀相聯繫，説它是方書不像方書，説它是藥書不像藥書，而且其中摻雜大量非醫藥的内容。又在醫藥内容中，言病，不講病因、病症；言藥，不講性味、性狀。好像是一位有經驗的長者傳授各方面知識的記録。内容龐雜，沒有分類，沒有繫統，每簡前後無聯繫，由於口授重複，有些簡内容完全相同。

將《萬物》同《五十二病方》（以下簡稱《病方》）勘比一下，其内容遠不及《病方》豐富。在内容上，《萬物》遠不及《病方》多，分類及條理性遠不及《病方》完備。《病方》很有繫統，以病名爲綱，在同一病名下，羅列若干個治療的方子。

《萬物》所記藥物，在數量上遠不及《病方》多，在内容上，也不及《病方》廣泛。《萬物》僅記某病用某藥，或某藥治某病，衹有少數藥提到製備而已，不像《病方》對藥物性味、性狀、形態、炮炙、劑型、用量、用法都有記載。這都説明《萬物》所記藥物内容很原始、很簡單，很難説它是一本藥物書，或説它是一本方書。

從隨葬時間來講，《病方》是在漢文帝十二年（公元前168年）入墓，而《萬物》是在漢文帝十五年（公元前165年）入墓。二者入墓時間極相近，都在楚地。説明二者是同一時期和同一地區流行的文獻，或因《萬物》是初級的或更原始的資料，不及《病方》内容先進，故不爲長沙國國相利蒼軑侯之子所重視。

如果將《萬物》同今日流行的最古《神農本草經》相比，無論在藥物數量上，藥物内容上，藥物分類上，主治内容上，藥物排列條理性、繫統性等，都無法相比。如果説《萬物》是藥物書的話，那也衹能説《萬物》中的藥物資料是在萌芽階段，而《神農本草經》已發展到開花結果的成熟階段了。《神農本草經》不僅比《萬物》十分先進，也比《病方》中藥物内容豐富。當時如果真有這樣先進的《神農本草經》，或《子儀本草》書存在，必爲墓主生前所搜羅。

按：馬王堆墓主生前如此重視醫書，對這樣先進的《神農本草經》、《子儀本草》藥物專書，墓主憑藉他的權勢，得之何難？但馬王堆十四本醫書中，竟無一本《本草經》。這衹能説明當時確無《本草經》存在。證之《漢書·藝文志》『方技略』，收藏醫書三十六家八百六十八卷中，無一本《本草經》存在，其理基本相同。

根據這些事實，可以確認，先秦並無像今日十分完善《神農本草經》書的存在。文獻所講的諸般《神農本草經》及《子儀本草》，均是秦漢以後的人託名之作。

二、《神農本草經》書名出於漢代本草官之手

從現存所有先秦文獻來看，未見任何一本先秦文獻記載或引用過《神農本草經》。不僅《神農本草經》未見過，連『本草』二字亦未見過。如果先秦有《本草經》存在，爲何現存所有的先秦文獻不見其蹤跡？聯繫上述的事實來看，先秦沒有《神農本草經》存在，它是秦以後託名之作。究竟何時何人託名，茲討論如下：

託名《神農本草經》，不見於先秦，而見於西漢，此與西漢成帝『征天下通知逸經、方術、本草待詔』有關。爲了弄清這個問題，先從方士講起。

方士是鼓吹神仙的，其目的是想得到權貴重視，可以封官致富，因此從事方士活動人很多。《漢書·郊祀志》記載方士活動，從戰國已有。《漢書·郊祀志》云：『自齊威（公元前378～前343）、宣（公元前342～前324）時，騶子之徒論者，以陰陽主運，顯於諸侯，而燕、齊海上之方士傳其術，不可勝數。』又云：『秦始皇初並天下，甘心於神仙之道，遣徐福、韓終之屬，多齎童男童女入海求神仙採藥。』又云：『漢興，新垣平、齊人少翁、公孫卿、欒大等，皆以仙人黃冶祭祠事鬼使物，入海求神仙採藥。貴幸，賞賜累千金，大尤尊盛，至妻公主，爵位重累，震動海內。元鼎（公元前116～前111）、元封（公元前110～前105）之際，燕齊之間方士，言有神仙祭祀致福之術者，以萬數。』這段記載，説明方士吹噓神仙封官致富，因此從事方士之術者，數以萬計。

漢武帝元鼎四年（公元前113年）『以二千戶封欒大爲樂通侯……貴震天下，而海上燕齊之間方士，莫不自言有禁方。』（《史記》卷二十八封禪書）。方士以其方術貴震天下，而從事本草者，又何嘗不能彷傚方士。

在漢成帝、漢平帝時，就有本草待詔職稱設置。漢成帝建始二年（公元前31年）丞相衡（匡衡）、御史大夫譚（張譚）奏言：『罷侯神、方士、使者、副佐、本草（以方藥本草而待詔）待詔，七十餘人皆歸家。』共罷五科七十餘人，平均每科約十五人左右，則從事本草當有十五人。《漢書·平帝紀》元始五年（公元5年）：『征天下通知逸經、古記、天文、曆算、鍾律、小學、史篇、方術、本草，以及五經、論語、孝經、爾雅教授者，在所爲駕一封詔傳，遣詣京師，至者數千人』。在此文中，詔傳的項目有十三種，其中本草也算是獨立的一門。而應徵的人有數千人。所謂數千，少則二千，多則九千。若以最低兩千人計算，則十三科分攤，平均每科有一百五十四人。而從事本草者亦當有一百五十餘人。

從公元前31年本草官被罷，平均有十五人，到公元5年本草官被詔，平均有一百五十人，前後相隔三十六年，而從事本草職稱活動的人增十倍。

被詔的本草官做什麼事呢？按唐代顏師古注《漢書》云：『本草待詔，以方術本草待詔。』這裏提示，本草官是從事方術本草工作。《漢書·藝文志·方技略·經方類》序云：『本草石之寒溫，量疾病之深淺，假藥味之滋（以上言個別藥物作用），因氣感之宜，辨五苦六辛，致水火之齊（劑）（以上言方劑調製），以通閉解結，反之於平（以上言治療）。』從這個序文看，本草官是從事方藥配製和治療等一些技術工作。所以顏師古稱之爲：『本草待詔，以方術本草而待詔。』

鄭康成注《周禮·疾醫》云：『五藥，草、木、蟲、石、穀，其治合之齊（劑），存乎神農、子儀之術。』賈公彦疏注：『云治合之齊（劑），存乎神農、子儀之術者，言此二人能合和此術耳。』所云『合和』，義同現在配方調成製劑，適合病人服用。賈公彦所疏，與顔師古所注『方術、本草者』，其義全同。

從上述資料看，漢代本草官主要負責方藥合和，調成適合病人服用的製劑。在合和時，首先要根據藥性『本草石之寒溫』。如果不依藥性，『以熱益熱，以寒增寒，精氣内傷，是所獨失』（見《漢志·經方小序》）。本草官爲着合和的需要，必須掌握藥性及其主治功用。本草官一方面從合和實際工作中掌握藥性，另一方面也可從《經方》中的方子内藥物，掌握藥物主治功用知識。

《證類》白字《本草經》文字包含兩大内容，一是治病内容，二是延年神仙内容。在全書三百六十五味藥物中，有一百六十味提到『久服不飢，輕身延年不老，神仙』。《本草經》爲什麽會有大量藥物記載久服不老神仙呢？這與漢代方士有關。方士是鼓吹神仙不死的。《漢書·藝文志·方技略》收載神仙著述十家，二百零五卷。並對『神仙』解釋説：『神仙者，所以保性命之真，而游求於其外者也。』説明『神仙』在當時深受一般人信任，其著述亦多，因而神仙著述就會滲入《本草經》中。

例如《本草經》記載『久服輕身益氣，延年不老神仙』的藥有：雲母『久服輕身延年神仙』；玉泉『久服不老神仙』；朴硝『煉餌服之，輕身神仙』；石膽『久服增壽神仙』；太一餘糧『久服輕身神仙』；雄黄『久服輕身神仙』；水銀『久服神仙不死』；蒲黄『久服延年神仙』；青芝、赤芝、黄芝、白芝、黑芝『久服輕身不老，延年神仙』；雞頭實『久服耐老神仙』等，類似此例有一百六十餘條。《本經》不僅記載人久服神仙，還記載有些動物喫了也能成仙。例如：菴蕳子記有『駏驉食之神仙』；茵陳蒿記有『白兔食之神仙』。

這些『久服輕身益氣，延年不老神仙』的藥物當是方士們所收入《仙經》中，本草待詔的一些官，爲着取信於帝王，當然也會把方士們的一些話收入《本草》書中。

方士們除尋求仙藥外，還搞煉丹、煉黃金。在煉丹、煉黃金過程中，出現很多化學反應變化。這些化學反應變化，與醫療可以説是不相關的。但是《本草經》中有很多藥物均記載此等化學反應變化。茲舉例如下：朴硝『能化七十二石』；石膽『能化鐵爲金銀』；空青『能化鐵鉛錫作金』；曾青『能化金銅』；白青『可消爲銅劍』；石硫黃『能化金銀銅鐵奇物』；水銀『殺金銀銅錫毒，鎔化還復爲丹』；鉛丹『鍊化還成九光』；雄黃『得銅可作金』。

這些化學反應，都是方士們冶煉時實踐的經驗收入《仙經》中，作《本草經》者，又從《仙經》録入《本草經》中。例如《證類》107頁水銀條，白字《本經》文有『水銀殺金、銀、銅、錫毒，鎔化還復爲丹』，其下有陶弘景注云：『還復爲丹，事出《仙經》。』由此可見《本草經》所記有關『久服延年不老神仙』，以及煉丹出現化學反應等資料，當是作《本草經》的人，轉録方士們所著《仙經》的内容。

又方士講究煉丹服食，以期神仙不死。因此《本草經》中記載很多『煉餌服食』的内容。例如：消石條記有『煉之如膏，久服輕身』；礬石條記有『煉餌服之，輕身不老增年』；朴硝條記有『煉餌服之，輕身神仙』；雄黃條記有『煉食之，輕身神仙』；松脂條記有『煉之令白，久服輕身不老』。

上述大量事實，説明方士所撰的神仙著作對《本草經》的影響。結合前面的論述，可以確認漢代被詔的本草官，他們長期從事藥物合和工作中獲得藥性知識，從經方中獲得藥物治療知識，從神仙著作中獲得藥物養生知識，他們把這三部分知識糅合爲一體，以藥物爲綱，撰寫成本草專書。書成後，爲着取信於世人，不得不託名神農、子儀等先秦人物，從而取得上級官員的信任，就能更好地獲得『本草待詔』的機會。所以《神農本草經》無疑是漢『本草待詔』者託名之作。

三、漢代託名《本草經》不止一家

漢代託名《本草經》有很多家，這可從《吳普本草》所引諸家藥性各異測知之。從歷代類書和諸書所引《吳普本草》殘文統計，且前可知吳普在編撰本草時，曾引用前人藥性資料四百六十七條，其中引『神農』藥性一百一十八條、『岐伯』藥性五十七條、『黄帝』藥性五十三條、『扁鵲』藥性五十條、『雷公』藥性八十三條、『桐君』藥性四十二條、『李氏』藥性五十二條、『醫和』藥性四條、『一經』藥性八條。這些所引的資料，絕大多數是講藥物的性味。下面就吳普所引述的諸家藥性資料考察如下：

（一）神農　西漢《淮南子·修務訓》云：『神農乃始教民，嘗百草之滋味，識水泉之甘苦，……當此之時，一日而遇七十毒，由是醫方興焉。』故神農被傳爲我國農業與醫藥發明者。《吳普本草》引『神農』藥性一百一十八條，是吳普援引諸家藥性資料最多的一類。將《吳普本草》所引『神農』藥性校以《證類本草》白字《神農本草經》的藥性，兩者並不相同。例如：牛膝，《證類》白字作味苦酸，吳普引作味甘；女萎《證類》白字作甘平，吳普引作味苦；菴閭子，《證類》白字作味苦微寒，吳普引作味苦小温無毒；澤蘭，《證類》白字作苦微温，吳普引作酸無毒。類似例子很多。此外，還有些藥如粟米、黍米、烏喙、側子等，在《證類本草》中均作《別録》藥，而《吳普本草》在此等藥名下均引作『神農』藥性。粟米，吳普引『神農』作苦無毒；黍米，引『神農』作甘無毒；烏喙，引『神農』

作有毒；側子，引『神農』作有大毒。由上可見，《吳普本草》所引『神農』藥性不同於現傳世本《證類本草》白字《本草經》藥性。這也就是說，《吳普本草》所引的『神農』藥性，疑是另一種《神農本草》或《神農本草經》。

（二）岐伯　據《中醫人物詞典》（以下簡稱《詞典》）載：『岐伯，傳爲黄帝臣，黄帝使其嘗味草木，典主醫病，經方本草。』《吳普本草》引『岐伯』藥性五十七條。如：丹沙，苦有毒；人參、桔梗，甘無毒；蜀漆、巴豆，辛有毒；狼牙，苦無毒；馬刀，咸有毒；菴閭，苦小温無毒。等等。按：吳普所引岐伯藥性，和《詞典》所載内容看，古代似有岐伯藥書，否則吳普何以能引到岐伯的藥性？《證類本草》（卷八）狗脊條下載有吳普曰：『狗脊，《岐伯經》云，莖無節……。』經對照《太平御覽》（卷九百九十）狗脊條吳普引文，乃爲『岐伯，一經』，而非『岐伯經』，此屬《證類》脱漏『一』致謬。

（三）黄帝、扁鵲　黄帝，傳説中中原各族的共同祖先。舉凡兵器、舟車、文字、醫藥等，相傳皆創始於黄帝時期。現存《黄帝内經》，係託名黄帝與岐伯、伯高、少俞等討論醫藥學的著作。扁鵲，戰國時著名醫學家。姓秦，名越人，以醫術精湛，治病多奇效。在《史記》、《戰國策》、《列子》等書中都有他的傳記或病案。《史記·扁鵲傳》載其曾用針刺、藥熨、湯劑等綜合療法而治愈虢太子『尸厥』垂死重症。《吳普本草》引『黄帝』藥性五十三條，又引『扁鵲』藥性五十條。如：人參，黄帝甘無毒，扁鵲有毒；芎藭，黄帝辛無毒，扁鵲酸無毒；防風，黄帝、扁鵲甘無毒；丹參，黄帝、扁鵲苦無毒；山茱萸，黄帝、扁鵲酸無毒；貫眾，黄帝咸酸微苦無毒，扁鵲苦等。在是書蜚蠊條下引黄帝云：『治婦人寒熱。』從以上所引藥性分析，黄帝、扁鵲似有藥書。《史記·淳于意傳》也提到黄帝、扁鵲有藥書。該傳云：『高后八年（公元前180年），更受師同郡元里公乘陽慶，……傳黄帝、扁鵲之脈書及藥論甚精……。意避席再拜謁，受其脈書上、下經，……藥論，受讀解驗之。』按《史記》所載，《吳普本草》中所引的黃帝、扁鵲，疑是公乘陽慶所傳的黃帝藥論和扁鵲藥論。

（四）雷公、桐君　《中醫人物詞典》載：『雷公，傳說中上古醫藥學家。相傳爲黃帝臣。《黃帝內經》中有數篇以黃帝與雷公論醫藥的體裁寫成，故有黃帝與雷公論醫藥而醫道興亡之說。』『桐君，傳說中上古藥學家。相傳爲黃帝臣。識草木金石性味，定三品藥物，立醫方君臣佐使理論。』《吳普本草》引『雷公』藥性八十三條，引『桐君』藥性四十二條。如：陽起石，雷公、桐君鹹無毒；女萎，雷公、桐君甘無毒；細辛，雷公、桐君辛小溫；落石，雷公苦無毒，桐君甘無毒；芍藥，雷公酸，桐君甘無毒等。據陶弘景《本草經集注》序云：『至於藥性所主，當以識識相因，不爾何由得聞，至乎桐、雷乃著在於篇簡。』又云：『有《桐君採藥錄》，說其花葉形色；《藥對》四卷，論其佐使相須。』清代姚振宗《漢書藝文志拾補·方技略》收集漢代散逸的書中有《雷公藥對》二卷，《桐君藥錄》三卷。據上分析，《吳普本草》中的雷公、桐君，很可能指的是《雷公藥對》和《桐君藥錄》。

（五）李氏　查歷代人物志和書志，均未見載有『李氏』。《吳普本草》引『李氏』（有些條文作季氏）藥性有五十二條。如：鐘乳大寒，麥門冬甘小溫，黃連小寒，附子苦有毒，巴豆生溫熟寒等。《隋書·經籍志》載有《李當之藥錄》六卷，《李當之本草經》一卷。《中醫人物詞典》載：『李當之，漢魏間醫學家。華佗弟子。少通醫經，得師傳，尤精本草。』《證類本草》（卷十二）牡荊實條有陶隱居云：『《李當之藥錄》乃注溲疏下云：溲疏，一名陽櫨，……味甘苦，冬月熟。』據上可見，李當之是講藥性的。按李當之、吳普同爲華佗弟子，如果吳普所引『李氏』藥性爲《李當之本草》或《李當之藥錄》，則李當之藥書應早於《吳普本草》，否則吳普如何能引用到『李氏』藥性？

（六）醫和　醫和，春秋秦醫學家。《吳普本草》引『醫和』藥性四條，它們是：石鐘乳味甘，石硫黃味苦無毒，凝水石味甘無毒，桔梗味苦無毒。據《左傳》記載：『晉侯有疾，求醫於秦，秦伯使醫和至晉，診而後曰：疾不可爲也。是謂近女色，惑以喪志，疾如蠱而非鬼非食，乃惑蠱之疾。』吳普雖引有『醫和』藥性，然遍查古代醫藥書目，均不見醫和藥書，故不知《吳普本草》所引的『醫和』是否即《左傳》中記載的醫和？還是別有醫和藥書？

上述各家，除李氏外，其餘七家各有別本，稱爲一經，這些一經也分別記有不同的藥物性味。按以上《吳普本草》所引八家藥性資料，其中神農、黄帝、岐伯、扁鵲、雷公、桐君、醫和都是先秦醫家，若這些醫家在那個時代果真著有藥書，爲何在先秦各種文獻（包括先秦出土資料）中均不見其蹤跡？因此，我們認爲諸家所言藥性，很可能是漢代人託名之作，後爲《吳普本草》所引用。

四、陶弘景以前古《本草經》概況

古本《本草經》，是古人託名神農所著《神農本草經》的簡稱。當時託名的不止一家，後因戰亂損失，只剩下四卷本。梁代陶弘景序云：『漢獻遷徙，晉懷奔迸，文籍焚靡，千不遺一，今之所存，有此四卷，是其《本經》。』四卷本《本草經》經過魏、晉名醫增補，形成多種《本草經》傳本，它們在收載藥物數目、三品分類、自然屬性分類、藥性寒熱、主治内容多寡等方面，均各不相同。陶弘景將諸家《本草經》，統稱之爲『諸經』。在『諸經』中，四卷本《本草經》是最古的本子，其餘都是名醫增補的本子。

陶弘景作《本草經集注》（以下簡稱《集注》）時，采用『苞綜諸經』的方法，將最古的四卷本《本草經》和名醫增補的《本草經》統統收入《集注》中。對四卷本的文字，以朱字書寫爲『本經文』，對名醫增補的文字，以墨字書寫爲『別錄文』。《集注》原書久佚，它通過歷代本草，保存在《證類本草》（以下簡稱《證類》）中。《證類》白字，即《集注》朱書『本經文』，《證類》黑字，即《集注》墨書『別錄文』。所以《證類》白字，歸根結底，本源於四卷本《本草經》。由於四卷本《本草經》亡佚，祇有《證類》白字存在，所以現行單行本《神農本草經》文是輯自《證類》白字，不是來源於四卷本《本草經》。

然而《證類》白字《本經》文，是經過陶弘景『苞綜諸經』整理而成，因此現行單行本《神農本草經》文字，是陶弘景整理的。陶弘景整理後的《本草經》文，與古代四卷本《本草經》不完全相同。例如在藥物條文書寫體例上爲：正名→性味→主治功用→一名；而四卷本書寫體例爲：正名→一名→性味→生境→主治功用→產地→形態→採收時月→陰乾暴乾。

在藥物內容上，《證類》白字『本草經文』，沒有生境、產地、藥物性狀、形態、採收時月、陰乾暴乾、七情畏惡等內容。四卷本《本草經》，在藥物內容上，有生境、產地、藥物形態、採收時月、陰乾暴乾、生熟、真僞陳新、七情畏惡等內容。這些內容，對現行單行本《本草經》而言，都是《神農本草經》的佚文。

茲將四卷本《本草經》內容討論如下：

（一）在書寫體例上，四卷本《本草經》藥物條文書寫體例爲：正名→一名→性味→生境→主治功用→形態→采造時月→陰乾暴乾→產地→七情畏惡。例如《太平御覽》所引『神農本草經曰』的藥物條文，均是按此例寫的。陶弘景『苞綜諸經』時，將這種體例改爲：正名→性味→主治功用→一名。日本森立之輯的《本草經》，即把《證類》白字『本經文』錄出，按《太平御覽》體例書寫，收入書中。森氏在其序中説明此問題時，認爲『本經藥』條文書寫體例，由《御覽》體例改成《證類》體例，是唐代蘇敬作《新修本草》時改的。森氏在其序中注云：『蘇敬新修時，一變此體。』其實，『一變此體』，並不是蘇敬新修，而是陶弘景《集注》。因吐魯番出土的《集注》殘片中，藥物書寫體例與《證類》書寫體例完全相同。

明清以來，國内各家所輯的《神農本草經》，其藥物條文書寫體例，均按《證類》白字『本經文』體例書寫。要知《證類》白字『本經文』，歸根結底來源於《集注》，它是陶弘景『苞綜諸經』所改變的書寫體例，不是四卷本《本草經》原來體例。因此明清國内諸家輯本《本草經》藥物條文書寫體例，不符合四卷本《本草經》原來風貌。

（二）四卷本『本經文』與《證類》白字『本經文』不同。四卷本『本經文』與《證類》白字『本經文』有很多不同。爲著討論方便，先從《證類》白字『本經序文』和『本經藥物條文』之間差異勘比分析之。

《證類》白字《本經》序文共有十三條。此十三條所言内容，在《證類》白字各藥條文中，或不一致，或標記有出入，或缺少。茲勘比如下：

1　《證類》白字《本經》序文第一～三條，是講《本經》藥三品定義：上品藥久服延年不老神仙；中品藥遏病，補虚羸；下品藥除寒熱，破積聚愈疾。聯繫《證類》白字本經藥，其三品位置並不符合序文三品定義。茲將《證類》白字《本經》藥，不符三品定義列舉如下：

①《證類》白字《本經》上品藥。不符合上品定義有：八三石鐘乳（藥名前號碼，指1957年人民衛生出版社影印《政和本草》頁次，下同）、一六五巴戟天、一七五黄連、一八五五味子、一七四芎

蒴、一八三丹參、一八九沙參、三〇一五茄、一九〇白菟藿、一八二營實、一九〇薇銜、三六三髮髲、三七〇牛黄、三九七丹雄雞、四一五桑螵蛸、四一六海蛤、四一七蠡魚、四六一橘柚、二九九黄檗、三〇六木蘭、五〇三瓜蒂。

②《證類》白字《本經》中品藥，不符中品定義有：一〇七水銀、三三〇龍眼、三二八豬苓、二〇八石龍芮、五一四水蘇、三二六秦椒、三三二合歡（以上各藥，按三品定義，應列在上品）。四〇一燕屎、四〇二天鼠屎、四三三木虻、四三三蜚虻、四三三蜚蠊、四四八水蛭、二三〇馬先蒿、一一七膚青、一九九當歸、五一三假蘇、二三三積雪草、二二六款冬、二二七牡丹、二三三防己、二〇七黄芩、二三七女菀、二二〇地榆、二三七蜀羊泉、二二二澤蘭、二一一紫參、二二一海藻、二一〇敗醬（以上各藥，按三品定義，應列在下品）。

③《證類》白字《本經》下品藥，不符下品定義有：一二六鉛丹、二四九莨菪子、三四〇蜀椒、三五七藥實根、五一九水蘄、二四九桔梗、一八九杜若。

按上述各《本經》藥物三品位置，均不符合三品定義的要求。這裏面除掉陶氏作《集注》『苞綜諸經』時更改外，亦與後世本草作者更改有關。查敦煌出土《集注》『七情畏惡藥例』中，各藥三品位置，與《唐本草》藥及《證類》藥三品位置，互有出入。說明《證類》白字《本經》藥三品位置，其中有些是出於本草編者所更改。

例如水銀，自《新修本草》以後，都列在中品，但《集注》『七情畏惡藥例』列在上品。按：《本經》上品藥定義，是『久服不老延年，輕身神仙』。而《本經》水銀條云：『水銀……鎔化還復爲丹，久服神仙不死。』此與《本經》上品定義合，故《本經》原列在上品。後世人們發現水銀有毒，不能列入上品，改從中品。

又如黄芪，自《新修本草》以後，列入上品。但《本經》黄芪條並無久服神仙，故《本經》原列入中品，後世發現黄芪有補益功能，改從於上品。

這些例子，説明《證類》白字《本經》藥三品，有些是後世改動的，導致三品位置與《本經》三品定義不相脗合。

2《證類》白字序文第四條，講『本經藥三品合三百六十五』。但《證類》白字『本經藥』實有數，是三百六十七種。按：《證類》卷二十文蛤條陶弘景注云：『海蛤、文蛤，此既異類而同條，凡有四物如此。』所言四物，含大豆、赤小豆共條（《證類》卷二十五赤小豆），葱、薤共條（《證類》卷二十八薤），錫銅鏡鼻、粉錫共條（《證類》卷五錫銅鏡鼻）。以上共條藥，在四卷本《本草經》原是各自獨立爲條的，陶弘景作《集注》，爲着使《本經》藥總數符合三百六十五種數目，將上述錫銅鏡鼻、粉錫、海蛤、文蛤、大豆、赤小豆、葱、薤八味藥，分別共條，成爲四味藥。

陶弘景歸併上述八味藥時，並在文蛤條下注云：『此既異類而同條，若別之，則數多。今以爲附見，而在附品限也。』注中所云『則數多』，其義爲：不共條，則總數即將超出三百六十五種之數。陶氏爲着牽合《本經》藥數符合三百六十五種，將海蛤、赤小豆、葱、粉錫等藥，分別歸併在其他條中，作爲副品看待。蘇敬作《新修本草》時，曾批評道：『夫天地間物，無非天地間用，豈限其數爲正副耶？』（尚志鈞輯《唐·新修本草》405頁文蛤條）。

根據陶弘景注文，可以看出，陶在作《集注》『苞綜諸經』時，對四卷本《本經》藥物進行歸併過。除上述八種外，還有牛角鰓、牛黄等條，亦曾被陶氏在『苞綜諸經』時釐定過。此等歸併，都不是四卷本《本草經》實際情況。

3　《證類》白字《本經》序文第五條是講藥物君臣佐使。按理《本經》藥物應注有君、臣、佐、使内容。通檢明清國内外各家所輯《本草經》，未見任何『《本經》藥』注有君、臣、佐、使内容。然而《證類》白字『本經藥』，僅少數記有君、臣、佐、使内容。但所記内容均作黑小字。

例如一五二牛膝、一五六麥門冬、一六三遠志等，其下各自注有『爲君』二字。一四八甘草，其下注有『國老』二字。二四六大黄，其下注有『將軍』二字。而且所注説明文，均作黑小字，不是白小字，不易使人認識到，此等黑小字，也是《本草經》文字。由於《證類》白字序文『藥有君、臣、佐、使』的條例，可以確認《證類》白字《本經》藥名下所標的『爲君』、『將軍』、『國老』等文字，應是『《本經》文』。而陶弘景注釋此條時，亦明言『門冬、遠志，别有君臣，甘草國老，大黄將軍』。

4　《證類》白字《本經》序文第六條，講《本經》藥有形態和七情畏惡記載。

①關於《本經》藥的形態記載，在白字《本經》序文已記明『藥有根、莖、花、實、草、石、骨肉』。《太平御覽》卷九百五十九頁7支子條引《本草經》曰：『支子，一名木丹，葉兩頭尖，如樗蒲形，剝其子如壐而黄赤』。卷九百九十二頁8敗醬條引《本草經》曰：『敗醬，似桔梗，其臭如敗豆醬。』卷九百六十頁2辛夷條引《神農本草經》曰：『辛夷生漢中魏興涼州川谷中，其樹似杜仲，樹高一丈餘，子似冬桃而小。』

上述三例，説明《本經》藥物是有形態記載的。但《證類》白字《本經》藥，所記藥物形態，均作黑字《别録》文。茲舉例如下：

九二　白石英『大如指，長二三寸，六面如削，白澈有光』。

一一二　凝水石『色如雲母，可析者良』。
一一七　長石『理如馬齒，方而潤澤玉色』。
二九〇　菌桂『無骨，正圓如竹』。
三〇六　木蘭『皮似桂而香』。
四一六　文蛤『表有文』。
五〇〇　莧實『葉如藍』。

以上各藥，在《證類》均作白字《本經》藥，但各藥所記的形態，均作黑字《別錄》文。按《證類》白字《本經》序文和《太平御覽》所引『本草經曰』的藥物，是有藥物形態記載的。疑上述『本草經藥』所記藥物形態，當屬『本經佚文』。

②《本經》藥有七情畏惡內容。

《證類》白字《本經》序文，明言藥有『七情』。但《證類》白字《本經》藥條末，所記『七情畏惡』資料，全作黑字《別錄》文。疑此等黑字《別錄》文，當爲白字《本經》文傳寫之誤。其理由如下：

第一，《證類》白字《本經》序文已明記『藥有單行者，有相須者，有相使者，有相畏者，有相惡者，有相反者，有相殺者。凡此七情，合和視之』。

第二，《蜀本注》云：『凡三百六十五種，有單行者七十一種，相須者十二種，相使者九十種，相畏者七十八種，相惡者六十種，相反者十八種，相殺者三十六種。凡此七情，合和視之。』按：《本經藥》必有七情畏惡資料，否則《蜀本注》從何統計此等數字。

第三，敦煌出土《集注》『七情畏惡藥例表』中，載《本經》藥一百八十一種，《别録》十七種，證明此表中藥物大部分出自《本經》。又，在此表開頭解説文中提到：『《本經》有直云茱萸、門冬者，無以辨其山、吴、天、麥之異。』又云：『《神農本草經》相使，止各一種。』

在此表中既然兩次提到『《本經》』，説明《集注》『七情畏惡藥例表』是參考過《本草經》的，這就意味著『《本經》藥』是有『七情畏惡』的内容。

第四，二一〇前胡條，陶弘景注云：『前胡（《别録》藥）亦有畏惡，明畏惡非盡出《本經》也。』以上幾點證明《本經》有七情畏惡的内容。據此可以確認《證類》白字《本經》藥條文末，所附小黑字『七情畏惡』資料，應屬『本經佚文』。

5 《證類》白字《本經》序文第七條，講《本經》藥物性味、有毒無毒、陰乾暴乾、采造時月、生熟土地所出、真僞陳新，並各有法。兹分述如下：

① 四氣、五味：《證類》白字《本經》序文云：『藥有酸、咸、甘、苦、辛五味，又有寒、熱、溫、涼四氣。』其中『涼』性，通檢《證類》白字《本經》藥，未見記有『涼』性的。但藥物條文記有『平』性，多作黑字《别録》文。

② 有毒無毒：《證類》白字《本經》序文既明言『《本經》藥』有關於毒性記載，但白字《本經》藥僅有少數藥記載『無毒』，未見一條記載過『有毒』。

《本經》藥記載『無毒』的，有下列幾味藥：

二七〇白頭翁、三〇一乾漆皆記有《本經》云『無毒』；四五六衣魚，《本經》云『無毒』（但《大觀本草》作黑字《别録》文）。其餘白字《本經》藥，未見記載無毒或有毒。連劇毒藥鉤吻、烏頭、狼毒、羊躑躅、大戟、芫花、甘遂、巴豆等，均無白字『有毒』記載。所記『有毒』字樣，均作黑字《別錄》文。

按古人對藥物毒性早有認識，所謂：『神農嘗百草，一日而遇七十毒。』《周禮・天官冢宰》云：『聚毒藥以供醫事。』爲何《證類》白字《本經》藥所記『有毒』，均作黑字《別錄》文呢？疑是傳抄舛誤所致。

③陰乾暴乾：《證類》白字《本經》序文有『陰乾暴乾』規定。但《證類》白字《本經》藥所記『陰乾暴乾』，全作黑字《別錄》文。疑是傳抄舛誤。

④采造時月：《證類》白字《本經》序文明言有『采造時月』，但《證類》白字《本經》藥所載『采造時月』，祇有二五五青葙條有『五月六月采子』作白字《本經》文（但《大觀本草》作黑字《別錄》文）。其餘白字《本經》藥所記『采造時月』，均作黑字《別錄》文。茲舉例如下：

二〇二瞿麥條是白字《本經》藥，其條末有『立秋采實』作黑字《別錄》文。其下有陶弘景注云：『按《經》云采實。實中子至細，燥熟便脫盡。』從陶氏注文提『《經》云采實』，說明《證類》白字瞿麥條下『立秋采實』作黑字，當是白字傳寫舛誤所致。否則陶氏不會講『《經》云采實』之語。

一六七著實條，是白字《本經》藥，其下有『八月九月采實』作黑字《別錄》文。《太平御覽》卷九百九十三頁5，引《本草經》曰：『著實……八月九月采實。』兩書文字全同。其中『八月九月采實』，在《證類》中作黑字《別錄》文，在《太平御覽》中作《本經》文。由此可見，《證類》著實條中『八月九月采實』作黑字，當是傳抄舛誤所致。

三一五桑根白皮，《證類》白字無『采造時月』記載。《太平御覽》卷九五五引《神農本草經》

曰：『桑根白皮，常以四月采，或采無時。』由此可見《本草經》是有采造時月的。

⑤藥有生熟：《證類》白字《本經》序文記載藥有『生熟』。《證類》白字《本經》藥三百六十五種中，僅幾味藥有此內容，茲舉例如下：

一九三乾薑、一四九乾地黃皆有『生者尤良』，作白字《本經》文。

四二四露蜂房、四四三蛇蛻、四五一蜣蜋皆有『火熬之良』，作白字《本經》文。

四四九貝子有『燒用之良』，作白字《本經》文。

除上述各藥有『生熟』記載外，其餘各藥未見有『生熟』記載。

⑥藥有土地所出：《證類》白字《本經》序文，記有『藥物土地所出』。但《證類》白字《本經》藥所記產地，全作黑字《別錄》文，未見一條所記產地作白字《本經》文。（校者案：四〇二伏翼條所記產地『生太山川谷』作白字《本經》文。）

從陶弘景注文看，《證類》白字《本經》藥所記產地是有《本經》文。例如：八十八滑石條，是白字《本經》藥，其條文所記產地爲『生赭陽山谷』，作黑字《別錄》文。陶弘景注云：『赭陽縣先屬南陽，南陽漢哀帝（公元前6年～公元前1年）置，明《本經》所注郡縣，必是後漢時也。』陶注中所言『《本經》』，當指古本《本經》而言，說明陶氏所見到的《本經》是有產地的。

《證類》128頁錫銅鏡鼻條是白字《本經》藥，其條中所記產地爲『生桂陽山谷』，作黑字《別錄》文。陶弘景注云：『鉛與錫，《本經》云：「生桂陽。」』陶注謂『生桂陽』出於《本經》，則陶氏所見古本《本經》是有產地記載的。

《證類》401頁燕屎條，是白字《本經》藥，其條文所記產地『生高山平谷』，作黑字《別錄》文。

《證類》402頁天鼠屎條，是白字《本經》藥，其條文所記産地『生合浦山谷』，作黑字《別録》文。但吐魯番出土《集注》殘片中燕屎條『生高山平谷』、天鼠屎條『生合浦山谷』，俱作朱字《本經》文。説明古本《本經》藥物是有産地記載的。現今《證類》白字《本經》藥産地全作黑字《別録》文，當爲後人所改。

查敦煌出土《新修本草》卷十殘卷，是朱墨雜書。其《本經》文皆作朱書，唯獨《本經》文中産地作墨書。由此可見，《本經》藥物産地改爲墨書，蓋始於《唐本草》。

通過上述《證類》白字《本經》序文和白字《本經》藥物條文勘比，白字《本經》序文所言藥有生境、産地、藥物形態、採收時月、陰乾暴乾、生熟、七情畏惡等内容，在白字《本經》藥物條文中，全作墨字《別録》文。這些墨字《別録》文，原先在四卷本《本草經》中，也是屬於《本草經》文。其中有些是陶弘景作《集注》時所更改，有些是後世本草編者所更改。這些更改，造成今日《證類》白字《本經》藥存在大量佚文。這些佚文也正是四卷本《本草經》内容一部分。所以四卷本《本草經》内容，除包含《證類》白字《本經》文外，還包含上述大量的佚文。

五、陶弘景整理《本草經》例證

現行各家輯本《神農本草經》（以下簡稱《本草經》）文，皆出於《證類本草》白字，此白字即源於《本草經集注》朱字，該朱字則是陶弘景將當時流行多種《本草經》文字糅合而成。此結論來自以下的考察：

（一）陶弘景在《本草經集注》序録中言他所見的《本草經》有三種，載藥數分別爲五百九十五、四百四十一、三百一十九，其分類混亂，藥物主治功用各不相同，遂『苞綜諸經』，收入《本草經集注》中。

（二）陶氏注文中引用的兩個生薑資料：《新修本草》卷十八韭條引陶注云：『生薑……言可常啖，但勿過多耳。』但《證類本草》卷二十八韭條中，無陶氏此注，而併入卷八生薑條下，兩者内容不完全相同。正好提示了陶弘景是參閱了多種本草的。

（三）《證類本草》白字《本經》序文云：上藥一百二十種，中藥一百二十種，下藥一百二十五種，三品合三百六十五種，法三百六十五度，一度應一日，以成一歲。查《嵇康養生論》、《抱朴子》、《博物志》、《藝文類聚》、《太平御覽》等書所引《神農本草經》有關資料，僅言上、中、下三品，並無上、中品各一百二十種，下品一百二十五種的數字，更無三百六十五種法一年三百六十五度之語。這些話亦不見於陶氏以前的書中，僅見於陶氏《本草經集注》中。而這些説法與道家思想有密切關係。據史書記載，陶弘景爲道教中人，這些思想當然會滲入本草中。

（四）藥物分類次序：古代文獻如《漢書·藝文志》、《太平御覽》等書所論藥物，皆以『草石』名之，而『草』爲首，『石』次之。但《證類本草》白字各個藥物排列順序，是以玉石爲首的，這顯然與『草石』的順序是不相合的。從敦煌發現的《本草經集注》中七情畏惡藥物排列次序，亦是以玉石爲首的。這種以玉石爲首的藥物分類方法，可能是陶弘景看到當時各種《神農本草經》藥物分類的混亂，即『草石不分，蟲獸無辨』才提出來的。

（五）從其他文獻所引《本草經》資料，亦可知古代有很多種《本草經》的内容没有被陶弘景收入書中。如晉代郭璞注『門冬』云：『一名滿冬。』《抱朴子·内篇》卷十一云：『术，一名山精，故

《神農藥經》曰：「必欲長生，常服山精。」』《博物志》引曰：『藥有大毒，不可入口、鼻、耳、目，入者即殺人，……二曰鴟，三曰陰命，四曰內童，五曰鴆。」』《藝文類聚》卷八十八引曰：『桑根旁行出土上者名伏蛇，治心痛。』（《太平御覽》卷九百五十五引文同）卷八十一引『芍藥』、卷九十五引『熊脂』、《太平御覽》卷九百九十二引：『地膚，一名地華，一名地脈。又綸布，一名昆布，味酸無毒。敗漿，似桔梗，其臭如敗醬。』又引郭璞注《爾雅》云：『《本草經》曰：「彘盧，一名諸蘭。」』同書卷九百八十一引曰：『丹雞，一名載丹。』同書卷九百九十六引曰：『萱草，一名忘憂，一名宜男，一名妓女。』以上諸書所引《本草經》資料，皆不見於《證類本草》白字。

（六）陶弘景總結的《本草經》條文內容、書寫體例與以前的《本草經》不同。陶弘景總結的《本草經》，原有產地，但無藥物性狀、形態、生態，沒有七情畏惡等內容，其書寫體例爲：正名→性味→主治功用→一名→生境。陶弘景以前的《本草經》，在內容上，有產地，有藥物性狀、形態、生態、七情畏惡等內容。書寫體例是：正名→一名→性味→產地→形態→主治功用。

現存的《證類本草》白字，向上推溯，是由陶弘景綜合當時流行多種《本草經》的本子而成的。而明清時期國內外學者，又從《證類本草》白字輯成各種單行本《本草經》。這些單行本《本草經》文字，實際上是陶弘景整理的文字，並不是原始古本《本草經》的文字。

六、《神農本草經》輯本概況

關於《神農本草經》的輯本，早在八百年前就有人做了，那就是南宋王炎輯的《本草正經》（即《神農本草經》）。王氏輯本已佚，它的序文尚存於王氏《雙溪文集》中。

以後明代盧復（1616 年），清代的孫星衍、孫馮翼（1799 年）、顧觀光（1844 年）、黄奭（1865 年）、王闓運（1885 年）、姜國伊（1892 年），以及日本狩穀望之志（1824 年）、森立之（1854 年）等，分别輯有《神農本草經》單行本。

這些輯本所用的目録，選擇藥品的數字，藥物三品的位置，某些藥物合併或分條，幾乎很少是完全相同。

各種輯本所録的藥物條文，雖然皆從《證類本草》白字采集的，但是他們對藥物條文書寫格式，有兩種不同的寫法。

國内各種輯本藥物條文書寫格式，悉依《證類本草》白字的體例。日本森立之輯本中藥物條文書寫格式，完全仿照《太平御覽》援引《本草經》藥物條文的體例，但森氏書中藥物條文内容，仍用《證類本草》白字的文字。

森立之認爲《證類本草》白字書寫格式，是唐代蘇敬編修《唐本草》變更的。他在序中注云：『蘇敬新修，一變此體，……開寶以後，全仿此體，古色不可見。今依《御覽》補「生山谷」等字，陶氏以前之舊面，蓋如此矣。』按照森氏的意見，認爲《御覽》書寫體例，是陶弘景的原貌，而《證類本草》白字書寫體例，是蘇敬更改陶書而成的。其實不然，吐魯番出土的《本草經集注》殘簡，有燕屎、天鼠屎兩條仍保留朱字、墨字雜書，而朱字格式全同《證類本草》白字。由此可知：《證類本草》白字格式沿革了陶弘景整理的《本草經》格式。而《御覽》書寫體例，恰恰保存了陶弘景之前原始古本《本草經》的經文書寫體例。由於森氏未見過吐魯番出土的資料，憑着主觀臆測，得出錯誤的看法。

至於藥物産地，可能爲蘇敬新修所删削。因爲吐魯番出土的《本草經集注》藥物産地，仍是朱書，

草》，《開寶本草》本於《唐本草》，1900年敦煌出土卷子本《唐本草》藥物產地，已非朱書。則《本經》藥物產地，由朱書改爲墨書，是始於《唐本草》。

而《證類本草》藥物產地全作墨書。按《證類本草》原本於《嘉祐本草》，《嘉祐本草》本於《開寶本

類似這樣的問題很多，如《本草經》藥物的數字、目錄、七情畏惡、三品位置，以及藥物合併與分條等，都存在一些問題。又如顧觀光輯本，采用《本草綱目》卷二所載《本草經》目錄，顧氏在序中說那個目錄是最古的目錄。其實那個目錄，是宋以後人改編的。

《本草經》不僅在文獻上存在一些問題，即是藥物條文也存在不少分歧。試把現行各家輯本加以比較，雖說它們同是取材於《證類本草》白字，但是其間文字分歧很多。就《證類本草》白字本身而言，由於各種版本不同，其白字也不完全相同。

它們分歧的原因，可能是因《本草經》文經過歷代傳抄時，不免有舛錯或脫誤所造成的。加以有些著作家，采用前人之書，多少都帶一點主觀的看法，進行刪改，這樣一來，就給《本草經》經文帶來很多分歧。尤以《本草綱目》援引《本草經》經文分歧最大。類似這樣問題很多，由於篇幅所限，此處從略。

本書輯校初成於1978年5月，1981年由皖南醫學院科研處鉛印出版，向國內學術界交流。1994年由華夏出版社併入《中醫八大經典全注》出版。這次重行修訂之，由學苑出版社出版。

尚志鈞撰

二〇〇七年五月

《醫道傳承叢書》跋*（鄧老談中醫）

現在要發揚中醫經典，就要加入到弘揚國學的大洪流中去，就是要順應時代的需要。中華民族的精神，廣泛存在于十三億人民心中，抓住這個去發揚它，必然會得到大家的響應。中醫經典要宣揚，必須有中醫臨床作爲後盾。中醫經典都是古代的語言，兩千多年前的，現在很多人沒有好好地學習《醫古文》，《醫古文》學習不好，就沒法理解中醫的經典。但更重要的是中醫臨床！沒有臨床療效，我們講得再好現在人也聽不進去，更不能讓人接受。

過去的一百年裏，民族虛無主義的影響很大，過去螺絲釘都叫洋釘，國内做不了。可現在我們中國可以載人航天，而且中醫已經應用到了航天事業上，例如北京中醫藥大學王綿之老就立了大功，爲宇航員調理身體，使他們大大減少太空反應，這就是對中醫最好的宣揚。

中醫是個寶，她兩千多年前的理論比二十一世紀還超前很多，可以説是『後現代』。比如我們的治未病理論，西醫就沒有啊，那所謂的預防醫學就只是預防針（疫苗）而已，只去考慮那些微生物，去殺病毒，不是以人爲本，是拆補零件的機械的生物醫學。我們是仁心仁術啊！是開發人的『生生之機』的辯證的人的醫學！這個理論就高得多。那醫院裏的 ICU 病房，全封閉的，空調還開得很猛，病人就遭殃了！只知道防病毒、細菌，燒傷的病人就讓你盡量地密封，結果越密封越糟糕，而中醫主

---

* 邱浩、王心遠、張勇根據鄧鐵濤老中醫二〇〇八年八月十日講話整理，經鄧老本人審閲。

張運用的外敷藥幾千年來療效非常好！但自近現代西醫占主導地位後就不被認可。相比而言，中醫很先進，治病因時、因地、因人制宜，這是中醫的優勢，這些是機械唯物論所不能理解的。

治未病是戰略，（對一般人而言）養生重于治病。（對醫生而言）有養生沒有治病也不行。我們治療就是把防線前移，而且前移很多。比西醫而言，免疫學最早是中醫發明的，人痘接種是免疫學的開端。醫學上很多領域都是我們中醫學領先世界而開端的呢！但是，西醫認死了，免疫學就是打預防針！血清治療也有過敏的，並非萬無一失。現在這個流感他們西醫就沒辦法免疫，病毒變異太多太快，沒法免疫！無論病毒怎麽變異，兩千多年來我們中醫都是辨證論治，效果很好。西醫沒辦法就只好抗病毒，所以是對抗醫學，人體當做戰場，病毒消滅了，人本身的正氣也被打得稀巴爛了。所以，中醫學還有很多思想需要發揚光大。這兩年『治未病』的思想被大家知道了，多次在世界大會上宣講。中醫落後嗎？要我說中醫很先進，是走得太快了，遠遠超出了現代人的理解範圍，大家只是看到模糊的背影，因爲是從後面看，現代人追不上中醫的境界，只能是遠遠地看，甚至根本就看不見，所以也沒法理解。現在，有人要把中醫理論西醫化，臨床簡單化，認爲是『中醫現代化』。背離中醫固有的理論，放棄幾千年來老祖宗代代相傳的有效經驗，就取得不了中醫應有的臨床療效，怎麽能說是發展中醫？

中醫的優勢就存在于《神農本草》、《黄帝内經》、《八十一難》、《傷寒卒病論》等中醫經典裏。讀經典就是把古代醫家理論的精華先拿到，學中醫首先要繼承好。例如：《黄帝内經》給我們講陰陽五行、臟腑經絡、人與天地相參等理論，《傷寒論》教我們怎麽辨證、分析病機和處方用藥，溫病學是中醫臨床適應需要、沿着《內經》《傷寒》進一步的發展。中醫臨床的發展促進了理論的不斷豐富，後世中醫要在這個基礎上發展。所以，我有幾句話：四大經典是根，各家學說是本，臨床實踐是生命線，仁心仁術是醫之靈魂。

中醫文獻很重要，幾千年來的中醫經典也不限于四大經典，只是有些今天看不到了。從臨床的角度，後世的各家學說都是中醫經典的自然延續。傷寒派、溫病派……傷寒派一直在發展，不是停留在張仲景時代。歷史上，傷寒派中有『錯簡』的說法，其實是要把自己對醫學的理解塞進去，這也是一種發展。因爲臨床上出現的新問題越來越多，前代注家的理論不能指導臨床，所以要尋找新的理論突破。

中醫發展的關鍵要在臨床實踐中去發展。因爲臨床是醫學的生命線！我們當年曾經遇到急性胰腺炎的患者用大承氣湯就治好了，胃穿孔的病人只用一味白芨粉就拿下。嬰兒破傷風，面如豬肝，孩子母親放下就走了，認爲死定了；我們用燈心草點火，一焠人中，孩子『哇』地哭出來了；孩子一哭，媽媽就回來了，孩子臉色也變過來了；再開中藥，以蟬蛻爲主，加上僵蠶等，就治好了。十三焠火，《幼科鐵鏡》就有，二版教材編在書裏，三版的删掉了。十三焠火，是用燈心草點火焠穴位，百會、印堂、人中、承漿……，民國初年廣東名醫著作簡化爲七個穴位。

還有，解放後五十年代，石家莊爆發的乙腦就是用白虎湯清陽明內熱拿下的。北京發病時，當時考慮濕重，不能簡單重複，蒲輔周加用了化濕藥，治愈率百分之九十以上。過了一年廣東流行，又不一樣了。我參加了兒童醫院會診工作，我的老師劉赤選帶西學中班學員去傳染病醫院會診。當時，廣東地區發的乙腦主要問題是伏濕，廣東那年先多雨潮濕，後來酷熱，患者病機濕遏熱伏。中醫治療關鍵在利濕透表，分消濕熱，濕去熱清，正氣自復。所以只要舌苔轉厚患者就死不了！這是伏濕由裏達表，胃氣來復之兆。廣東治療利濕透熱，治愈率又在百分之九十以上。我們中醫有很多好東西，現在重視還不夠。

我提倡要大溫課、拜名師。爲什麽要跟名師？名師臨床多年了，幾十年積累的豐富學術與經驗，半年就教給你了，爲什麽不跟？現在要多拜名師，老師們臨床多年了，經驗積累豐富，跟師學習起來就很快。讓中醫大夫們得到傳承，開始讀《内經》，可以先學針灸，學了針灸就可以立即去跟師臨床，老師點撥一下，自己親手取得療效之後就可以樹立強烈的信心，立志學習中醫。中醫思想建立起來、中醫理論鞏固了、中醫基本功紮實了，臨床才會有不斷提高的療效！之後有興趣可以學習些人體解剖等西醫的内容，中西彙通，必要時中西互補。但千萬别搞所謂的『中西結合』，中醫沒水平，西醫半吊子，那就錯了。在人類文明幾千年發展過程中，中醫、西醫是互爲獨立的兩個體系，都在爲人類健康長壽服務。我不反對西醫，但中醫更人性化，『以人爲本』。現在也有好多西醫來學習中醫，把中醫運用到臨床，取得了很好的療效。我們年輕中醫值得深思啊！

大溫課就是要讀經典、背經典、反復體會經典，聯繫實踐，活學活用。我們這一代是通過學校教育、拜師、家傳、自學學成的中醫。新一代院校培養出來的年輕人要學好中醫，我很早就提出過：拜名師，讀經典，多臨證。臨證是核心，經典是不會説話的老師，拜師是捷徑。在沒有遇到合適的老師可拜時，經典是最好的老師！即使遇到合適的老師，經典也不可不讀，《論語》上説『溫故而知新』嘛！

在廣東我們已經很好地開展大溫課、拜名師活動。當年能夠戰勝非典，就是因爲通過我提倡的這種方式的學習，教育、培養出來了一批過硬的中醫大夫。現在，應該讓全中國、全世界了解中醫學的仁心仁術，使中醫學更好地爲人類健康長壽服務。希望年輕的中醫們沿著這個行之有效的方法加倍努力啊！

鄧鐵濤